Chuck Spezzano

Wo Engel gehen auf leisen Sohlen

Wie Sie Beziehungen erfolgreich und harmonisch gestalten können

vianova
Verlag Via Nova

Chuck Spezzano

Wo Engel gehen auf leisen Sohlen

Wie Sie Beziehungen erfolgreich und harmonisch gestalten können

vianova
Verlag Via Nova

Übersetzung aus dem Amerikanischen:
Ulrike Kraemer

Originaltitel:

Where Angels Fear to Tread
– Vital Lessons in Relationships

1. Auflage 2007
Verlag Via Nova, Alte Landstraße 12, 36100 Petersberg
Telefon: (06 61) 6 29 73
Fax: (06 61) 9 67 95 60
E-Mail: info@verlag-vianova.de
Internet:
www.verlag-vianova.de

Umschlag: Marketing Design Service GmbH, Hamburg
Satz: typo-service kliem, 97647 Neustädtles
Druck und Verarbeitung: Fuldaer Verlagsanstalt, 36037 Fulda

ISBN 978-3-86616-056-9

Widmung

Für Julie Wookey

Danksagungen

Ich danke Kim Gordian in Anerkennung und Freundschaft für ihre unermüdliche Unterstützung während der Entstehung dieses Buches.

Ich danke Hollie Prior und Robert Holden für ihre Redigierarbeit und dafür, dass sie diesem Buch ihren Segen gegeben haben.

Ich danke Werner Vogel, meinem Verleger und Freund. Die Engel singen dein Lob.

Mein Dank geht auch an *Ein Kurs in Wundern*, weil es der beste psychologische, philosophische und spirituelle Text ist, dem ich jemals begegnet bin.

Meiner Frau Lency und meinen Kindern Christopher und J'aime danke ich für ihre Liebe und für die wunderbare Inspiration, die sie für mich sind.

Chuck Spezzano
September 2006

Inhaltsverzeichnis

Vorwort

Der Titel des vorliegenden Buches, in dem es um Beziehungen geht, ist aus einer Kombination mehrerer Quellen entstanden. Die erste dieser Quellen ist eine Zeile aus einem alten Lied:

„Fools rush in
Where angels fear to tread.“

Die zweite Quelle findet sich in den vedischen Schriften, in denen es heißt, dass Engel, damit sie wachsen können, auf diese Ebene der Existenz herabsteigen müssen, die eine Ebene der Transformation ist. Daher also der Titel:

Wo Engel gehen auf leisen Sohlen

Damit will ich die Engel übrigens keineswegs schlecht machen, denn wo wären wir Menschen ohne sie?! Das Buch soll aufzeigen, was wir tun können, um glückliche und inspirierende Beziehungen zu erschaffen.

Einführung

Willkommen bei *Wo Engel gehen auf leisen Sohlen*. Es ist ein ganz wunderbarer Ort, um etwas über Beziehungen zu lernen. Wenn du die in diesem Buch vorgestellten Prinzipien konsequent anwendest, könntest du zu einem Beziehungsexperten werden, und was gäbe es Besseres, als zu einem Beziehungsexperten zu werden, wenn deine Beziehungen ausschlaggebend dafür sind, wie dein Leben verläuft. Wenn du die Kunst der Beziehungsführung nicht beherrschst, dann wirst du – milde ausgedrückt – leiden, und dein Leben wird ein Spiegel deines Leidens sein. Wenn du aber zu einem Experten für Beziehungen wirst, dann hast du die besten Chancen, die es gibt, um glücklich zu werden.

Je nachdem, wie *du* deine Beziehungen einsetzt, können sie dich in den Himmel oder in die Hölle führen. Wenn du sie richtig einsetzt, dann werden sie zum schnellsten Weg des persönlichen Wachstums, den es gibt. Wenn du sie zum Zweck deines Egos einsetzt, dann werden sie zu einer endlosen Quelle für Kummer und Leid. Beziehungen sind das wichtigste Thema, das wir überhaupt studieren können, aber dieses so wichtige Wissen wird uns nicht zur Verfügung gestellt. Wir müssen es uns selbst erarbeiten, und leider sind zu viele Menschen bereits verletzt worden, haben sich zurückgezogen oder sind zynisch geworden, bevor sie erkennen, *dass es ein Fehler war, den sie in ihren Beziehungen gemacht haben*. Es war nicht nur Pech in der Liebe oder „beschissenes Karma", das ihre Beziehungen zu dem gemacht hat, was sie waren. Auch wenn es ein gewisses Maß an „beschissenem Karma" geben mag, kann dies sehr schnell verändert werden, wenn wir es nur wollen. Wir erkennen nicht, auf welch zerstörerische Weise wir Beziehungen einsetzen. Wenn wir unsere verborgenen Tagesordnungen aufgeben, dann kann der Rest mühelos durch Wollen und Bereitschaft verändert werden. Es spielt keine Rolle, ob es sich dabei um Beziehungs-, Familien-, Ahnen- oder Seelenmuster handelt – sie alle können verändert werden. In dem Maße, in dem du dich selbst veränderst, wird sich auch dein Partner verändern. Du selbst hast es in der Hand, deine Beziehungen zu verändern. Um dies tun zu können, musst du die Verantwortung dafür übernehmen, wie dein Leben und deine Beziehungen sind. Nur dann kannst du sie verbessern. Es mag sein, dass es vieles gibt, woran du arbeiten musst, aber es ist zu schaffen, also fang an! Wenn deine Beziehungen glücklich und gesund wären, dann würde jeder Bereich deines Lebens dies widerspiegeln. In seinem Kern ist jedes Problem ein Beziehungsproblem. Umgekehrt kannst du die Kraft deiner Beziehungen aber auch nutzen, um jeden Bereich deines Lebens zu verbessern.

Als dein Führer auf diesem Beziehungsweg bin auch ich in die unzähligen Fallen getappt, zu denen Eifersucht, Herzensbruch und Festhalten zählen. Nachdem ich dieses Stadium überlebt hatte, wurde ich zum unabhängigen, höchst begehrten Partner, *der so viel tat, um so viele Frauen glücklich zu machen*. Angesichts der Geschichte meiner jungen Jahre und meiner schmerzhaften und verworrenen Beziehungen bin ich sicher, dass die Göttin einen gewissen Sinn für Humor haben muss, denn ich hätte im Traum nicht gedacht, dass ausgerechnet ich heute Bücher über Beziehungen schreiben würde. Obwohl man mich einen Beziehungsexperten nennt, erkenne ich an, dass der Ausdruck „Experte" in Beziehungen ein Lob ist, das in Wahrheit allein meiner Frau zukommt. Ich selbst bin einfach glücklich, dass ich in den zweiundzwanzig Jahren unserer Ehe so viel zu ihrem Heiligsprechungsverfahren beigetragen habe. Schließlich musste sie es mit mir aushalten, bis ich endlich zu einem fröhlichen Schüler wurde.

So habe ich mich also von einem Beziehungschaoten zu einem Liebesdoktor und schließlich ganz einfach zu einem Ehemann entwickelt, der auf die wahre Expertin hört. Tatsächlich habe ich einige meiner besten Lektionen unter meiner Frau gelernt und bin in hinreichendem Maße belohnt worden, um zu einem eifrigen und begeisterten Schüler zu werden.

Die hier vorgestellten Prinzipien funktionieren in jeder Kultur. Ich habe erlebt, dass sie sogar in den extrem unterschiedlichen Kulturen von Männern und Frauen erfolgreich eingesetzt wurden. Trotz dieser extremen und oft unendlich skurrilen Unterschiede bleibt Paaren und Familien also dennoch eine realistische Chance, gemeinsam glücklich zu werden.

Ich erinnere mich, dass ich in meiner ersten ernsthaften Beziehung irgendwann das Gefühl hatte, auf einem Springstock durch ein Minenfeld zu hüpfen – und ich hatte genügend Brandwunden, um es zu beweisen. Es tat so weh, dass mir klar wurde, dass ich, wenn ich nicht zu einem Beziehungsexperten wurde, wahrscheinlich nicht überleben würde, denn der Schmerz war einfach zu groß. An diesem Punkt fing ich an zu lernen, wie ich meine Beziehungen richtig gestalten konnte, statt den Weg weiterzugehen, den ich bisher gegangen war.

Ich erinnere mich an einige andere Wendepunkte auf meinem Weg hin zu meiner jetzigen glücklichen Sicht auf Beziehungen. Der erste Wendepunkt kam vor langer Zeit, als ich anfangs mit Lency – meiner jetzigen Frau – ging. Ich stand an einer Kreuzung. Ich konnte Unabhängigkeit, Dissoziation und Kontrolle aufrechterhalten oder alle meine eigenen Unabhängigkeitsregeln brechen und auf sie zugehen. Ich entschied mich dafür, meine Unabhängigkeit aufzugeben, obwohl ich wusste, dass ich alte Herzensbrüche zu überwinden haben würde, wenn ich mich ihr zuwandte. Blieb ich unabhängig, würde es kein Problem und keinen Schmerz geben, denn sie würde nur eine von vielen Frauen sein, mit denen ich ging. Heute weiß ich, dass es eine der besten Entscheidungen meines Lebens war, meine Unabhängigkeit und meinen Starrsinn aufzugeben und mich Lency zuzuwenden. Für diese Entscheidung bin ich noch heute dankbar.

Der nächste Wendepunkt kam kurze Zeit später, als ich auf meine Mitmenschen im Allgemeinen und den Himmel im Besonderen schimpfte, weil es in meinem Umfeld kein Vorbild für eine erfolgreiche, innige Beziehung gab. Da hörte ich *die Stimme* sagen: „Aber du warst es doch, der versprochen hat, dafür zu sorgen."

Meine Reaktion war: „Ooops! Mein Fehler. Ich werde es in Ordnung bringen." An diesem Punkt übernahm ich die Verantwortung dafür, in Beziehungen den Weg voran zu finden und zu lernen, wie ich selbst das Vorbild sein konnte. Ich lerne noch immer. Vielleicht könnte ich unter meiner Frau noch eine Lektion lernen, wenn sie nicht gerade zu beschäftigt ist …

Beziehungen sind die Eckpfeiler unseres Lebens. Alle positiven Dinge gehen aus ihnen hervor. Wenn wir die Macht erkennen, die Beziehungen innewohnt, werden wir irgendwann auch das Einssein erkennen. Bis zu dieser endgültigen Erkenntnis sind wir Pilger auf einer Reise und lernen, unsere Beziehungen zu heilen.

Unsere Beziehungen zu anderen Menschen lassen auf unsere Beziehung sowohl zu uns selbst als auch zum Himmel schließen. In der Vereinigung mit unserem Partner vereinigen wir uns wieder neu mit uns selbst. In diesem Buch geht es um die Macht der Heilung, die Beziehungen innewohnt. Sobald wir diese Macht begreifen, können wir die Welt verändern, die uns umgibt. Dieses Buch enthält eine große Zahl von Geschichten, Prinzipien und Übungen, die uns Inspiration und Erhellung bringen und uns den Weg zu besseren Beziehungen und somit einem höheren Maß an Liebe und Glück in unserem Leben zeigen können. Die hier vorgestellten Prinzipien rufe ich mir selbst immer wieder ins Gedächtnis. Im Laufe der Jahre haben sie mir geholfen, mich selbst einzubeziehen und zu lieben, andere Menschen und mich selbst als unschuldig zu betrachten und von Liebe und Inspiration erfüllte Beziehungen zu führen.

Beziehungen sind keine Gruben, in denen wir nach Edelsteinen graben, sondern Brücken, die aus Liebe bestehen. Wir selbst bauen sie, und ob sie stärker werden oder zusammenbrechen, hängt davon ab, was wir in sie investieren. Stelle dir vor, dass jede Beziehung, die du hast, dir einen anderen Teil deiner selbst zeigt. Die Welt, von der wir umgeben sind, ist von unseren eigenen Selbstkonzepten bevölkert, die Engel oder auch Teufel sein können. Es sind lediglich die Glaubenssätze, die wir in Bezug auf uns selbst haben. Die Geschichten, die sich um uns herum abspielen, sind nur ein Spiegel unserer eigenen inneren Glaubenssysteme. Dadurch tragen wir eine große Verantwortung – die Fähigkeit, auf andere Menschen einzugehen[1] – und besitzen auch große Macht. Wenn du nicht versuchst, etwas von deiner Beziehung zu bekommen, dann wirst du feststellen, dass du ihr stattdessen etwas zu geben hast und dass das, was du geben sollst, bereits die ganze Zeit in dir war. Du wirst entdecken, dass du deine Probleme benutzt hast, um deine Gaben zu verbergen, weil du dich vor der Liebe, vor deinem Partner und vor dir selbst gefürchtet hast. Was in dir selbst und in deinen Beziehungen fehlt, das wollen der Himmel und andere Menschen dir geben, aber dein Ego besitzt den schwarzen Gürtel, wenn es darum geht, diese Dinge abzuwehren und seine Grenzen und begrenzenden Selbstkonzepte zu behalten. Es will auf schmerzhafte Weise beweisen, dass es im Recht ist, denn es glaubt, dass die anderen Menschen den Fehler gemacht haben und daher bestraft werden sollten. Natürlich meint unser Ego, dass es etwas ganz Besonderes sei. Die Anstrengungen, die das Ego auf sich nimmt, um zu beweisen, dass wir etwas ganz Besonderes sind, führen leider in ebenso hohem Maße dazu, dass wir leiden, wie sie uns die Freude gewähren, den Sieg davonzutragen und zu beweisen, dass wir unbestritten der oder die Beste sind. Das Ego ist das Prinzip der Einsamkeit und der Trennung. Es lebt in seiner eigenen Welt und sieht die anderen Menschen nur als Figuren auf einem Schachbrett.

Wir alle brauchen ein Ego, damit wir in dieser Welt agieren können. Nachdem wir ein gutes, starkes Ego aufgebaut haben, müssen wir nun aber einen Teil davon wieder abbauen, um eine Beziehung zu anderen Menschen eingehen zu können. Dann müssen wir einen immer größeren

---

1 Anm. der Übersetzerin: Der Verfasser benutzt die englischen Begriffe „responsibility“ (Verantwortung) und „response ability“ (Fähigkeit, auf andere Menschen einzugehen).

Teil wieder abbauen, um zu Partnerschaft und Co-Kreativität und zum höheren Bewusstsein zu gelangen. Es ist die Arbeit eines ganzen Lebens und die Heilung eines ganzen Lebens, aber wenn wir uns ihr mit Hingabe widmen, dann ist sie der schnellste Weg zu unserem persönlichen Wachstum, und eine reiche Belohnung ist uns sicher.

Alles, was zwischen uns und unserem *Sein* steht, und alles, was zwischen uns und dem Himmel steht, wird zwischen uns und unserem Partner zutage treten. Wenn es uns gelingt, in unserer Beziehung eine Brücke zu schlagen, dann beenden wir damit die Trennung, die Angst und die Einsamkeit, die an der Wurzel jedes Problems liegen. Wenn wir unsere Beziehung heilen, dann können wir alles heilen, weil in Wirklichkeit jedes Problem ein Beziehungsproblem ist. Es ist sehr bequem und wirtschaftlich, wenn alles, was erledigt werden muss, sich an einem einzigen Ort befindet. Um es mit einer irischen Redewendung zu sagen: „Es ist alles das Eine." Es ist alles das Eine, bis es schließlich Eins wird.

Wenn du in deinen Beziehungen erfolgreich bist, wirst du deine Geschichte neu schreiben, und es wird eine Geschichte sein, die von Liebe handelt und keine Ausrede mehr ist. Keine Ausrede wird dir je wichtiger sein als die Liebe, die du deinem Partner jetzt entgegenbringst. Du erkennst, dass die Beziehungsangelegenheiten, die außerhalb der Beziehung zu deinem Partner liegen, sich auch in der Beziehung zu deinem Partner zeigen werden. Wenn du sie nicht heilst, bevor sie in der Beziehung zu dem Menschen zutage treten, den du liebst, dann wird das, was du außerhalb deiner Beziehung siehst, irgendwann in der Beziehung zu einer Herausforderung werden. Äußere Beziehungen sind ein Frühwarnsystem, und es ist immer besser, deine Beziehungsangelegenheiten dort zu heilen, wo sie zutage treten, als darauf zu warten, dass sie in der Beziehung zu deinem Partner ausbrechen.

Beziehungen können dein Waterloo oder deine Himmelsleiter sein. Wofür wirst du dich entscheiden? Du kannst jeden Mangel und jedes Problemmuster in einer Beziehung in ein höheres Maß an Liebe verwandeln. Ich biete dir 101 Wege an, die dir genau dabei helfen können. Wenn du sie mit deinem Partner verwirklichen kannst, dann kannst du die unermesslich große Kraft deiner Beziehung und der Liebe, die mit ihr einhergeht, dafür einsetzen, die Welt zu heilen.

Alles Gute und ein herzliches Aloha,

Chuck Spezzano — Hawaii, 2006

Kapitel 1

Wo Engel gehen auf leisen Sohlen

Einer meiner Freunde – Mark Wadleigh – erzählte mir vor vielen Jahren einmal, dass es in den vedischen Schriften heißt, selbst Engel müssten zur Erde herabsteigen, um wachsen zu können, weil die Erde die Ebene des Lernens und der Transformation sei. Das erinnerte mich an folgende Zeile aus einem Liebeslied:

Fools rush in where angels fear to tread.[2]

Damals dachte ich bei mir, dass ich irgendwann einmal ein Buch über Beziehungen schreiben würde, das diesen Titel tragen sollte. Das ist achtzehn Jahre her. Inzwischen habe ich *Wenn es verletzt, ist es keine Liebe, Von ganzem Herzen lieben* und noch viele andere Bücher geschrieben. Ich fragte mich, ob ich wohl jemals die Chance bekommen würde, ein Buch mit diesem Titel zu schreiben. Als das Team von *www.gaia-mind.com* und allen voran unser unvergleichlicher Webmaster Julian Ticehurst mich drängten, einen Kurs über Beziehungen auf *www.gaia-mind.com* herauszubringen, kam mir mein alter Titel wieder in den Sinn.

Wenn es verletzt, ist es keine Liebe sollte eine „Beziehungsbibel" werden, die den Menschen ganz grundlegende Lektionen einer Beziehung nahe bringen sollte. *Von ganzem Herzen lieben* sollte Herzensbrüche von A bis Z psychologisch ergründen und Auswege anbieten.

Ich glaubte, in diesen beiden Büchern sei alles gesagt, was ich über Beziehungen zu sagen hatte, aber als ich anfing, darüber nachzudenken, was in *Wo Engel gehen auf leisen Sohlen* stehen könnte, da wurde mir klar, dass es viele neue Dinge zu sagen gab, die auf meinen jüngsten For-

2 Anm. der Übersetzerin: Dieser Satz stammt ursprünglich von Alexander Pope (*An Essay on Criticism*). Es gibt einen gleichnamigen Film (deutscher Titel: *Engel und Narren*) sowie ein gleichnamiges Lied, das von Frank Sinatra gesungen wurde. Sinngemäß bedeutet der Satz: „Blinder Eifer schadet nur." Um das poetische Bild der Engel beizubehalten, würde man wörtlich ungefähr wie folgt übersetzen: „Narren stürmen blind voran, wo Engel gehen auf leisen Sohlen."

schungen und Untersuchungen beruhten – Dinge, die ich im Laufe der letzten Jahre tatsächlich zu vielen Menschen, Paaren und Gruppen gesagt habe.

Beziehungen – ja! Narren stürmen tatsächlich oft blind voran, wo Engel auf leisen Sohlen gehen. Dieses Buch soll Beziehungen jedoch auch für die Menschen sicher und verständlich machen, die blind voranstürmen. Ich hoffe, dass es für alle Engel dieser Welt zur Pflichtlektüre wird, denn der Himmel weiß gewiss, dass wir hier unten jede nur erdenkliche Hilfe brauchen können.

Ich wünschte, ich hätte das, was ich in diesem Buch schreibe, schon bei meinen ersten Beziehungen gewusst. Es hätte mir viele Schwierigkeiten erspart, und mein Herz wäre nicht so lange nur von Klebeband zusammengehalten worden. Ich bin genauso in Beziehungen hineingestürmt wie alle anderen Nicht-Engel auch, und jedes Mal bin ich ziemlich schnell und ziemlich unsanft auf meinem Allerwertesten gelandet. Ich habe alle Fehler gemacht, die man als Beziehungsanfänger machen kann. Erst war ich abhängig. Die Liebe meiner Freundin sollte ein Ersatz für all das sein, was mir als Kind entgangen war. Ich war eifersüchtig und besitzergreifend. Sex war nicht *alles* – schließlich mussten wir irgendwann auch essen. Ich versuchte zu nehmen, konnte jedoch nicht empfangen. Ich verwechselte Bedürfnisse mit Liebe. Meine Freundin sollte ihre Aufmerksamkeit nur mir allein schenken und keine anderen Männer anschauen. Ich stellte Beziehungsregeln auf, zu denen Treue und Pünktlichkeit zählten, aber wie du weißt, sind Regeln dazu da, gebrochen zu werden. Weder verstand ich Beziehungen, Frauen, Kommunikation oder Sex, noch wusste ich, was echte Verbindung mit einem anderen Menschen bedeutete. Andererseits war ich attraktiv, athletisch und heldenhaft, und ich hatte eine enorm große Ausdauer. Ich glaubte, mehr sei nicht notwendig, wenn ich meine Partnerin liebte. Leider versuchte ich unter dem Deckmäntelchen meines Gebens sehr oft, im Gegenzug etwas zu bekommen.

Ich erinnere mich noch gut an ein Football-Spiel an der Universität, in dem mir eine Reihe von Touchdowns und Interceptions[3] gelangen. Ich machte ein wirklich gutes Spiel und erwartete natürlich eine entspre-

3 Anm. der Übersetzerin: Dies sind Begriffe aus dem American Football, die nicht übersetzt werden. Ein Touchdown wird erzielt, wenn ein Team den Ball in die gegnerische Endzone trägt. Interception (engl.: to intercept = abfangen) bedeutet, dass der Ball von einem Verteidiger abgefangen wird, bevor er den Boden berührt.

chende Belohnung, musste jedoch feststellen, dass meine Freundin, die als Zuschauerin dabei gewesen war, eigene Pläne gemacht und sich für den Rest des Tages mit einem anderen Mann verabredet hatte.

Ich wusste nicht, dass Erwartungen der Todesstoß für das Empfangen sind. Ich fing an, meine Freundin für selbstsüchtig, unersättlich und boshaft zu halten, während ich selbst das arme, unschuldige Opfer war. Trotz meiner Liebe machte ich nahezu jeden Fehler, den es zu machen gab, indem ich beispielsweise nicht die Verantwortung für die Situation und meine Emotionen übernahm. Ich war auf der Überholspur ins emotionale Verderben.

Auf Drängen des Egos führte ich schließlich einen Herzensbruch herbei, der groß genug war, um entweder eine Trennung von meiner Freundin herbeizuführen oder die Kontrolle über die Beziehung in meine Hände zu bekommen. Nach dem Herzensbruch entschied ich mich dafür, die Beziehung aufrecht zu erhalten und der unabhängige Teil der Beziehung zu sein. Ich brauchte jedoch noch einige weitere Beziehungen und den damit verbundenen Herzensbruch, um die Rolle des für immer und ewig Unabhängigen wirklich zu festigen. Natürlich befriedigte es mich nicht, der Unabhängige zu sein, und so gab ich monogame Beziehungen irgendwann ganz auf. Während ich meine Ehrlichkeit – wenn auch nicht volle Offenheit – bewahrte, folgte ich dem Rat des Egos und ging mit mehreren Frauen gleichzeitig. Auch das machte mich weder glücklich noch zufrieden. Irgendwann lernte ich, dass ich unmöglich fünf Frauen glücklich machen konnte, wenn es mir noch nicht einmal gelang, eine Frau glücklich zu machen. Ich hatte jeden Abend in der Woche eine Verabredung und verbrachte das Wochenende mit der Frau, bei der ich gerade am wenigsten in Ungnade gefallen war. Am Anfang hatte ich Spaß an dieser übertriebenen Lebensweise, aber ich erkannte schon bald, dass ich nicht glücklich war. Statt mich für eine Frau aufzuopfern, opferte ich mich für fünf Frauen auf. Auch wenn es eine Weile dauerte, erkannte ich irgendwann, dass eine verbindliche Beziehung mir die größte Chance bot, glücklich zu sein, und dass Lency, die heute meine Frau ist, am besten geeignet war, meine lebenslange Partnerin zu werden, weil sie mich mehr als alle anderen Menschen um meinetwillen und nicht nur für das zu lieben schien, was ich ihr gab.

Ich habe den Geist sowohl eines Wissenschaftlers als auch eines Künstlers, und damit verbunden ist ein tiefes Bedürfnis, das Wirken von Herz, Geist und Beziehungen zu verstehen. Im Laufe der Jahre hat dieses Bedürfnis nicht nur mir persönlich geholfen, weil es mir die Möglichkeit gegeben hat, mich selbst aus der Hölle zu befreien, sondern war mir auch beruflich eine sehr große Hilfe, weil ich dadurch auch anderen Menschen helfen konnte, diesen Weg zu entdecken.

Vieles habe ich aus Büchern gelernt, die ich gelesen habe, aber am lehrreichsten waren die Seminare und Coaching-Sitzungen auf der ganzen Welt. Nach vierunddreißig Jahren als Berater und Coach und nach zwanzig Ehejahren unter einer guten Lehrerin schreibe ich nun also ein Buch über Narren, die unbedacht voranstürmen, wo Engel auf leisen Sohlen gehen. Ich kann mit Sicherheit sagen, dass ich ein närrischer Lehrer für unbedacht voranstürmende Narren bin, der närrische Weisheit verbreitet und närrische Hilfe anbietet. Wenn also auch du unbedacht vorangestürmt bist, wo Engel auf leisen Sohlen gehen, dann ist dieses Buch, angeboten von einem glücklichen Narren, vielleicht nur für dich gedacht.

Kapitel 2

Die Antwort

Als Ehe- und Familienberater, Coach und Trainer sind mir bereits viele Formen von Beziehungsproblemen begegnet. Dennoch gibt es eine zentrale Antwort, mit deren Hilfe man Probleme sowohl vermeiden als auch lösen kann. Die Antwort besteht darin, dass du dich immer wieder neu mit deinem Partner verbindest und in jeder Situation auf ihn zugehst. Jedes Problem ist eine Folge emotionaler Distanz, und zwar unabhängig davon, ob sie von einem Machtkampf herrührt oder auf Leblosigkeit in der Beziehung zurückzuführen ist. Verbindung führt eine Lösung herbei und lässt Freude entstehen. Sie ist ganz einfach, fordert aber ein hohes Maß an Engagement. Gehe stets auf deinen Partner zu, was auch geschieht, bis ihr eines Geistes und eines Herzens seid. In guten Zeiten lässt Verbindung die guten Zeiten besser werden, und in schlechten Zeiten lässt sie die schlechten Zeiten besser werden.

Du musst wissen, dass du mit deinem Partner auf neue Stufen der Liebe gelangen kannst und dann feststellst, dass sich trotzdem nur allzu schnell unerklärliche Gefühle von Angst, Machtkampf oder Leblosigkeit einstellen. Das ist keineswegs schlecht. Es ist das, was in Beziehungen geschieht. Sobald ihr eine bestimmte Stufe erreicht habt, sorgt ihr ganz automatisch dafür, dass früher oder später die nächste Schicht zutage tritt, die in euch nicht geheilt ist, damit ihr sie durch eine neue Stufe der Liebe transformieren könnt. So entsteht – sofern kein Groll aufgebaut wird – im Laufe eurer Beziehung ein immer höheres Maß an Ganzheit. In dem Maße, in dem ihr voranschreitet, erfahrt ihr ein immer höheres Maß an Erfolg, wenn ihr diese Ganzheit erreicht. Bis wir das Einssein erreichen, werden wir alle uns auf unserem Weg aber vielen Herausforderungen stellen müssen.

Auf deinen Partner zuzugehen bedeutet nicht, dich missbräuchlichen Situationen auszusetzen, und es bedeutet auch nicht, dass du dich aufopfern sollst, denn das würde bedeuten, dieses Prinzip zugunsten der Ziele des Egos zu missdeuten. Missbräuchliche Situationen entstehen aus vielen Gründen, und der Hauptgrund ist emotionale Distanz. Rücksichtsloses Bedürfnis kann dich die Rolle desjenigen einnehmen lassen, der einen anderen Menschen missbraucht, aber auch die Rolle desjenigen, der missbraucht wird. Rücksichtsloses Bedürfnis ist etwas anderes als Verbindung. Verbindung bringt dir und deinem Partner ein Gefühl des Friedens, das dem Muster von Täter und Opfer ein Ende setzt. Selbst wenn du dich von deinem Partner entfremdet hättest und eure Beziehung beenden würdest, wäre es nur in der Einschätzung deines Egos nicht lohnenswert, dich emotional mit deinem Partner zu verbinden. In dem Maße, in dem du es tätest, würdest du mehr von dem heilen, was du heilen musst, um in Beziehungen erfolgreich zu sein, Verbundenheit für alle deine Beziehungen zu erschaffen und eine Basis für zukünftige Beziehungen herzustellen. Darüber hinaus würdest du auch eine bessere Beziehung zu dir selbst aufbauen. Das Ego bezieht seine Kraft natürlich aus schlechten Beziehungen und einem unglücklichen Ende, und es hat seine Freude daran, die Rolle von Opfer oder Täter zu spielen.

Jedes Mal, wenn du dich mit deinem Partner verbindest, hast du ein neues Band der Verbundenheit zwischen euch beiden geknüpft. Jedes Lichtband trägt dazu bei, die Dunkelheit zu vertreiben, sodass alles im selben Maße wachsen kann – du selbst, dein Partner, eure Beziehung und die Welt eingeschlossen. Die Antwort ist, dich mit deinem Partner zu verbinden. Kann eine Tagesordnung deines Egos dir wirklich wichtiger sein, als deinen Partner zu lieben?

Gehe heute emotional auf deinen Partner zu. Habe keine Angst vor irgendeinem negativen Gefühl, denn genau das ist es, was der Heilung bedarf. Wenn du die Emotion wahrnimmst, aber trotzdem weiter auf deinen Partner zugehst, wirst du Erfolg haben, und dein Herz und deine Beziehung werden wachsen.

Kapitel 3

Liebe am Scheideweg

In allen Beziehungen kommt eine Zeit, in der wir an eine Kreuzung gelangen, die darüber bestimmt, ob wir unabhängig bleiben oder den Weg zur wahren Partnerschaft einschlagen. Entscheidest du dich für die Liebe oder dafür, die Kontrolle zu behalten? Wenn es dir nicht gelingt, diesen Schritt nach vorne zu gehen, und du die Entscheidung triffst, unabhängig zu bleiben, dann wirst du nach einigen Jahren eine zweite Chance bekommen. Weshalb willst du aber nicht jetzt sofort in das höhere und lohnenswertere Stadium der wahren Partnerschaft eintreten? In Wirklichkeit hält dich nur deine Angst davor zurück.

Um eine erfolgreiche Beziehung zu führen, die über das Stadium der Verliebtheit hinausgeht, musst du bereit sein, dein Verlangen aufzugeben, dass alles nach deinem Willen laufen soll, denn genau das ist es, was zum Stadium des Machtkampfs in einer Beziehung führt. Du kämpfst darum, deinen Willen durchzusetzen. Du verlangst, dass alles so laufen soll, wie du willst, oder du spielst nicht mit. Dies ist ein sicheres Zeichen dafür, dass du die Kontrolle haben willst. Es mag zwar so aussehen, als wäre Kontrolle die Antwort, wenn es darum geht, dir ein Gefühl der Sicherheit zu verschaffen, aber sie beruht auf und kompensiert Angst. Außerdem blockierst du, indem du in die Kontrolle investierst, automatisch die Liebe. Angst strebt immer danach, dass du das Sagen hast und deinen Partner beherrschst. Du magst glauben, dies sei ein natürlicher Vorgang, weil du deinem Partner so überlegen bist, aber in Wahrheit verbirgt es nur deine Angst davor, wieder so leiden zu müssen, wie du es in der Vergangenheit getan hast. Um dich vor alten Herzensbrüchen, alter Eifersucht oder alten Gefühlen des Ausgebranntseins zu schützen, dissoziierst du die Vergangenheit, damit gleichzeitig aber auch dein Herz, deine Zärtlichkeit und sogar deine sexuellen Gefühle. Du wirst älter und nicht weiser, sondern härter, wenn du forderst, dass der Weg deiner Beziehungen von deinen Regeln und Bedingungen festgelegt wird.

Eine Beziehung, in der immer nur du derjenige bist, der das Sagen hat, wird früher oder später – meist früher – langweilig. Langeweile bedeutet, dass du Angst davor hast, die Kontrolle zu verlieren. Wenn du nicht die

Kontrolle verlierst, kannst du dich nicht verlieben. Dann gelingt es nur jemandem, der noch unabhängiger und noch stärker dissoziiert ist als du selbst, dich „aus den Socken zu hauen“. Dies ist kein Erfolgsrezept, sondern ein Rezept, das zwangsläufig zu Liebeskummer und Traurigkeit führen muss. Es bedeutet außerdem, dass du denjenigen, nach dem du dich vor Sehnsucht verzehrst, in Wirklichkeit gar nicht haben willst, weil die Gefahr, dass du die Kontrolle verlieren könntest, viel zu groß ist.

Als unabhängiger Mensch, der sich für die Liebe entscheidet, wirst du irgendwann alle deine eigenen Regeln brechen müssen. Es sind die Regeln der Unabhängigkeit, die du aufgestellt hast, als du die Entscheidung getroffen hast, dir nicht mehr alles gefallen zu lassen. Damals hast du beschlossen, dass es Liebe entweder nur noch nach deinen Bedingungen oder gar nicht geben wird.

Die einzige Chance, eine Beziehung zu haben, die dir etwas bedeutet, besteht darin, dass die Kräfte in der Beziehung im Gleichgewicht sind. Sonst erwartest du von deinem Partner, dass er das tut, was notwendig ist, um dich glücklich zu machen. Das ist aber reine Verliebtheit und zählt nicht zu den Dingen, die eine Beziehung über längere Zeit funktionieren lassen. Willst du dieses Gleichgewicht erreichen, dann bedeutet das, dass du in deiner Beziehung sowohl deine Kontrolle als auch deine Regeln aufgeben musst. Wenn es jemandem gelänge, alle deine Regeln zu befolgen, dann wäre sowohl er selbst als auch eure Beziehung kaum noch lebendig. Befolgt er deine Regeln nicht, leidest du, bestrafst ihn emotional oder – was noch wahrscheinlicher ist – verlässt ihn, bevor du leidest. Menschen, die im Zustand der wechselseitigen Abhängigkeit leben, leben nach Prinzipien anstelle von Regeln. Das bewahrt sie vor der Leblosigkeit und der Rebellion, die durch Regeln hervorgerufen werden.

Solange du deine dissoziierte Unabhängigkeit nicht aufgibst, wirst du dir niemals gestatten, tief im Inneren berührt zu werden, sondern erwartest von deinem Partner, dass er es für dich tut. Während du in einem Zustand immer stärkerer Dissoziation von einer Beziehung zur nächsten gehst, wird das Stadium der Verliebtheit immer kürzer. Dein Ego – jener Teil von dir, der will, dass du entweder kontrollierst oder kontrolliert wirst – sagt dir, dass du, wenn du deine Unabhängigkeit aufgibst, nur wieder abhängig werden und erneut an gebrochenem Herzen leiden wirst. Es ist beängstigend, unsere Unabhängigkeit aufzugeben, aber es ist notwendig, und es ist der einzige Weg, wenn wir auf eine höhere Stufe gelangen wollen. In Wahrheit ist es aufregend, die Kontrolle aufzugeben, wenn du lernst, stattdessen zu vertrauen.

In dem Maße, in dem du dich zur Partnerschaft und zur Gleichheit verpflichtest, beginnst du auf ganz natürliche Weise, die alten Wunden zu heilen, aus deiner Deckung hervorzukommen und dich zu zeigen. Wenn du von deiner Einstellung abrückst, dass es entweder so laufen muss, wie du es willst, oder gar nicht, dann fürchtest du anfangs vielleicht, du könntest zum Zustand der Abhängigkeit zurückkehren, der überhaupt erst die Ursache deines Leidens war. In Wirklichkeit gelangst du jedoch zur wechselseitigen Abhängigkeit, die ein Zustand des Gleichgewichts ist.

Dein Herz kannst du nur dann zurückgewinnen, wenn du dich deinen Emotionen und Bedürfnissen stellst und sie anerkennst. Nur dadurch kannst du fühlen, empfangen und Freude empfinden. Nur dadurch kannst du deine verletzte weibliche Seite heilen und wertschätzen, sodass sie deine übertrieben starke männliche Seite befreien kann. In der Domäne des überbewerteten Männlichen arbeitest du sehr hart, empfängst aber relativ wenig für deine Arbeit. Du fürchtest, dass deine Beziehung deine Arbeit stören könnte, und die Regel der Unabhängigkeit lautet üblicherweise „zuerst die Arbeit" oder sogar „die Arbeit vor allem anderen". Deine männliche Seite und deine weibliche Seite sind aus dem Gleichgewicht geraten. In dem Maße, in dem du dieses Gleichgewicht zurückerlangst, öffnest du dich nicht nur zur Partnerschaft hin, sondern du öffnest dich auch für ein höheres Maß an Belohnung und Freude. Tritt diese Verschiebung ein, dann hast du in der Regel mehr Freizeit, arbeitest aber dennoch effizienter und effektiver. Du hast einen riesengroßen Schritt im Hinblick darauf getan, das von Adrenalin und Stress bestimmte Leben aufzugeben, das du an die Stelle deines Herzens und echter Spannung gesetzt hast.

Du stehst also an einem Scheideweg der Liebe. Wirst du deine Kontrolle und den Wunsch nach „alles soll sich immer um mich drehen" zugunsten von Verbindung und dem Wunsch nach „wir" aufgeben? Ein Weg führt zu wechselseitiger Abhängigkeit und Liebe, und der andere Weg führt zu weiterer Dissoziation und zu noch mehr Narben in deinem Herzen. Wenn du dich für den Weg der Liebe entscheidest, dann stehst nicht du stärker im Rampenlicht, sondern dein Partner. Du erkennst, dass deine Beziehung und dein Glücklichsein nicht auf dem beruhen, was du zu bekommen versuchst, sondern auf dem, was du gibst.

Ohne dein Herz kannst du zwar äußeren Erfolg erreichen, wirst ihn jedoch nicht wirklich spüren können. Du hast vielleicht Kinder, fühlst dich ihnen aber nicht wirklich verbunden. Dein Partner gleicht eher einer Siegestrophäe, die du im Konkurrenzkampf mit anderen Menschen gewonnen hast, als dem Menschen, den du liebst. Dein innerer Erfolg und deine innere Freude werden niemals deinem äußeren Erfolg gleichkommen. Ohne dein Herz wirst du Weitblick und Kreativität oder deine Lebensaufgabe niemals kennen. Du wirst niemals die wahre Liebe besitzen. Mitunter wird dein Ego versuchen, dich davon zu überzeugen, dass deine Opfer dich dahin gebracht haben, wo du heute stehst. Falle nicht darauf herein. Aufopferung ist eine Rolle, die dazu dient, dich von der Gleichheit fernzuhalten. Hier am Scheideweg der Liebe kannst du den Weg einschlagen, auf dem du alles haben kannst, oder den Weg der Kontrolle, den dein Ego dir nahelegt. Das Stadium der Partnerschaft und die Belohnungen, die es in einer Beziehung mit sich bringt, kannst du nur erreichen, wenn du den Mut hast, dein Herz, das Gleichgewicht und dein wahres Selbst wirklich anzunehmen. Du kannst einem Partner nur dann treu sein und die Liebe erfahren, die du verdienst, wenn du den Mut hast, dir selbst treu zu sein.

Kapitel 4

Widme deine Beziehung dem Himmel

Dies ist ein wichtiger Punkt, der dir helfen kann, dich daran zu erinnern, dass du in deiner Beziehung ein langfristiges Ziel verfolgst. Verpflichte dich, die Erkenntnis der Ganzheit mit deinem Partner zu erreichen. Nachdem du dies getan hast, widme deine Beziehung dem Himmel. Lege deine Beziehung in die Hände des Himmels. Wünsche dir die Ganzheit von ganzem Herzen, aber lass zu, dass der Himmel dir hilft. Es kann sehr hilfreich sein, wenn ihr euch dieses Ziel gemeinsam setzt. Der Himmel wird euch auf eurer Reise seine Gnade schenken, während ihr gemeinsam heil werdet und wachst. Wünsche dir die Ganzheit vollkommener Liebe von ganzem Herzen, und lass zu, dass der Himmel dir hilft.

Kapitel 5

Paare und Geld

Diese Sache ist mir zum ersten Mal aufgefallen, als Lency und ich anfangs ein Paar waren. Jeder von uns hatte eine eigene erfolgreiche Methode, mit Geld umzugehen. Sie waren nur sehr unterschiedlich. Als wir heirateten, waren sie noch nicht zu einer neuen erfolgreichen Methode verschmolzen, was zur Folge hatte, dass wir ständig in Geldnöten waren. Wir wussten, dass dies zum Stadium des Machtkampfs in unserer Beziehung gehörte und nur einer von vielen Unterschieden war, die jedes Paar überwinden muss, um zur Partnerschaft gelangen und erfolgreich sein zu können. Lency war ein deutsch-amerikanisches Bauernmädchen. Sie hatte immer Geld auf der Bank. Ich war Amerikaner italienischer Abstammung. Ich arbeitete hart und verdiente gutes Geld, gab es aber auch sehr freizügig wieder aus.

Eine Familie war, was Geld anbetraf, eine vollkommen neue Verantwortung für mich. Ich musste nicht mehr nur für mich selbst und meinen Lebensstil aufkommen, sondern eine Familie ernähren. Als unser Sohn Christopher geboren wurde, verbrachte ich die ersten zweieinhalb Monate zu Hause. Danach wurde es allerdings Zeit für mich, wieder auf Reisen zu gehen, wenn auch aus keinem anderen Grund als der Tatsache, dass wir außer Bohnen mittlerweile nichts mehr zu essen hatten. Ich reiste viel allein, aber wann immer möglich, reisten wir gemeinsam mit Christopher und später auch mit J'aime, unserer Tochter.

Wir erweiterten unser Team um ein Kindermädchen und wurden die „Fliegenden Spezzanos". Das war zwar teuer, unserer Meinung nach aber auch notwendig, damit wir alle zusammen sein konnten. Wir reisten, wann immer es möglich war, gemeinsam als Familie, weil wir es nicht aushielten, getrennt zu sein.

Als wir ein Paar wurden, sprachen Lency und ich über unsere unterschiedliche Art, mit Geld umzugehen. Wir gingen Kompromisse ein, kamen gerade über die Runden und brachten Opfer. Wir reisten viel und arbeiteten hart. Keine dieser Methoden führte zum Erfolg. Tief im Inneren glaubte jeder von uns, seine Art, mit Geld umzugehen, sei der des anderen überlegen. Die harte Arbeit hielt uns über Wasser, aber wir zahlten auch einen Preis dafür. Wenn die Familie zu Atem kommen musste und Erholung brauchte, hetzte ich weiter, um die Termine einzuhalten und das Geld zu verdienen, das unsere Rechnungen bezahlen würde.

Ehe Lency anfing, ihre ganze Arbeitskraft in die Entwicklung der weiblichen Seite der *Psychology of Vision* zu investieren, war ich der Meinung, dass sie die wichtigere Arbeit leistete, indem sie sich um unsere Kinder kümmerte. Während dieser gesamten Zeit war ich unterwegs, um Menschen dabei zu helfen, ihre Probleme zu überwinden, entwickelte gleichzeitig das Modell der *Psychology of Vision* und bezahlte natürlich die Rechnungen. Als Lency dann allmählich ihren natürlichen Platz in unserer gemeinsamen Arbeit einnahm und wir neue Stufen der Partnerschaft erreichten, verbesserte sich auch unsere finanzielle Situation, und wir atmeten ein wenig leichter.

Im Laufe der Zeit fingen wir an, mehr Geld in unser Geschäft zu investieren, um unsere Firma und die *Psychology of Vision* voranzubringen und um über das Dasein eines reinen „Familienunternehmens“ hinauszugelangen.

Die Situation wurde stetig besser. Das allgemeine Geschäft machte größtenteils langsame Fortschritte, wuchs jedoch aus eigener Kraft. Wir stellten Mitarbeiter für das Büro auf Hawaii, Redakteure und Assistenten ein. Ich kann sagen, dass es während der gesamten Zeit *einen* Schlüsselaspekt gab, der uns einander näher brachte und sich auf unsere Fülle auswirkte, und dies war die Tatsache, dass wir uns in vielen Bereichen auf tief empfundene Weise miteinander verbanden. Dazu gehörten, um nur einige wenige Bereiche zu nennen, Liebe und Sex, Kommunikation, das Überbrücken von Differenzen, die Integration unserer unterschiedlichen Lebensweisen, Vergebung, Weitergehen, das Loslassen von Verhaftungen und gegenseitige Hilfe. Wir lernten, unser Leben gemeinsam aufzubauen, und in dem Maße, in dem wir dies taten, wurde auch unsere finanzielle Situation immer besser.

Im Laufe der Jahre haben Lency und ich uns viele Male verbunden, nicht nur im Hinblick auf unsere unterschiedlichen Methoden, mit Geld umzugehen, sondern auch im Hinblick auf unsere allgemeinen Unterschiede. Und obwohl in vielen Bereichen eine bemerkenswerte Integration unserer unterschiedlichen Lebensweisen stattgefunden hat, bemerken wir auch heute, nahezu zwei Jahrzehnte später, immer noch Unterschiede in unserem Umgang mit Geld. Uns ist bewusst, dass wir noch weiter gehen müssen, um in diesem Bereich zu einer vollkommenen Integration zu gelangen. Dennoch haben unsere Methoden sich angenähert und sind nun viel mehr Teil eines Ganzen. Das Überbrücken von Unterschieden – ganz gleich, in welchem Bereich – ist ein Kontinuum, und jede Verbindung führt zu mehr Verbundenheit, Leichtigkeit und Erfolg. Jedes Mal, wenn wir uns wieder neu von Herz zu Herz verbinden, entwickelt sich eine entsprechende Stufe von Mühelosigkeit, Fülle und Erfolg.

Als Lency und ich zur Partnerschaft fanden, stellten wir fest, dass wir im Grunde unseres Herzens dasselbe wollten. Schöpfung, Liebe und Erfolg wurden zu natürlichen Erweiterungen dieses Herzenswunsches. Schicht um Schicht, Schritt um Schritt kamen wir einander näher. In dem Maße, in dem uns dies gelang, nahmen unsere Kreativität und Fülle zu. Unser Leben wurde einfacher, und wir konnten unsere Firma ausbauen. Wie jedes Paar hatten wir die normalen Ausgaben eines Haushalts und einer Firma zu tragen, nicht zu vergessen die zusätzlichen Kosten, die das Leben auf Hawaii mit sich brachte. Gleichzeitig versuchten wir, unseren Kindern die bestmögliche Ausbildung zu bieten. Wir waren beschäftigt und hatten ein gutes Leben. Zwanzig Jahre später ist das Leben einfacher geworden, und wir erreichen so viel mehr. Lency und ich reisen noch immer viel, um zu lehren, aber wir haben uns auch neue Bereiche eröffnet, zu denen das Schreiben und Produzieren von Sound Bytes für unser Heilungsprogramm im Internet ebenso gehören wie das Schreiben weiterer Bücher.

Vor einigen Monaten rief ein Paar an und bat um eine Sitzung, um mit mir über ihre Geldprobleme zu sprechen. Wir unterhielten uns einige Male, ehe ich meine nächste Reise antreten musste. Als ich zurückkam, riefen sie an, um weitere Termine mit mir zu vereinbaren. Bereits kurze Zeit später suchte mich ein anderes Paar im Büro auf, um sich mit Problemen des Mangels auseinanderzusetzen. Ich erkannte, dass es vielleicht gut wäre, das Thema Geld in meine Arbeit einzubeziehen.

Ein Geldproblem in einer Beziehung ist ein Bereich, in dem ein Paar sich nicht einig ist. Wenn jeder der Partner seinen eigenen Weg aufgibt, können beide um einen besseren Weg bitten, denn der Beitrag beider Partner ist notwendig, damit ein besserer Weg sich auftun kann. Dies kann der Weg des einen Partners sein, aber auch ein völlig neuer Weg, und er wird deshalb erfolgreich sein, weil er die Energien beider Partner enthält.

Gib heute jeden Groll und alle Differenzen auf, und zwar nicht nur im Hinblick auf Geld, sondern im Hinblick auf deine gesamte Beziehung. Dies lässt den natürlichen Fluss der Fülle entstehen. Wenn ihr einander und der Fülle einen höheren Wert beimesst als eurem Groll und euren

Differenzen, dann wird es euch ganz leicht fallen. Wenn du dich nun mit deinem Partner verbindest, stelle dir die Frage: „Will ich dieses schlechte Gefühl, diesen Groll und unbedingt Recht haben, oder will ich Liebe und Geld?“ Es ist deine Entscheidung, und sie ist so einfach.

Kapitel 6
Brutaler Selbstangriff

Die beiden kamen zu mir, um an ihren Geldproblemen zu arbeiten. Es war nicht zum ersten Mal. Sie hatten langsame, aber stetige Fortschritte gemacht, ihre Beziehung aufzubauen und sich mit ihren chronischen Geldproblemen auseinanderzusetzen. Bis dato hatten wir uns in den Sitzungen meist auf einen von beiden konzentriert, mitunter auch auf beide, wenn wir eine Doppelsitzung abhielten. Sie arbeiteten intensiv, und die Probleme waren kompliziert.

Als sie diesmal in mein Büro kamen, sah Steve sehr niedergeschlagen aus. Er hatte die letzten zwölf Stunden damit verbracht, Rechnungen durchzugehen und mit seinen Gläubigern zu reden. Er war in einem Zustand des brutalen Selbstangriffs. Seine Frau Marie hatte versucht, ihm Mut zu machen, aber alle Ermutigung der Welt reichte nicht aus, um ihn aufzuheitern.

Ich zählte die Schritte auf, die sie in ihrer Heilung als Paar gemeinsam gegangen waren, und erklärte ihnen, dass das Ego irgendwann einen brutalen Angriff startet, um die Kontrolle zurückzugewinnen. Ich machte deutlich, dass Selbstangriff ein Konflikt ist und dass ein Konflikt die Fülle blockiert. Dann fragte ich Steve, wie viele Schritte er in dieser Hinsicht von seinem inneren Frieden entfernt sei.

Er erwiderte: „Sieben."

Ich bat Marie, den Frieden zu verkörpern, und stellte sie sieben Schritte von Steve entfernt auf. Dann fragte ich Steve: „Willst du einen Schritt auf deine Lebensaufgabe zugehen, oder willst du dich selbst angreifen?"

„Ich will meine Lebensaufgabe erfüllen", antwortete er.

„Dann geh einen Schritt auf den Frieden zu", wies ich ihn an. Nachdem Steve dies getan hatte, fragte ich ihn, ob er ein Vorbild der Selbstliebe oder lieber ein Vorbild des Selbstangriffs für die Welt sein wolle.

„Ich will ein Vorbild der Selbstliebe sein", sagte er und ging den zweiten Schritt nach vorne. Ich fragte ihn, ob er seinen Kindern helfen oder sich lieber selbst angreifen wolle.

„Ich will meinen Kindern helfen", antwortete er und ging einen weiteren Schritt nach vorne. Als Nächstes fragte ich ihn, wer – wenn er es wüsste – seine Hilfe brauchen würde.

Er antwortete: „Marie und mein Bruder."

Daraufhin fragte ich ihn, ob er sich selbst angreifen oder lieber einen Schritt nach vorne gehen und ihnen helfen wolle.

„Ihnen helfen", antwortete er und ging wieder einen Schritt nach vorne. Ich wies ihn darauf hin, dass er durch seinen Selbstangriff die Tür für weitere Angriffe von außen öffnete. Ich fragte ihn, ob er das wirklich wolle oder ob er lieber einen Schritt nach vorne gehen würde.

„Ich gehe einen Schritt nach vorne", erwiderte er und tat es. Ich machte ihn darauf aufmerksam, dass sein Selbstangriff zugleich auch ein Angriff auf Gott war. Man konnte es damit vergleichen, dass jeder Selbstangriff seiner Kinder gleichzeitig ein Angriff auf ihn und Marie war. Ich fragte ihn, ob er sich selbst und Gott weiterhin angreifen oder lieber einen Schritt nach vorne gehen wolle.

„Ich gehe einen Schritt nach vorne", sagte er und tat es.

Nun war er nur noch einen Schritt von Marie entfernt und sah sehr erleichtert aus. Dann erklärte ich ihm, dass Angriff niemals zielgerichtet ist und dass sein Selbstangriff gleichzeitig auch einen Angriff auf Marie und seine Kinder darstellte. Ich fragte ihn, ob er bereit sei, ihn aufzugeben.

„Ja", rief er begeistert und warf sich in Maries Arme.

Der Selbstangriff war fort, und Steve und Marie waren bereit, ein neues Gefühl der Nähe zu genießen. Dadurch konnten sie einen weiteren Schritt nach vorne gehen, der sich darin äußerte, dass es ihnen gelang, im Laufe der nächsten sechs Wochen 90 % ihrer Rechnungen zu bezahlen.

Kapitel 7

Ein Keks nach meinem Geschmack

Die Nachmittagssitzung des Business-Workshops, den ich in Tokio leitete, versprach interessant zu werden. Eine Teilnehmerin, deren in Osaka ansässige Firma für ihr Gebäck berühmt ist, gab jedem zwei kleine Kekse, die wir probieren sollten. Die Kekse wurden in erster Linie auf Flughäfen verkauft, von wo Reisende sie als Geschenk für ihre Freunde mitnehmen sollten. Die Frau testete ein neues Rezept und fragte uns, welcher der beiden Kekse uns besser schmecke. Man bezeichnet diese Art von Keksen als „Manchu", was zugleich aber ein japanischer Slangbegriff für „Muschi" ist. Dies war umso bedeutsamer, als Sex und Humor die Prozesskarten waren, die wir für die bevorstehende Sitzung des Workshops gezogen hatten. Der Name dieses speziellen Kekses lautete *AGEMAN*, was viele mögliche Bedeutungen hat. Meine Dolmetscherin sagte mir, dass wörtlich übersetzt damit eine Frau gemeint ist, die Männern durch Sex großes Glück und Erfolg bringt, aber mein japanischer Freund erklärte mir, dass Männer damit einfach eine „glückliche Muschi" verbinden. Unsere japanische Master-Trainerin Hiromi erklärte, sie habe unter dem Titel *AGEMAN* vor nicht allzu langer Zeit einen Workshop geleitet, der den „Weg, eine reiche Ehefrau zu sein" zum Thema hatte.

Es fing interessant an. Sayuri-san war die sechste Fokusperson, die für Sexualität, Rückhaltlosigkeit und tiefe Gefühle steht. Sie und ihr Mann Kentaro-san waren ein sehr gutes Beispiel für das von der *Psychology of Vision* vertretene Prinzip gefestigter und starker Beziehungen, die Fülle entstehen lassen, denn als ihre Beziehung im Laufe der Jahre stärker wurde, hatten sie nicht nur ihre Schulden zurückgezahlt, sondern waren sogar wohlhabend geworden und zweimal in bessere und hochwertigere Wohnungen umgezogen.

Sayuri-san berichtete von zwei einschneidenden Ereignissen in ihrem Leben, die eine große Auswirkung auf ihr Leben gehabt hatten. Das erste Ereignis war die Geburt ihrer Schwester, als sie drei Jahre alt gewesen war, und das zweite Ereignis war der Tod ihrer Mutter, als sie sechs Jahre alt gewesen war. Sayuri-san glaubte, dass sie im Alter von drei Jahren

80 % ihrer selbst verloren hatte. Sie hatte das Gefühl, ihre Kraft, ihre „Stimme“ und ihr Herz verloren zu haben. Im Alter von sechs Jahren hatte sie ihrer Meinung nach nochmals 80 % ihrer selbst verloren. Dazu gehörten auch ihre Sexualität und ihr Humor. Wir hatten im Workshop bereits über die zerstörerische Wirkung der Ödipus-Verschwörung auf unseren Erfolg in geschäftlichen Dingen und in Beziehungen gesprochen. Die vorherige Diskussion passte genau zu dieser Situation. Die Geburt der Schwester hatte Konkurrenz – die Wurzel der Ödipus-Verschwörung – entstehen lassen, und ihr Gefühl, für den Tod der Mutter verantwortlich zu sein, war ein grundlegender Irrglaube, der typisch für die Ödipusfalle ist. Gemäß dieser Falle glaubte sie, ihre Mutter umgebracht und ihr den Mann – ihren Vater – weggenommen zu haben. All das hatte sie verdrängt, und infolge dieser falschen Überzeugungen hatte sie ihrer Meinung nach nicht nur einen großen Teil ihrer selbst verloren, sondern auch ihre Fähigkeit, glücklich und wirklich erfolgreich zu sein. In früheren Workshops hatte Sayuri-san den Tod ihrer Mutter betrauert. Nun trauerte sie um den Verlust ihrer selbst, ihrer Sexualität und ihres Humors.

Ich stellte die Kreuzung zwischen dem Weg des Egos und dem Weg des höheren Bewusstseins nach, an der sie als Kind gestanden hatte. Ich zeigte ihr, auf welche Weise sie diese Ereignisse benutzt hatte, um ihr Ego aufzubauen und den Gaben des Humors, der Sexualität und der Erneuerung aus dem Weg zu gehen. Ageman war verloren. Als Sayuri-san nun zu den Kreuzungen zurückkehrte, an denen sie im Alter von drei und sechs Jahren gestanden hatte, entschied sie sich dafür, diesmal den Weg ihres höheren Bewusstseins und seiner Gaben zu gehen. An der ersten Kreuzung, an der sie gestanden hatte, als sie drei Jahre alt gewesen war, wählte sie den Weg ihres höheren Bewusstseins und gewann so die 80 % ihrer selbst zurück, die sie zusammen mit ihrer „Stimme“ und ihrer Kraft verloren hatte. Als Sayuri-san diesmal den richtigen Weg wählte, kehrte alles, was sie auf dem Weg des Egos verloren hatte, zu ihr zurück, sodass sie es integrieren und seine positive Energie aufnehmen konnte. An der Kreuzung, an der sie im Alter von sechs Jahren gestanden hatte, entschied sie sich wiederum für den Weg ihres höheren Bewusstseins und gewann auch die anderen 80 % ihrer selbst zurück, die sie zusammen mit ihrem Humor und der Fülle verloren hatte, die auf ganz natürliche Weise mit einer glücklichen Sexualität einhergeht. Als sie mit ihrem neuen Selbst, ihrem glücklichen Herzen und ihrem *Ageman* zu Kentaro-san kam, erreichte die Energie im Raum einen triumphalen und humorvollen

Höhepunkt. Über zweihundert lachende und scherzende Teilnehmer gesellten sich in der Mitte des Raums zu ihnen, während ein Liebeslied für sie gespielt wurde.

Es war eine lustige und zugleich sehr kraftvolle Sitzung. Sayuri-san hatte einen beträchtlichen Teil ihrer Lebensenergie zurückgewonnen, und ich hatte ein neues Wort für meine siebzigste Reise nach Japan gelernt.

Ich mag *AGEMAN*.

Kapitel 8
Mangel an Sex

Es war ein Problem mit Geld, das dieses junge Paar – Mike und Harriet – zu mir geführt hatte. Innerhalb kürzester Zeit waren wir über das Thema Geld allerdings weit hinausgelangt. Mike klagte schon bald darüber, dass er zu wenig Sex bekam. In meiner langjährigen Arbeit als Ehe- und Familienberater habe ich entdeckt, dass zwischen Geld und Sex in der Regel eine dynamische Beziehung besteht. Wenn das eine im Fluss ist, dann fließt meist auch das andere auf ganz natürliche Weise. In der Eheberatung habe ich sehr oft erlebt, dass einer der beiden Partner darüber klagt, dass er nicht genug Sex bekommt. Ich erkannte bald, dass der schnellste Weg, dieses Problem zu überwinden, darin besteht, an den unterbewussten und unbewussten Tagesordnungen des Partners zu arbeiten, der sich beklagt, weil sie beide Partner daran hindern, all den Sex zu haben, den sie glauben, haben zu wollen.

Bei Mike und Harriet war diese Dynamik dieselbe. Wir fanden heraus, dass Mike in Bezug auf seinen vermeintlichen Mangel an Sex einen Wutanfall hatte, darunter aber eine Verschwörung der Eifersucht verbarg. Er hatte entdeckt, dass frühere Freundinnen auf ihrem Weg nach Hause von Männern, Frauen, Hunden, Katzen und Pferden verfolgt worden waren, wenn sie ihre sexuellen Energien „spielen ließen". Um sich dagegen zu schützen, hatte Mike sich unterbewusst tatsächlich gewünscht, dass die sexuelle Energie seiner Frau zum Erliegen kommen sollte.

Mike erkannte allmählich, dass seine verborgene Tagesordnung, in der er Harriets Gefühle „ausschaltete" und ihre sexuelle Energie wegen seiner Angst von sich fortstieß, in Wahrheit gegen ihn arbeitete. Er erkannte, dass es bessere Wege gab, um zu erreichen, dass Harriet ihm treu war und er keine Angst zu haben brauchte. Er erkannte, dass er seine neu entdeckte Gabe des Verstehens einsetzen konnte, um seine Angst und seine alten Muster zu heilen und eine neue Stufe der Verbundenheit mit Harriet zu erreichen. Dies bewirkte nicht nur, dass Mike sich sicher fühlte, sondern gab beiden das Gefühl, dass auch Sex sicher war. Es bot ihnen ein Maß an Verbundenheit, das eine neue Stufe des Erfolgs und des Flusses entstehen ließ. Dies war nur einer in einer Reihe mehrerer Schritte, die zu größerer Fülle und zu einer glücklicheren Sexualität führten. Innerhalb des folgenden Monats gingen über einhunderttausend Dollar auf ihrem Konto ein, die es ihnen ermöglichten, eine Reihe alter Rechnungen zu bezahlen, an einigen Workshops teilzunehmen und nach Hawaii zu ziehen. Weil Mangel an Sex ein chronisches Problem in ihrer Beziehung ist, sind wir seither noch mehrmals zu diesem Thema zurückgekehrt und konnten jedes Mal wieder neue Schichten dieses Konflikts zutage fördern und an ihrer Stelle neue Verbundenheit erschaffen. Zwischenzeitlich ist ihre Beziehung über das Stadium des Machtkampfs hinausgelangt. Sie sind viel bessere Partner geworden und genießen ihr Zusammensein in viel höherem Maße.

Was ängstigt dich daran, all den Sex zu haben, den du dir wünschst? Welche negative Phantasievorstellung über Sex bewirkt, dass du die Tür davor verschließt? Wer ist deiner Meinung nach der Pförtner oder die Pförtnerin? Du könntest diese Tür jetzt öffnen. Dir wird eine Gabe angeboten, die deine Angst aufhebt. Worin besteht sie? Würdest du diese Gabe annehmen und sie mit deinem Partner teilen? Wenn du keinen Partner hast, würdest du diese Gabe dann energetisch mit deinem zukünftigen Partner teilen und so dazu beitragen, dass er dir immer näher kommen kann?

Kapitel 9

Was du geben könntest

Wenn es ein Problem gibt, bei dem es um Mangel oder einen Konflikt geht, dann gibt es etwas, das du geben könntest, um die Situation zu transformieren. Das Ego will natürlich nicht, dass wir unsere Probleme so einfach lösen. Es verbirgt unsere Gaben vor uns – allerdings mit unserer Genehmigung. Das Ego hat uns davon überzeugt, dass es besser ist, wenn wir uns vom Weg des höheren Bewusstseins und der Gabe abwenden, die es uns anbietet, damit wir heil werden und die Situation lösen können. Stattdessen überredet das Ego uns dazu, etwas Besonderes sein zu wollen, was bedeutet, dass es in unserer Beziehung immer nur um uns geht, indem wir Forderungen stellen oder verletzt sind. Auf diese Weise versuchen wir, etwas zu nehmen, was natürlich nicht erfolgreich ist und nur zu Kampf und Aufopferung führt. Wenn du forderst, dass zur Abwechslung einmal jemand anderer etwas geben soll, dann bist du in der Falle deines Egos gefangen und hast in einen Machtkampf investiert. Du fürchtest dich vor Gleichheit, misst Frieden und Lösung keinen Wert bei, und es mangelt dir an Bewusstheit und Dankbarkeit für das, was dein Partner beiträgt.

Anstelle dessen, was du jetzt hast, könntest du Erfolg haben, wenn du aufhören würdest, in die Konkurrenz des Egos zu investieren. Frage dich intuitiv, worin die Gabe besteht, die du in dir trägst und die du nun annehmen und mit anderen Menschen teilen könntest. Diese Gabe – und dass du sie mit anderen Menschen teilst – ist der Schlüssel zu deinem Erfolg. Die Beziehung liegt in deinen Händen. Du brauchst an niemanden irgendwelche Forderungen zu stellen, nicht einmal an dich selbst. Nimm die Gabe an, die in dir verborgen liegt, und teile sie mit allen Menschen, die an der Situation beteiligt sind. Das ist viel erfolgreicher als Kämpfe, Forderungen und Bedürfnisse, insbesondere in der Beziehung zu deinem Partner. Du hast die Macht, wenn du dich für den richtigen Weg entscheidest. Das Ego will nur beherrschen, und das bedeutet, dass auch du früher oder später beherrscht werden wirst. Es gibt einen besseren Weg. Finde, was du geben könntest, und gib es! Es wird dich und deinen Partner glücklich machen!

Kapitel 10

Die Wirtschaftlichkeit der Beziehung

Beziehungen wohnt eine Wirtschaftlichkeit inne, die an Eleganz grenzt. Wenn ein Paar das Stadium der Partnerschaft zwar noch nicht erreicht hat, dessen ungeachtet aber partnerschaftlich handelt, dann dient jeder Schritt, den ein Partner geht, beiden. Es ist einfach. Weil ihr im selben Team seid, kann jeder von euch Punkte für das Team erzielen. Das erspart euch als Paar sowohl Zeit als auch Mühe.

Auf eine ähnlich elegante und wirtschaftliche Weise werdet ihr beide jedes Mal vorangebracht, wenn du dich mit deinem Partner verbindest. Zehntausend bedeutsame Schritte können zwischen den Flitterwochen und dem Stadium der Partnerschaft liegen. Deshalb ist alles wichtig, was Zeit spart.

Es ist auf jeden Fall sinnvoll, gemeinsam als Team zu spielen, weil die Alternative in Machtkämpfen und Gefühlen der Leblosigkeit besteht. Jedes Stadium stellt euch vor größere Herausforderungen, ist jedoch auch um vieles besser, sofern ihr nicht in einer seiner Fallen stecken bleibt.

Mit Verbundenheit wird alles leichter. Gehe deshalb diesen Schritt, und stelle die Verbindung für euch beide her. Wenn du den Schritt vorangehst, wirst du auf eine neue Stufe der Verbundenheit mit deinem Partner gelangen. Wenn du dich wieder neu mit deinem Partner verbindest, empfangt ihr beide die Belohnung, und ihr geht beide einen Schritt voran. Jeder Schritt voran bewirkt etwas in eurem Ziel, zu Partnerschaft, Erfolg und Nähe zu gelangen und dann darüber hinaus zu den höheren Stadien zu gehen, die euch offen stehen.

Kapitel 11

Eine Bürde

Ben und Mary kamen mit dem Gefühl zu mir, eine schwere Bürde zu tragen. Sie waren sehr mutlos. Sie hatten wieder einmal große Geldsorgen, und bislang hatte ihre einzige Reaktion darauf in harter Arbeit bestanden. Weil Geldprobleme auf verborgene (oder weniger verborgene) Machtkämpfe hinweisen, fragte ich sie, wie viele Schritte sie ihrer Meinung nach in Gelddingen voneinander entfernt waren. Beide sagten: „Fünf." Ich bat sie also, sich in dieser Entfernung voneinander hinzustellen. Dann erklärte ich, dass es in einer Beziehung immer Ebbe und Flut gibt, wenn neue Stufen der Trennung zutage treten, um geheilt zu werden. Wird diese Trennung nicht aufgelöst, wenn sie sich zum ersten Mal zeigt, tritt sie irgendwann als Problem in Erscheinung. Ein Problem in und um eine Beziehung teilt euch mit, dass euch eine andere Stufe von Verbundenheit, Nähe und Erfolg offensteht. Sobald die Verbindung stattgefunden hat, löst das Problem sich auf, und eure Beziehung gelangt in einen neuen Fluss. Ein chronisches Problem ist ein Zeichen dafür, dass es viele mögliche Bereiche gibt, in denen keine Verbundenheit hergestellt wurde.

Ben und Mary entfernten sich jeweils fünf Schritte voneinander. Sie standen nun zehn Schritte voneinander entfernt. Ich bat sie, sich in dieser Übung ihrer Intuition zu bedienen, um die tiefsten Schichten zu öffnen, damit sie geheilt werden konnten. Dann fragte ich Mary: „Wenn du wüsstest, was dich von Geld fernhält, was ist es dann?" Sie antwortete intuitiv: „Krebs." Nachdem ihre Eltern es zu geschäftlichem Erfolg gebracht hatten, waren beide an Krebs erkrankt und gestorben. Irgendwo in ihrem Bewusstsein hatte sie Geld mit Krebs verwechselt. Ich fragte sie, ob sie bereit sei, nicht mehr in diese Überzeugung, sondern stattdessen in ihren Mann zu investieren. Als sie bejahte, bat ich sie, einen Schritt auf Ben zuzugehen.

Ben stellte ich dieselbe Frage: „Wenn du wüsstest, was dich von Geld fernhält, was ist es dann?" „Ich würde die Kontrolle darüber verlieren", antwortete er. Ich bat ihn, einmal darüber nachzudenken, welchen Dienst seine Kontrolle ihm in Bezug auf seine finanzielle Situation bislang erwiesen hatte.

Er antwortete: „Sie macht ihren Job ziemlich schlecht." Ich fragte ihn, ob es denn bei genauerem Hinschauen nicht eine bessere Alternative sei, auf Mary zuzugehen, als die Kontrolle zu behalten.

„Verdammt, ja. Auf jeden Fall", antwortete er.

Ich kehrte zu Mary zurück, die nun noch acht Schritte entfernt stand, und fragte sie, was sie von Geld fernhalte. Sie antwortete: „Ich würde mein Gefühl für Vision und Kreativität verlieren." Ihr wurde schnell bewusst, dass sie glaubte, sie müsse arm und halb verhungert sein, um Visionen haben zu können. Sie ließ diese Überzeugung sofort los, um auf Ben, ihre Vision UND Geld zuzugehen.

Als ich auf Ben zuging, wusste er seine Antwort bereits: „Nähe. Ich habe Angst, dass ein zu hohes Maß an Nähe und Geld mich hilflos machen würde." Er berichtete, dass er bei diesen Worten spürte, wie er von einer großen Welle der Angst überflutet wurde. Er war bereit, einen Schritt vorzutreten, weil das Gefühl der Angst sich dadurch auflöste.

Mary berichtete bei ihrem nächsten Schritt, dass sie den Mangel an Fülle als eine Form von Selbstangriff benutzte, der sich anfühlte, als ob sich eine Schlinge um ihren Hals zusammenzöge. Sie konnte diesen Selbstangriff loslassen, als sie erkannte, dass sie damit auch Ben und ihren gemeinsamen Sohn verletzte. Sie trat wieder einen Schritt vor.

Ben erkannte bei seinem nächsten Schritt, dass er den Mangel als Anker benutzte, und zwar nicht nur, um zu verhindern, dass er abtrieb, sondern auch, um ihn über den Boden hinter sich her zu ziehen und sich dadurch selbst zurückzuhalten. Er konnte ihn loslassen, nachdem er über seine falsche unterbewusste Motivation nachgedacht hatte. Als er einen Schritt vortrat, sagte er, nun habe er das Gefühl, unter günstigem Wind zu segeln, statt den Anker hinter sich her zu schleppen.

Bei ihrem nächsten Schritt empfand Mary das Problem als zutiefst erdrückend. Sie war nur allzu bereit, einen Schritt nach vorne zu gehen, um frei davon zu sein. Sie hatte das Gefühl, dass das erdrückende Problem sich dabei in Spiel und in eine Blumenfülle verwandelte.

Ben hatte bei seinem nächsten Schritt das Gefühl, ein hohes Maß an Zorn in sich zu tragen. Er fürchtete, dass dieser Zorn überquellen könne, und konnte den Teil seiner selbst spüren, der ein Rebell war. Er schilderte ihn als „Rebell, der sich in den Bergen vor Gott verbirgt". Um ihn zu motivieren, fragte ich ihn, ob er stattdessen nicht lieber ein Gefühl des Friedens spüren würde. Dann wies ich ihn darauf hin, dass der Weg, der es ihm ermöglichen würde, dieses Gefühl des Friedens zu spüren, darin bestand, einen Schritt vorzutreten. Er trat einen Schritt vor und spürte

Erleichterung. Nun waren sie nur noch zwei Schritte voneinander entfernt.

Als Nächstes fragte ich Mary, was in Bezug auf Geld sie ihrer Meinung nach von Ben fernhielt, und sie erwiderte: „Ich habe Angst, dass ich einen Verlust an reinem Geist oder den Verlust meiner Verbindung zum reinen Geist erleiden würde, wenn ich Geld hätte.“ Ich bat sie, einmal über den Stress und all die Ängste, Sorgen, harte Arbeit und Verwirrung nachzudenken, die sie in Verbindung mit dem Mangel an Geld erfuhr, und fragte sie, ob dies ihrer Verbindung zum reinen Geist denn zuträglich sei. Sie lachte, als sie erkannte, dass sie einem Trick ihres Egos zum Opfer gefallen war. Dann fragte ich sie, welche Position ihr höheres Bewusstsein in dieser Angelegenheit einnehmen würde. Sie überlegte kurz und antwortete: „Geld ist reiner Geist.“ Dann trat sie sofort einen Schritt vor.

Ben sagte daraufhin, er habe Angst, dass Mary, wenn sie Geld hätten, alles sofort wieder ausgeben würde. Er hatte Angst, sie in Bezug auf Geld überhaupt zu etwas zu ermuntern, weil sie sehr freizügig damit umging. Ich fragte ihn, ob es denn womöglich andere Wege gebe, um ihre Lust am freizügigen Geldausgeben ein wenig zu dämpfen, wie etwa Kommunikation. Er lachte und sagte: „Natürlich.“ Er ging den letzten Schritt und umarmte seine Frau.

Sie hielten sich lachend umarmt. Ich fragte sie, wie sie sich fühlten. „Erleichtert! Der Druck und der Stress sind weg“, sagten beide. Uns allen war klar, dass zwar erst einmal Erleichterung eingetreten war, dass die Angelegenheit aber keineswegs erledigt war. Also vereinbarten wir sofort einen Termin für die folgende Woche, um die nächste Schicht zu klären. Arm in Arm und lächelnd verließen sie mein Büro.

Kapitel 12

Angst vor dem nächsten Schritt

Es gibt kein Problem, das nicht mit Angst vor dem nächsten Schritt zu tun hat. Sie ist eine Kerndynamik, die allen Problemen zugrunde liegt. Auf einer bestimmten Stufe dienen alle anderen emotionalen und psychologischen Dynamiken eines Problems stets dem Ziel, uns gegen unsere Angst vor dem nächsten Schritt zu verteidigen. Wir mögen glauben, mit der gegenwärtigen Stufe des Erfolgs umgehen zu können, meinen jedoch, den Anforderungen, die auf der nächsten Stufe an uns gestellt werden, nicht gewachsen zu sein. Wir können auch Angst haben, wir könnten die Kontrolle verlieren, wenn wir zur nächsten Stufe vorangehen, oder etwas anderes, das großen Wert für uns hat. Dies kann unsere Unabhängigkeit sein, aber auch etwas, in das wir viel Energie investiert haben. Weil wir so viel hineingesteckt haben, ist die Investition uns auch dann wichtig, wenn sie nicht sonderlich gut funktioniert.

Auch wenn wir uns vor dem nächsten Schritt fürchten, ist er dennoch immer besser als unsere gegenwärtige Position. Er birgt eine neue Stufe der Verbundenheit und eine neue Stufe des Erfolgs und des Empfangens. Wir sind ausgeglichener, beziehen uns in stärkerem Maße selbst ein und stärken dadurch auch unsere Partnerschaft. Außerdem wartet eine neue Stufe der Zuversicht auf uns.

Die Frage, die ich überall auf der Welt am häufigsten gehört habe, lautet: „Was ist der nächste Schritt?" Menschen sagen oft, dass sie den nächsten Schritt gehen würden, wenn sie wüssten, worin er besteht. In Wirklichkeit wissen wir nicht, worin der nächste Schritt besteht, weil wir, wenn wir es wüssten, ihn ganz bestimmt nicht gehen würden, aber nicht deshalb, weil er so schlecht ist, sondern deshalb, weil er besser ist. Das Ego will nicht, dass die Dinge besser werden. Es will den Status quo aufrechterhalten, weil es dann ein höheres Maß an Kontrolle besitzt. Je größer das Maß an Nähe und Fluss ist, das dem nächsten Schritt innewohnt, umso weniger hat unser Ego das Sagen. Deshalb entscheiden wir uns gezielt dafür, den nächsten Schritt nicht zu kennen, auch wenn wir möglicherweise glauben, dass wir wissen wollen, worin er besteht. Trotzdem sind wir ungeachtet unserer Angst aufgefordert, vorzutreten oder zumindest bereit zu sein, den nächsten Schritt zu gehen. Wenn wir den Mut dazu auch nicht aufbringen können, dann sind wir einfach aufgefordert, die Bereitschaft aufzubringen, bereit zu sein, den nächsten Schritt zu gehen.

Den nächsten Schritt zu gehen heißt natürlich nicht, dass wir einfach losstürmen. Vielmehr wird der nächste Schritt zu uns kommen, wenn wir ihn zulassen und uns ihm öffnen. Im Grunde sagen wir „Ja!“ zu dem Schritt, der im Hinblick auf Beziehungen und Erfolg vor uns liegt. Der nächste Schritt ist immer besser, und er wartet auf unser Zeichen, damit er kommen kann. Wenn wir in einer Beziehung irgendwo feststecken, dann halten wir nur an einer falschen Sicherheit fest. Die einzige wahre Sicherheit ist eine Einstellung des Loslassens bei jedem Schritt, den wir gehen, bis wir ungehinderten Fortschritt erreichen.

Sei heute bereit, den nächsten Schritt in deiner Beziehung und in deinem Leben zuzulassen. Öffne dich, und bitte ihn herein. Sei für den nächsten Schritt aber nicht nur bereit, sondern wünsche ihn dir von ganzem Herzen. Es wird ein besserer Schritt sein, der dich und deinen Partner oder dich und deinen zukünftigen Partner voranbringen wird. Immer wenn es dir gelingt, bewirkst du ein höheres Maß an Erfolg nicht nur für dich selbst und die Menschen in deiner Umgebung, sondern auch für das gesamte sich entwickelnde Reich des menschlichen Bewusstseins.

Kapitel 13

Aufeinander eingehen

Wenn du auf deinen Partner eingehst, fühlt er sich verstanden und geliebt. Auf andere Menschen einzugehen hat etwas mit Fürsorge zu tun, die das Herz der Heilung ist. Das griechische Wort *therapeutikos* hat uns den Begriff der „Therapeutik“ geschenkt. *Therapeutikos* heißt „sich um jemanden/etwas kümmern“.

Auf einen anderen Menschen einzugehen ist die Folge von Hingabe, Zärtlichkeit und unserem Wunsch, unseren Partner zu lieben. Es ist die beste Möglichkeit, ihn so zu lieben, wie er geliebt werden sollte und auch geliebt werden will. Wenn du auf deinen Partner, dein Kind oder einen anderen Menschen eingehst, dann empfindest du so viel Liebe für diesen Menschen, dass du das Gefühl bekommst, verliebt zu sein. Dieses Maß an Inspiration baut uns auf. Wir haben ein stärkeres Gefühl dafür, wer wir tatsächlich sind. Wir fühlen uns gestärkt und erfrischt.

Gefällt es dir nicht auch, wenn dein Partner auf dich eingeht? Jeder Mensch, der irgendwann im Leben auf uns eingegangen ist, hat uns tief im Inneren berührt, ob es nun ein Elternteil, ein Freund oder ein Lehrer war. Wir können unserem Partner dieses Geschenk zurückgeben und ihn auf dieselbe tiefe Weise berühren. Dadurch lassen wir ihn wissen und spüren, dass er geliebt wird. Dies öffnet sein Herz und hilft ihm, seine Bürden niederzulegen, wenn auch nur für einen kurzen Moment. Es überwindet seine Abwehrmechanismen, die nur seine Offenheit und Empfänglichkeit blockieren. Wenn wir auf unseren Partner eingehen, dann berühren wir ihn so tief, dass seine Dissoziation sich auflöst und er sich gefunden, gekannt und geliebt fühlt.

Auf andere Menschen einzugehen gehört zu den großen Gaben, die wir in unserem Beziehungsrucksack haben sollten. Es bewirkt, dass Menschen sich wieder miteinander verbinden, weil sie sich wahrgenommen und verstanden fühlen. Wenn wir auf andere Menschen eingehen, dann hören wir ihnen mit unserem ganzen Wesen zu. Wir tun es, weil wir einen anderen Menschen kennen, ihn unterstützen und dazu beitragen wollen, dass er sich geschätzt und geliebt fühlt. Auf einen anderen Menschen einzugehen heißt einfach, dass wir lernen, uns einfühlsam auf ihn einzustellen, und uns dabei feinfühlig aller Menschen bewusst werden. Es ist wirklich nicht so schwierig. Du musst nur den Mut aufbringen, die eigenen Gefühle zu fühlen und die Gefühle anderer Menschen durch das eigene Herz wahrzunehmen.

Auf welchen Menschen solltest du heute eingehen, weil er es in besonderer Weise braucht?

Wirst du auf ihn eingehen?

Welcher Mensch steht dir am nächsten? Was müsstest du tun, um auf ihn eingehen zu können? Wonach sehnt er sich? Wie könntest du ihn wissen lassen, dass du seinen Wert siehst und ihn wertschätzt?

Jeder Tag, an dem du auf einen anderen Menschen eingehst, ist ein wunderbarer Tag für euch beide.

Kapitel 14
Angreifen oder Haben

Mangel kann durch viele Dinge hervorgerufen werden, hat jedoch eine Wurzel, die, wenn sie geheilt wird, den Mangel selbst in einem Strom der Fülle auflöst. Wir leben entweder in Fülle und haben das, was wir wollen, oder wir greifen auf einer bestimmten Ebene einen uns wichtigen Menschen an, zum Beispiel einen Elternteil, ein Geschwister, einen Ehepartner, einen Geschäftspartner, uns selbst oder Gott. Immer wenn wir einen anderen Menschen angreifen, dann greifen wir auch uns selbst und Gott an. Wenn wir einen Elternteil, ein Geschwister oder einen Geschäftspartner angreifen, dann greifen wir auch unseren Ehepartner an, und sei es nur durch unseren Rückzug. Ein Angriff auf einen anderen Menschen hat also immer eine direkte Auswirkung auf unsere engen Beziehungen und auf unsere Fülle.

Wir wollen nun einmal einen Bereich untersuchen, in dem du gerne in Fülle leben möchtest.

Worin besteht der Mangel?

Wenn du es wüsstest, wen greifst du an?

Auf welche Weise greifst du auch deinen Partner an?

Auf welche Weise greifst du durch den Angriff auf deinen Partner auch dich selbst an?

Auf welche Weise greifst du durch deinen Mangel auch Gott an?

Betrachte deinen Mangel und deinen Angriff ganz genau. Ist dein Angriff diesen Mangel wert, oder bist du bereit, sowohl den Angriff als auch den Mangel loszulassen und der Fülle in diesem Bereich die Tür zu öffnen? Angriff heißt, dass du auf dein Ego gehört hast, um eine Lösung zu finden. Wie gut hat sie funktioniert? Würdest du nun nicht lieber auf dein eigenes kreatives Bewusstsein hören, um eine andere Lösung zu finden?

Kapitel 15

Fülle oder Bestrafung

Wir wollen einmal den Bereich deines Lebens untersuchen, in dem du den größten Mangel empfindest. Wovon hast du deiner Meinung nach nicht genug, sodass du dich darüber bei dir selbst oder bei anderen Menschen beklagst? Während du über diesen Bereich des Mangels in deinem Leben nachdenkst, frage dich:

Wenn ich wüsste, wen ich bestrafen will, indem ich dafür sorge, dass in meinem Leben dieser Mangel herrscht, dann ist es vermutlich …

Wenn dir nicht gleich jemand in den Sinn kommt, dann rate einfach, wer es sein müsste. Wofür bestrafst du diesen Menschen? Die Sache, für die du ihn bestrafst, beruht immer auf einer Forderung deinerseits. Forderungen sind der Versuch, ein Bedürfnis zu erfüllen, und deshalb niemals erfolgreich. Was du forderst, das gibst du dir selbst oder anderen Menschen nicht, und das ist selten erfolgreich. Was du forderst, das versuchst du außerdem zu nehmen, kannst es jedoch nicht empfangen. Das ist sehr frustrierend und kann zu chronischem Mangel in dem betreffenden Bereich führen. Hinzu kommt noch, dass du, wenn du einen Menschen bestrafst, automatisch alle Menschen bestrafst, die dir nahe stehen, denn Zorn und Bestrafung sind nicht zielgerichtet. Auch dich selbst bestrafst du in gleichem Maße und in vieler Hinsicht, und zwar nicht nur durch deinen Mangel.

Die Sache, für die du einen anderen Menschen bestrafst, verbirgt einen Bereich, in dem du dich schuldig fühlst. Wenn du es also wüsstest, wofür könntest du dich dann möglicherweise schuldig fühlen? Wenn dir nicht gleich etwas in den Sinn kommt, dann möchtest du vielleicht über die Schuld nachdenken, die sich unter jedem Groll verbirgt: „Ich hätte diesem Menschen helfen sollen, sein Problem zu heilen. Stattdessen habe ich ihn in seinem Schmerz und seinem Problem verurteilt und mir das Problem damit selbst eingehandelt. Ich hätte ihm helfen können." Wenn du dich endgültig von diesem Muster befreien möchtest, dann frage dich selbst: Welche Gabe habe ich mitgebracht, um ihm zu helfen, sein Problem zu transformieren und heil zu werden? Stelle dir vor, dass du der Gabe die Tür öffnest und sie hereinbittest, worin sie auch immer besteht.

Nimm sie an, und empfange sie. Stelle dir nun vor, dass du die Gabe mit dem betreffenden Menschen teilst, statt ihn zu verurteilen. Teile sie auch mit allen Menschen in deiner Umgebung. So kannst du das chronische Muster des Mangels beseitigen, das dich frustriert hat. Außer der Bestrafung eines anderen Menschen besteht die einzige andere Wurzel eines solchen Mangels darin, dass du ihn als Bestandteil deiner Rache und Rebellion gegenüber Gott benutzt.

Du könntest den Mangel einfach loslassen, um das Maß an mystischer Liebe zu erfahren, das zwischen dir und dem Schöpfer vorhanden ist. Was du mit einem anderen Menschen teilst, das bringt dir Fülle, weil du die Tür öffnest, wenn du hinausgehst, um ihm etwas zu geben, und genau durch diese Tür empfängst du auch. Gib deinen Groll und deine Schuld auf, und du kannst alle Fülle haben, die du verdienst – und sie ist weit größer, als du dir vorzustellen vermagst.

Kapitel 16

Das Männliche und das Weibliche ins Gleichgewicht bringen

Ein einfacher Weg zur Partnerschaft besteht darin, dass wir das Männliche und das Weibliche in uns ins Gleichgewicht bringen. Dieses Gleichgewicht müssen wir erst in uns selbst verwirklichen, dann dehnt es sich anschließend mühelos auf die Menschen in unserer Umgebung aus. Sind Yin und Yang im Gleichgewicht, ist unser Leben stets im Fluss. Das Zeichen von Yin und Yang zählt zu den wichtigsten mystischen Symbolen der Erde, und die Verbindung des Weiblichen und des Männlichen in dieser Weise ist eine Ausdrucksform des Schöpferischen.

Während der Kindheit und in unseren ersten Beziehungen als junge Erwachsene ist unsere weibliche Seite üblicherweise zu stark ausgeprägt. Wenn wir nicht gerade in der legendären verbundenen Familie aufgewachsen sind, macht uns dies anfällig für Verlust, Herzensbruch und Schuld. Unsere zu stark ausgeprägte weibliche Seite kann schnell dazu führen, dass wir zum Opfer gemacht werden, emotional außer Kontrolle geraten, uns im Zustand der Leugnung befinden, abhängig sind, emotional leiden und zu bekommen versuchen, aber nicht empfangen können. Folglich sind wir oft verletzt und „gehen weiter" zur übertrieben stark ausgeprägten männlichen Seite, die bewirkt, dass wir dissoziiert sind, Bedürfnisse und Gefühle kompensieren, die Kontrolle haben, uns antreiben, hart arbeiten, aber nicht empfangen können. Letztendlich ist keine dieser Seiten erfolgreich. Wir können nur dann geben, empfangen, vorankommen und Freude haben, wenn wir unsere männliche und weibliche Seite in ein Gleichgewicht bringen. Wenn unsere männliche und unsere weibliche Seite im Gleichgewicht sind, dann sind wir nicht nur erfolgreich, sondern können auch die wunderbare Nähe von Beziehungen und ein Gefühl der Freiheit genießen. Können wir dieses Gleichgewicht nicht erreichen, erfahren wir Schwierigkeiten und können nicht empfangen.

Frage dich intuitiv, wie stark deine weibliche Seite und wie stark deine männliche Seite jeweils ausgeprägt sind. Dies kann ein prozentuales Verhältnis von zum Beispiel 70:30 oder 60:40 sein.

Sobald du ein Gleichgewicht von 50:50 erreicht hast, kannst du dich entwickeln, um auf höhere Stufen dieses Gleichgewichts von beispielsweise 60:60 oder 70:70 und schließlich 100:100 zu gelangen. Ab einem Gleichgewicht von 50:50 gibt es höhere Stufen der Partnerschaft, die dich und deinen Partner zum Stadium der Führungskraft und der Vision und schließlich zur Meisterschaft führen. Dies geschieht, wenn in der Transzendenz und vollkommenen Liebe, die jenseits der Dualität liegt, aus der 100:100 einfach eine 100 wird. Jeder Schritt, den du in diesem Stadium gehst, wird effizienter und effektiver als der vorhergehende Schritt sein.

Sobald du erkennst, auf welcher Stufe des Gleichgewichts du dich befindest, frage dich intuitiv, weshalb du wollen könntest, dass dein Gleichgewicht auf dieser Stufe ist. Was glaubst du dadurch zu bekommen, dass du an diesem Ort bist? Vor welcher Angst soll diese Stufe dich vermeintlich schützen? Funktioniert es? Worin kannst du schwelgen, indem du auf dieser Stufe stehen bleibst? Welche Ausrede liefert es dir?

Willst du auf dieser Stufe des Gleichgewichts bleiben? Wenn nicht, dann setze dir ein neues Ziel.

Bitte dein höheres Bewusstsein darum, das Gleichgewicht auf deinem Messgerät zu verändern, sodass deine männliche und deine weibliche Seite auf eine höhere Stufe des Gleichgewichts gelangen. Beobachte und spüre, wie es geschieht. Nimm wahr, dass andere Menschen dir zu deiner neuen Erfolgsstufe gratulieren. Prüfe dein Messgerät in den nächsten Tagen regelmäßig. Wenn du ein Gleichgewicht erreichst, kannst du dich selbst von ganzem Herzen geben. Auf einer höheren Stufe des Gleichgewichts kannst du dich sogar in noch höherem Maße geben, weil du gleichzeitig in noch höherem Maße empfängst.

Kapitel 17

Die Kraft von Beziehungen

Wir können die Kraft unserer Beziehungen nutzen, um uns voranzubringen, um durch schmerzhafte Emotionen hindurchzugehen und um nicht nur unserem Partner, sondern auch unseren Freunden zu helfen. Die Inspiration, die dies vollbringt, ist die Liebe. In dem Maße, in dem diese Liebe wichtiger für uns ist als unsere Fallen oder die Illusion von Bedürfnis oder Schmerz, können wir uns auf einer ganz neuen Stufe mit unserem Partner verbinden. Dies lässt unsere Beziehung besser werden und ein höheres Maß an Leichtigkeit, Schönheit und Fülle entstehen.

Wir können uns die Frage stellen: Will ich dieses Problem, oder will ich meinem Partner näher sein? Wir können an unseren schmerzhaften Emotionen vorbei gelangen und auf unseren Partner zugehen, indem wir uns diese Frage bei jedem Schritt stellen. Wir können diese Frage auch benutzen, um an den schmerzhaften Emotionen unseres Partners vorbei zu gelangen und sein Herz zu berühren. Wir können an den Problemen eines anderen Menschen vorbei gelangen, indem wir ihn in unserer Vorstellung zwischen uns und unseren Partner stellen und uns dann mit unserem Partner auf so tiefe Weise verbinden, dass ihm durch diese Verbindung geholfen wird. Unsere Beziehung umfasst alle Menschen, und wir können ihnen helfen und ihnen Kraft schenken, indem wir uns auf einer neuen Stufe der Verbundenheit miteinander verbinden. Die Liebe, die zwischen uns und unserem Partner besteht, kann ein Kanal sein, und zwar nicht nur für unsere eigene Liebe, sondern auch für die Liebe des Himmels, die Wunder bringt. Die Liebe, die wir für unseren Partner empfinden, bringt uns voran. Sie ist der Weg, der uns beide aus dem Traum dieser Welt herausführt. Jeder dunkle Fleck in unserem Bewusstsein wird geheilt, wenn wir uns neu verbinden und die Illusion der Trennung überwinden, indem wir unser Ego schmelzen lassen, unsere Einheit auf höheren Ebenen festigen und damit Gott die Tür öffnen.

Finde heute einen Weg, auf dem du die Kraft deiner Beziehung nutzen kannst, um dich selbst voranzubringen oder um deinem Partner oder einem anderen Menschen zu helfen, der die Kraft der Liebe braucht, die zwischen dir und deinem Partner besteht. Verbinde dich auf einer vollkommen neuen Stufe mit deinem Partner, und bringe so nicht nur euch beiden ein höheres Maß an Glück, sondern auch den Menschen in eurer Umgebung.

Kapitel 18

Dunkle Geschichten heilen

Wenn wir bereits viel Zeit dafür aufgewendet haben, bestimmte Dinge zu heilen, aber trotzdem das Gefühl haben, dass wir feststecken, dann ist es vielleicht an der Zeit, Heilung im Unterbewusstsein zu bewirken, indem wir unsere Beziehungen und unsere Familien heilen. Wenn sich auch dann nichts ändert, sollten wir einmal überprüfen, ob wir in unserem Bewusstsein ein negatives Drehbuch – oder eine „dunkle Geschichte“ – für uns selbst geschrieben haben. Wir schreiben Geschichten über unser Leben, denn wir sind geschichtenerzählende Geschöpfe. Wir mögen vergessen haben, dass wir diese Geschichten geschrieben haben und nach wie vor schreiben, sind aber trotzdem noch immer auf die Geschichte programmiert, die wir erzählen. Diese Geschichten existieren meist auf unbewussten Ebenen, sodass sie weit unterhalb unserer Bewusstseinschwelle liegen, solange wir ihnen keine Aufmerksamkeit zuwenden.

Menschen sind auf natürliche Weise erfolgreich. Infolgedessen müssen wir nur die Hindernisse beseitigen, die unserem Erfolg im Weg stehen, damit er aufleuchten kann. Die Heilung dunkler Geschichten beseitigt einige der großen Fallen des Unbewussten, denn bereits eine einzige dunkle Geschichte vermag unser gesamtes Leben zu zerstören. Der Schlüssel, mit dessen Hilfe wir uns von dunklen Geschichten befreien können, liegt darin, dass wir uns aller negativen Themen bewusst werden, die es in unserem Leben gibt. Gibt es Themen von Schuld, Herzensbruch, Versagen, Tragödie, Verlust, Angst, Leblosigkeit oder Aufopferung in unserem Leben? Falls ja, dann ist es von entscheidender Bedeutung, dass wir uns ihrer bewusst werden und sie loslassen, wenn wir wahrhaft erfolgreich sein wollen.

Vor etwa zwanzig Jahren kam eine Frau zu mir und bat mich um meine Hilfe. Ein sehr berühmter Therapeut hatte es abgelehnt, sie weiter zu behandeln. Sie war zu ihm gegangen, weil sie wiederholt Herzensbrüche erlitten hatte, und er hatte ihr geholfen, alle ihre früheren Beziehungen und Familiendynamiken zu heilen. Er war der Meinung, sie sei nun geheilt. Zwei Monate später erlebte sie jedoch einen weiteren Herzensbruch. Er glaubte, sie wolle ihn täuschen, und warf sie aus der Therapie, weil sie wieder einen Herzensbruch erlitten hatte, obwohl er sie doch „in Ordnung gebracht“ hatte. Als sie zu mir kam, fanden wir heraus, dass sie eine dunkle Geschichte geschrieben hatte – ein unbewusstes Drehbuch, in dem sie immer wieder eine *Geschichte des Herzensbruchs* erzählte.

Sie entdeckte, dass sie sich von ihrem Ego dazu hatte überreden lassen, nur nach Romantik zu suchen und sich nicht auf die tieferen Stadien einer Beziehung einzulassen. Sie war süchtig nach Romantik, und das tragische Ende einer Beziehung war für sie mit einem hohen Maß an Romantik verbunden. Als sie schließlich zu erkennen vermochte, dass sie eine niemals endende Romanze mit *einem* Partner haben konnte, wenn es ihr gelang, jede Trennung zu überbrücken, da wurde ihr klar, dass sie eine tiefe und reife Beziehung aufbauen konnte, die dennoch von Romantik erfüllt war. Sie erkannte auch, dass sie selbst immer fähig sein würde, die Beziehung zu vertiefen, indem sie die Gabe der Romantik als ihren Beitrag in die Beziehung einbrachte.

Wenn wir chronische Probleme haben, die niemals zu enden scheinen, obwohl wir bemüht sind, sie zu heilen, dann ist die Wahrscheinlichkeit groß, dass wir eine dunkle Geschichte erzählen.

Unsere dunklen Geschichten leben davon, dass sie verborgen bleiben, denn ihre wichtigste Verteidigungsstrategie besteht darin, uns an der Erkenntnis zu hindern, was für eine schlimme Geschichte wir durchleiden. Wir können uns dafür entscheiden, eine bestimmte Geschichte über unser Leben zu erzählen – zum Beispiel eine *Geschichte des Opfers* oder eine *Geschichte des Mangels* –, vergessen dann aber wieder, dass wir diese Entscheidung getroffen haben, weil wir sie tief im Unbewussten vergraben. Wir erzählen *Tragödien*, *Seifenopern*, *Geschichten des Rebellen*, *Geschichten des Versagens*, *Geschichten der Aufopferung*, *Geschichten der Schuld*, *Geschichten der Angst* und *Geschichten der Rache*, um einige Beispiele zu nennen. Zum Glück erzählen wir aber auch *Geschichten des schönen Lebens*, *Heldengeschichten*, *Liebesgeschichten*, *Geschichten der wahren Liebe*, *Erfolgsgeschichten* und *Geschichten der Fülle*, um auch einige positive Beispiele zu erwähnen.

Sobald du Beweise dafür entdeckst, dass in deinem Leben eine dunkle Geschichte am Werk ist, frage dich, um welche Geschichte es sich handelt und wie viele du davon hast. Dann frage dich, was du zu bekommen oder nicht tun zu müssen glaubtest, wenn du diese Art von Geschichte erzählst und lebst. Nachdem du deine falsche Belohnung einmal genau betrachtet hast, kannst du eine neue Entscheidung treffen. Deine dunklen

Geschichten haben dich niemals glücklich gemacht, obwohl sie dir vielleicht das geben, was du glaubtest, haben zu wollen. Die häufigsten Belohnungen sind Unabhängigkeit, Rebellion, Schwelgen und die Möglichkeit, sich zu verstecken. Jede dunkle Geschichte dient einem Zweck, verbirgt uns aber meist auch vor unserer Lebensaufgabe, die unser Glücklichsein einschließt, der wir uns aber nicht gewachsen fühlen. Sobald wir unsere dunklen Geschichten einmal aufgespürt und losgelassen haben, können wir uns für eine der vielen positiven Geschichten entscheiden und sie an ihre Stelle setzen. Was willst du an die Stelle deiner dunklen Geschichten setzen, wenn du sie nun loslässt?

Kapitel 19

Alles ist Kommunikation

Alles im Leben ist Kommunikation. Wir sind uns der Botschaften, die wir anderen Menschen mit dem übermitteln, was wir tun, oder die andere Menschen uns mit dem übermitteln, was uns geschieht, oft nur nicht bewusst. Wir kommunizieren ständig mit den Menschen, die uns im Leben am wichtigsten sind, und zwar noch lange, nachdem sie ihren Körper verlassen haben. Wenn wir unsere psychologischen Angelegenheiten mit ihnen aufgearbeitet haben, findet die Kommunikation in höherem Maße auf einer spirituellen Ebene oder einer Führungsebene statt.

Das ewige Leben hat nur mit Kommunikation zu tun. Gott, der das Prinzip der Kommunikation ist, sendet uns stets seine Botschaft der Liebe und Freude. Weil unsere Aufmerksamkeit in der Zeit gefangen ist, gehen wir auf diese Botschaft nicht ein. In *Ein Kurs in Wundern* heißt es, dass Gott uns daher den heiligen Geist geschickt hat, damit sogar in der Illusion von Zeit und Raum eine Linie der Kommunikation zwischen uns, den Menschen untereinander und Gott besteht.

Das bedeutet, dass es eine höhere Form der Kommunikation durch unser höheres Bewusstsein und eine niedrigere Form der Kommunikation durch unser Ego gibt, das immer nach Vormachtstellung und Aufmerksamkeit strebt und anderen Menschen die Schuld an unseren Umständen gibt.

Wenn es Unfälle oder Krankheiten gibt, dann kommunizieren wir mit Menschen, die uns wichtig sind. Wenn es Liebe und Erfolg gibt, dann kommunizieren wir ebenfalls mit Menschen, die uns wichtig sind.

Wenn wir uns der unterbewussten Kommunikation bewusst werden, dann erlangen wir die Fähigkeit, das zu hören, was wir hören sollten, und darauf einzugehen. Wenn wir uns dessen bewusst werden, was wir unterbewusst zu kommunizieren versuchen, dann können wir uns bewusst dafür entscheiden, ob es auch tatsächlich das ist, was wir kommunizieren wollen.

Wahre Kommunikation ist nur das, was wir teilen können. Alles andere ist ein Ruf nach Hilfe. Wenn der Empfänger dies nicht versteht, nimmt er es als Angriff oder als Urteil wahr, was einen Machtkampf hervorruft, der die Kommunikation zum Erliegen bringt und dazu führt, dass beide Menschen um Hilfe rufen. Es erzeugt Angst und führt nicht zum Erfolg, sondern in die entgegengesetzte Richtung.

Blicke auf dein bisheriges Leben zurück. Welche Missgeschicke und Erfolge hast du anderen Menschen kommuniziert?

Manchmal ist es hilfreich, diese Dinge niederzuschreiben. Wenn du die Antworten intuitiv weißt oder errätst, sind sie in viel höherem Maße wahr, als wenn du versuchst, sie zu begreifen, weil dein Denken durch die Abwehrmechanismen des Egos verfälscht wird.

Vorfall	**Wichtiger Mensch**	**Botschaft**
	Mutter	
	Vater	
	Partner	
	Frühere Partner	
	Du selbst	
	Geschwister und Freunde	
	Gott	

Deine Antworten ermöglichen dir einen wichtigen Blick in dein Unterbewusstsein. Sind dies die Botschaften, die du übermitteln wolltest, indem du zugelassen hast, dass diese Vorfälle geschehen? Welche Auswirkungen hatte es, dass du in dieser Weise und mit dieser Botschaft mit dem betreffenden Menschen kommuniziert hast? Was würde dein höheres Bewusstsein stattdessen kommunizieren wollen? Welche Folgen hätte die Kommunikation deines höheren Bewusstseins? Achte ganz besonders darauf, wo du ein schreckliches Ereignis benutzt hast, um Liebe zu kommunizieren. Dies ist das Zeichen dafür, dass du dich selbst zum Märtyrer machst. Es ist unwahr und selbstzerstörerisch. Wenn du um Hilfe oder Liebe bittest, indem du negative Ereignisse geschehen lässt, dann ist dies ein Muster, das versucht, alte Bedürfnisse in gegenwärtigen Situationen erfüllt zu bekommen. Diese Versuche sind fast immer erfolglos.

Nur dein höheres Bewusstsein kann dich zu Liebe und Erfolg und einen Schritt näher zur ewigen Kommunikation mit dem höchsten Kommunikator führen. Lass *deine* Botschaft los, und nimm die Botschaft wahr, die dein höheres Bewusstsein stattdessen übermitteln möchte.

Kapitel 20

Das Etwas-Besonderes-sein-Wollen des Egos oder die Ganzheit des Himmels

Unser Ego, das auf Trennung aufgebaut ist, braucht ständig neues Futter. Dieses Futter besorgt es sich, indem es sich zu etwas Besonderem macht, aber es ist nie genug. Unser Ego ist unersättlich. Für das Ego sind unsere Beziehungen der perfekte Ort, um in einen regelrechten Fressrausch zu geraten. Das ist der Grund, warum unser Ego einen Konkurrenzkampf mit anderen Egos austrägt: Es will etwas Besonderes sein, und zwar entweder das Beste, das über allen anderen steht, oder das Schlechteste, das unter allen anderen steht. Es kümmert unser Ego nicht wirklich, welches von beiden es ist oder wie es gefüttert wird – Hauptsache, es bekommt überhaupt Futter. Unsere Bedürfnisse, unser Verlust und unsere Angst, die durch Trennung hervorgerufen wurden, sind die Wurzel unseres Schmerzes, unseres Opferseins, unserer Konkurrenz und auch unseres Erfolgs, wenn wir ihn nur für uns selbst anstreben. Unser Ego kann nahezu jeden und nahezu alles als Futter verwerten. Wenn unser Ego ein Insekt wäre, dann wäre es mit Sicherheit eine Kakerlake.

Negative Situationen bieten uns die Möglichkeit, entweder heil zu werden oder zu „kakerlaken“[4], wie wir auf Hawaii sagen. Heilung stärkt unsere Beziehungen und damit auch unsere Menschlichkeit, während das „Kakerlaken“ nur dazu dient, das Ego zu stärken. Wir entscheiden uns entweder für die Liebe oder für das Ego. Wir mussten unser Ego aufbauen, um in dieser Welt existieren zu können, aber jetzt haben wir die Chance, uns zu entscheiden, ob wir weiterhin in etwas investieren wollen, das wir nicht mehr brauchen und das andere Menschen benutzt, um eine unersättliche Gewohnheit zu nähren, oder ob wir uns anderen Menschen in Liebe zuwenden wollen. Wenn wir uns für die Liebe entscheiden, dann helfen wir damit allen Menschen, den Weg zurück nach Hause zu finden und den Himmel auf Erden zu erschaffen. Dies ist niemals durch „Bekommen“ möglich, sondern nur durch unser Geben.

---

4 Anm. der Übersetzerin: Der englische Ausdruck, der hier verwendet wurde, ist „cockaroaching“, eine freie Form des Wortes „cockroach“, also Kakerlake oder Küchenschabe.

Als wir die Erfahrung des Einsseins verließen, um vom Getrenntsein zu träumen, wurde das Ego zu unserem Mittel, das wir benutzten, um Gott zu spielen. Gleichzeitig erschufen wir eine Welt, hämmerten ihr unseren Willen ein und gaben dabei ein immer höheres Maß an Bewusstheit, Macht und Wissen um die Verbundenheit auf. Auch wenn wir das Einssein nicht auf bewusster Ebene erfahren, sind wir trotzdem immer noch ganz und ein Teil dieses Einsseins. Was ewig ist, das kann durch Träume nicht verändert werden. Freude ist der Weg, mit dessen Hilfe wir durch die Liebe unseren Weg zurück zum Einssein finden.

Wenn wir leiden, dann sind wir in den Fängen unseres Egos gefangen. Wenn wir uns damit brüsten, dass wir einem anderen Menschen eine Niederlage zugefügt haben, dann sind wir im Schwelgen unseres Egos gefangen und werden in der Zukunft durch Verlust und Leid dafür bezahlen. Im Ego erheben wir uns nur, um uns später selbst zu erniedrigen, und unser Ego nährt sich unabhängig davon, ob wir schadenfroh sind oder leiden.

All das ist dermaßen dramatisch und nimmt uns so stark gefangen, dass wir die Ganzheit und die Verbundenheit, die stattdessen für uns verfügbar sind, gar nicht sehen. Diese Ganzheit steht uns immer zur Verfügung, denn sie ist ein Zustand, den wir nur im Traum verlassen haben, aber in Wirklichkeit niemals.

Wir tragen die Ganzheit nach wie vor in uns. Sie ist unser *Sein*, und wir können sie nicht verlieren, sondern lediglich von ihr abgelenkt werden. Die Seifenopern, die wir schreiben, und das Adrenalin, das wir erzeugen, um die kleinen Bingospiele des Lebens zu spielen, können so amüsant sein, dass wir die Ganzheit, die uns zur Verfügung steht, nicht wahrnehmen. Ganzheit finden wir durch den Frieden Gottes, der uns fortwährend angeboten wird.

Wenn wir in den Dramen unseres Egos gefangen sind, dann können wir uns kaum vorstellen, dass es noch eine andere Realität gibt. Es ist schwierig, sich einen Frieden vorzustellen, der so tief ist, dass wir das Gefühl haben, wieder im Garten Eden zu sein. Welche Realität willst du? Den Frieden, der Liebe, Fülle und Miteinander bringt, oder die Dramen, die den Nervenkitzel des Sieges und das Leid der Niederlage bringen? Das unaufhörliche Drama des Egos soll uns nur dazu bringen, dass wir Frieden, Freude und Kreativität ignorieren.

Nimm heute wahr, wie viele Dramen es in deinem Leben gibt oder wo du glaubst, dass ein anderer Mensch im Unrecht ist. Blicke darüber hinaus, denn es soll dich nur von der Wonne des Friedens ablenken, der alle guten Dinge bringt. Liebe, die daher rührt, dass wir geben, und Geliebtwerden, das daher rührt, dass wir empfangen, sind hier und jetzt ebenfalls gegenwärtig. Wofür entscheidest du dich?

Das Ego hat uns auf seine Darstellung der Realität „festgenagelt", die in Wahrheit aber ein Leben in Sklaverei ist. Es gibt einen besseren Weg, und dieser bessere Weg birgt Frieden. Auf diesem besseren Weg sind wir ganz, und es gibt nichts, was wir brauchen. Wir müssen uns weder erhöhen noch erniedrigen, denn wir sind ganz. Wir sind geliebt. Aus unserer Erfülltheit heraus wollen wir auf natürliche Weise teilen. In der Realität, an die wir dem Wunsch unseres Egos zufolge glauben sollen, leben wir in einem Zustand des Mangels, und zwar entweder als Opfer oder als jemand, der nimmt. Unser Schmerz, unsere Bedürfnisse und unser Unglücklichsein saugen Energie und Aufmerksamkeit aus den Menschen in unserer Umgebung heraus. Dies ist die Form des Nehmens, die daraus entsteht, dass wir etwas ganz Besonderes sein wollen. Wir halten dieses Muster so lange aufrecht, bis wir zu der Erkenntnis erwachen, dass wir eine Wahl haben und dass wir nicht leiden oder auf Kosten anderer Menschen gewinnen müssen. Es gibt einen Ort, an dem jeder gewinnen kann. Dies ist die wahre Bedeutung von Erfolg, und es ist das, was Liebe und Fülle entstehen lässt.

Stelle dir vor, dass jedes Drama, das in deinem Leben abläuft, nur ein Film ist, der auf den Vorhang einer Bühne projiziert wird. Du kannst den Vorhang teilen, um zu sehen, was sich hinter dieser Szene verbirgt. Auf dem nächsten Vorhang siehst du eine andere Szene, die vermutlich weniger dramatisch ist. Du kannst alle Vorhänge öffnen, vor denen du stehst, um hinter die Szene zu blicken, die du darauf gesehen hast, bis du an einem Ort ankommst, an dem du nicht nur Frieden verspürst, sondern den Frieden Gottes, der deine Ganzheit enthält. Willst du Sklave deines Egos sein oder den Garten Eden genießen, den deine Ganzheit mit sich bringt? Benutze die Vorhänge als Technik, um dich zu deiner Ganzheit zurückführen zu lassen. Je stärker du von innerem Frieden und Ganzheit erfüllt bist, umso erfolgreicher wirst du in deinen Beziehungen sein.

Kapitel 21

Unsere Geschichten verändern

Unser Leben besteht aus unseren Geschichten, die eine Kombination aus den vielen – positiven und negativen – Drehbüchern sind, die wir schreiben. Abhängig von unserer Absicht und davon, auf welche Führung wir gerade hören, treten verschiedene Facetten dieser vielen Geschichten in unserem Leben zutage. In Wirklichkeit gibt es nur zwei Führer, und zwar unser Ego und die universelle Inspiration, die durch unser höheres Bewusstsein zu uns kommt. Je nachdem, auf welchen Führer wir hören, erleben wir eine sehr große Bandbreite unterschiedlicher Resultate, an deren einem Ende das Glück und an deren anderem Ende das Leiden liegt.

Denke einmal über die Geschichte nach, die du über Beziehungen und über die Liebe schreibst. Wenn diese Geschichte ein Roman wäre, welchen Titel würde sie tragen? Wenn es keine positive Geschichte ist, solltest du dich fragen, welchen Zweck du damit verfolgst, dass deine *Beziehungsgeschichte* so ist, wie sie ist. Zwei sehr häufige dunkle Geschichten, die uns in eine Falle locken können, sind die *Geschichte des Opfers* und die *Geschichte der Unabhängigkeit*, die eine Kompensation für *Geschichten des Opfers* und eine Abwehrstrategie der Dissoziation ist. Deine Beziehungen können nicht erfolgreich sein, solange du solche Geschichten erzählst.

Wie hat deine *Beziehungsgeschichte* sich auf dein Leben ausgewirkt? Möchtest du vielleicht noch einmal darüber nachdenken? Wenn ja, dann lasse alle deine negativen oder gemischten *Beziehungsgeschichten* los und wähle eine neue Geschichte mit einem neuen Titel. Entscheide dich für eine *Beziehungsgeschichte*, die von Liebe, Gleichheit und wechselseitiger Abhängigkeit handelt.

Nur eine solche Geschichte wird erfolgreich sein. Da du deine Lebensgeschichten auf einer unbewussten Ebene schreibst, programmieren sie dein Unterbewusstsein und auch dein Bewusstsein neu. Unsere dunklen Geschichten sind davon abhängig, dass wir uns ihrer nicht bewusst sind, damit wir sie nicht verändern können. Wenn wir uns ihrer bewusst werden und die Verantwortung dafür übernehmen, können wir sie loslassen und eine neue Entscheidung treffen.

Nachdem du deine *Beziehungsgeschichten* verändert hast, um sie erfolgreicher zu machen, frage dich, welchen Titel die Geschichte trägt, die du über Frauen erzählst. Wie viele dieser Geschichten gibt es in deinem Leben? Welchem Zweck dient es, dass du diese Geschichten über Frauen erzählst? Wenn es negative Geschichten sind, dann lass sie los und triff eine neue Entscheidung. Wenn es positive Geschichten sind, dann entscheide dich dafür, sie zu verstärken.

Frage dich nun, wie der Titel der Geschichte lautet, die du über Männer erzählst. Wie viele solcher Geschichten gibt es in deinem Leben? Welchem Zweck dient es, dass du diese Geschichten über Männer erzählst? Willst du, dass dies deine Geschichte über Männer ist? Du kannst diese alten Geschichten loslassen, wenn sie nicht ganz und gar positiv sind, und dich für das entscheiden, was du jetzt willst.

Du entscheidest über die Geschichten, mit denen du das Drehbuch deines Lebens schreibst. Du kannst die Geschichten benutzen, um ein glückliches Leben zu erschaffen oder um das Ego zu stärken, aber die Entscheidung triffst *du*. Was willst du wirklich für dein Leben? Entscheide dich jetzt. Du bist der Erzähler, der die Geschichte deines Lebens verfasst, aber du bist auch der Regisseur und der Star deiner Geschichte. Abhängig von dem, was du schreibst, wirst du selbst und werden die Menschen, die dir nahe stehen, entweder leiden oder jubeln. Wie gut wird die *Beziehungsgeschichte* sein, für die du dich entscheidest?

Kapitel 22

Selbstverpflichtung und Selbsteinbeziehung

Selbstverpflichtung ist paradox. Wenn wir uns rückhaltlos geben, dann gibt sie uns mehr von uns selbst, und wir entdecken Aspekte unserer selbst, von denen wir bislang nicht wussten, dass wir sie haben. Im Laufe unseres Lebens haben wir viele Erfahrungen gemacht, bei denen wir uns selbst „verloren" haben, und zwar infolge von Ereignissen, die so schmerzhaft waren, dass wir sie nicht ertragen haben. Deshalb haben wir diese schmerzhaften Teile abgeschnitten, damit wir nicht übermannt werden. Dies ist jedoch eine Strategie des Egos, die das Gegenteil von Heilung ist und die nicht funktioniert, weil immer weniger von uns übrig bleibt, um das Leben zu meistern. Wenn wir uns selbst preisgeben, dann entscheiden wir uns dafür, uns nicht einzubeziehen, und der Durchschnittsmensch hat sich unzählige Male preisgegeben. Dies führt dazu, dass wir uns vor Selbstverpflichtung fürchten, weil wir uns selbst und andere Menschen nicht in hinreichendem Maße wertschätzen, um das Versprechen zu geben, dass wir uns ihnen oder uns selbst unaufhörlich geben wollen.

Eine Selbstverpflichtung einzugehen, die das Versprechen ist, uns selbst rückhaltlos zu geben, bedeutet jedoch, dass wir Teile unserer selbst zurückgewinnen müssen, von denen wir bisher noch nicht einmal wussten, dass wir sie irgendwo unterwegs verloren haben.

In meiner Zeit an der Universität habe ich selbst einmal eine sehr eindrucksvolle Erfahrung gemacht, mit deren Hilfe ich einen Teil meiner selbst zurückgewinnen konnte, indem ich mich rückhaltlos gab. Es geschah, als ich noch das Priesterseminar besuchte. Ich träumte eines Nachts, dass ich im Schlafzimmer meiner Eltern stand. Auf dem Bett meiner Eltern lag eine junge Frau, die eine Freundin der Familie aus der Stadt war, in der ich aufgewachsen bin. Ihr Kleid war bis zu den Oberschenkeln hochgezogen, und ihre Beine schwollen auf eine ganz entsetzliche Weise an und wieder ab. Ich drehte mich zu meiner Mutter um, die neben mir stand. Sie war Krankenschwester und sagte: „Es ist sehr ernst. Sie wird es wohl nicht überleben." Bei dem Gedanken, meine Freundin zu verlieren, stieß ich einen herzzerreißenden Schrei aus.

Dann stand ich im Wohnzimmer. Abgesehen von dem Licht, das mich umgab, war es dunkel. Ich konnte die dunkle Wolke des Todes sehen, der wie ein Gespenst auf mich zugeschwebt kam. Ich streckte die Hand aus, griff nach ihm und zog ihn zu mir heran. Dabei kämpfte ich mit aller Kraft. Als ich irgendwann nicht mehr konnte, lachte er mir ins Gesicht und schickte mir Gedanken, die sagten: „Ich bin der Tod, und niemand hat mich jemals bezwungen." In diesem Moment waren meine Arme so schwach, dass der Tod sich langsam wieder von mir entfernte. Ich hatte nichts mehr, womit ich noch hätte kämpfen können. Trotzdem streckte ich, als er sich aus meinen Armen löste, sich von mir entfernte und auf meine Freundin zuschwebte, erneut die Hände aus und griff nach ihm. Während ich dies tat, öffnete sich mein Herz, und ich entdeckte eine unbändige Kraft in mir, die es mir ermöglichte weiterzukämpfen. Als ich am Morgen erwachte, war ich in Schweiß gebadet. Jeder Muskel in meinem Körper war angespannt, als ob ich den Kampf meines Lebens geführt hätte.

Dennoch wusste ich, als ich erwachte, dass ich es entgegen aller Erwartungen und aller Hoffnung geschafft hatte, den Tod meiner Freundin zu besiegen. Ich schwebte den ganzen Morgen wie auf Wolken.

Ich schrieb meiner Freundin einen Brief und erzählte ihr von meiner Erfahrung. Sie schrieb zurück und berichtete mir, dass sie an Beinkrämpfen gelitten habe, seit sie ein kleines Mädchen gewesen sei. Die Krämpfe seien teilweise so schlimm gewesen, dass sie nachts laut aufgeschrieen habe. Dann sei ihre Mutter gekommen und habe ihr die Beine massiert, bis die Krämpfe irgendwann nachließen. Ganz aufgehört hätten die Krämpfe erst vor kurzer Zeit.

Ich habe damals eine wertvolle Lektion gelernt, die mir auf meinen vielen Reisen und Seminaren sehr oft geholfen hat, wenn es so schien, als ob nichts mehr übrig sei. Ich weiß, dass sich mein Herz öffnet, wenn ich mich rückhaltlos gebe, und ich dadurch neue Kraft finde.

Selbstverpflichtung lässt uns das zurückgewinnen, was wir verloren haben, sodass wir uns in stärkerem Maße in unser Leben einbeziehen und es genießen können. Wir finden umso mehr von uns selbst, je mehr wir geben.

Wenn die Beziehung zu deinem Partner gut läuft, verpflichte dich ihr. Das wird sie großartig machen.

Wenn die Beziehung zu deinem Partner „normal" ist und du dich ihr verpflichtest, dann wird sie auf eine neue Stufe gelangen.

Wenn die Beziehung zu deinem Partner schlecht ist und du dich ihr verpflichtest, dann kann deine Selbstverpflichtung zu einer völlig neuen Stufe der Verbundenheit zwischen euch beiden führen.

Falls dein Partner für diesen Abschnitt deines Lebens nicht dein wahrer Partner ist, wird er sich in der Regel innerhalb von sieben bis zehn Tagen zurückziehen, wenn du dich von ganzem Herzen für ihn entscheidest und dich rückhaltlos gibst. Trotzdem wird niemand sich verletzt oder schlecht fühlen, und ihr werdet Freunde bleiben. Deine Selbstverpflichtung bringt den nächsten Schritt in deiner Beziehung, und sie vermag dir unzählige Probleme zu ersparen. Selbstverpflichtung bringt deine Beziehung voran und hilft deinem Partner. Sie bezieht dich stärker ein, sodass du in höherem Maße geben und empfangen kannst. Und wenn dein jetziger Partner nicht dein wahrer Partner ist, dann wird dein wahrer Partner schon bald auf dich warten.

Kapitel 23

Bedürfnisse sind Illusionen

Bedürfnisse werden durch Trennung verursacht, ebenso wie Missverständnisse, Angst, Verlust, Gefühle des Verlassenseins, mangelnde Bereitschaft und Illusionen. An der Wurzel jedes Problems finden sich Angst, Bedürfnisse und Illusionen. Bedürfnisse sind Illusionen. Sie werden durch Trennung erschaffen. Auf einer geistigen Ebene sind wir alle aber Teil eines Geistes, und unsere Bedürfnisse sind eine Illusion. Auch auf einer alltäglichen Ebene sind Bedürfnisse eine Illusion, aber sowohl unsere Bedürfnisse als auch unsere Illusionen können geheilt und aufgelöst werden, weil sie letztlich ein Fehler sind. Unsere Bedürfnisse dienen einem Zweck. Es sind Klagen gegen die Vergangenheit und gegen Menschen, von denen wir glauben, dass sie die Ursache unserer Bedürfnisse und unseres gegenwärtigen Mangels an Erfolg sind. Bedürfnisse und Klagen weisen darauf hin, dass wir ein vergangenes Problem, das zu unserem Getrenntsein geführt hat, benutzt haben, um unser Ego stärker zu machen, unabhängig zu werden, die Kontrolle zu bekommen oder uns zu verbergen. Diese Kerndynamiken unseres Egos sind falsche Entscheidungen, die uns niemals eine glückliche Belohnung bringen werden. In jeder neuen Situation, in die wir kommen, versuchen wir die Bedürfnisse, die wir haben, zu erfüllen, und zwar meist durch eine Form des Nehmens oder durch den Versuch, etwas zu bekommen. Erfüllt jemand unsere Bedürfnisse nicht, jammern wir laut, was kurzfristig fast nie und langfristig ganz gewiss nicht erfolgreich ist.

Unsere Bedürfnisse sind untrennbar mit altem Groll verbunden, der Schuldgefühle verbirgt, die wir in Bezug auf die gegenwärtige Situation haben. Auch unsere Schuld ist eine Illusion, und sie liegt unter unserem Urteil, unserem Groll, unserem Schmerz und unserem Bedürfnis verborgen. Schuld wird nur selten als solche erkannt, ist in Wahrheit jedoch die letzte Verteidigungsbastion des Egos gegen eine Gabe, die wir nicht nur als Gegenmittel für die vergangene Situation, sondern auch als gegenwärtige Gabe für die Welt mitgebracht haben. Diese Gabe ist unsere Führungskraft, mit der wir nun den Weg voran weisen und dazu beitragen, einen Fluss entstehen zu lassen, der uns und andere Menschen voranbringt. Unser Bedürfnis ist ein Missverständnis. Wir versuchen etwas zu bekommen, das wir nicht brauchen, weil wir es bereits als Gabe in uns tragen, die auch unsere verlorene Verbundenheit wieder herstellen kann.

Bedürfnisse sind Illusionen, die geheilt werden können durch Liebe, Annehmen, Verbundenheit, Verstehen, Geben, Vergebung, Loslassen und Integration, um nur einige wenige Prinzipien der Heilung zu nennen. Sie alle lassen Fluss entstehen und öffnen die Gabe, die in dir liegt. Du kannst aber auch einfach erkennen, dass jedes Bedürfnis eine Gabe verbirgt.

Erkenne intuitiv oder durch Schlussfolgerung, worin diese Gabe besteht. Öffne ihr die Tür, und nimm sie an. Teile deine Gabe mit den Menschen, die in der Vergangenheit an der trennenden Situation beteiligt waren, und teile sie auch mit den Menschen, die diese Gabe jetzt brauchen. Zu deinem besseren Verständnis kannst du die folgenden Punkte als Schlüsselkategorien benutzen.

Bedürfnisse	**Klagen**	**Vergangene Situation**	**Groll**	**Schuld**	**Gabe**

Kapitel 24

Bedürfnisse erzeugen Angst

Wenn wir Bedürfnisse haben, dann haben wir immer auch Angst, ob sie erfüllt werden oder nicht. Sobald Bedürfnisse entstehen – und dies wird der Fall sein, bis wir irgendwann den Zustand des Einsseins erreichen –, machen wir uns Gedanken darüber, wer sie erfüllen soll und ob er es wirklich tun wird. Bedürfnisse rühren von verlorener Verbundenheit her, und wo es Bedürfnisse gibt, da gibt es stets auch Angst. Jede Angst ist immer eine Angst davor, dass wir etwas verlieren könnten. Bedürfnisse können ein Gefühl der Dringlichkeit hervorrufen, und wir versuchen Wege zu finden, die nicht nur uns selbst ein Gefühl der Sicherheit geben, sondern gleichzeitig die Erfüllung unserer Bedürfnisse sicherstellen sollen. Unsere Angst lähmt uns, und unsere Bedürfnisse können dazu führen, dass wir auf eine selbstschädigende Weise handeln. Wenn wir Bedürfnisse haben, dann mögen wir uns zwar davon dissoziieren, stellen aber dennoch Forderungen und beklagen uns, was letztlich selbstschädigend ist, weil Forderungen und Klagen zu Aufopferung und Widerstand führen. Bedürfnisse rühren von Angst her, und deshalb erzeugen sie immer ein noch größeres Maß an Angst. Alles, was Angst erzeugt, ist durch Angst erzeugt worden.

Ohne Bewusstheit, Ehrlichkeit und offene Kommunikation versuchen Bedürfnisse stets zu nehmen. Dies erzeugt Leblosigkeit, wenn dein Partner versucht, dein Bedürfnis unter Zwang zu erfüllen, oder es verletzt dich, wenn er dies ablehnt, was zu noch mehr Angst und größerer Dringlichkeit im Hinblick auf deine Bedürfnisse führen kann. Dies wiederum erzeugt entweder eine Atmosphäre der Unentschlossenheit in der Beziehung, oder die Beziehung kehrt schnell zum Stadium des Machtkampfs zurück. Weder das eine noch das andere ist dienlich, wenn es darum geht, eine wirklich gesunde Beziehung aufzubauen. Wenn dein Partner seine eigenen Bedürfnisse verurteilt hat, dann bekommt er Angst und weicht vor dir zurück, wenn du zu ihm kommst und von ihm erwartest, dass er deine Bedürfnisse erfüllt.

Wenn du Bedürfnisse hast, ist Angst vorprogrammiert, und wenn du Angst hast, ist eine Beziehungskatastrophe vorprogrammiert.

Nun ist die Zeit gekommen, um einmal einen genaueren Blick darauf zu werfen, worin deine Bedürfnisse bestehen, ob du sie auf eine natürliche Weise kommunizierst, wie groß deine Angst ist, wie du mit ihr umgehst und welche Auswirkungen das alles auf deine Beziehung hat.

Überlege, was du tun kannst, um in deiner Beziehung eine Stimmung der Liebe, des Vertrauens und der Freude zu erschaffen. Beantworte die folgenden Fragen, damit du einen besseren Weg erkennen kannst.

Wie kannst du die Liebe in deiner Beziehung verstärken?

Welche Bedürfnisse kannst du loslassen, um den Erfolg zu vergrößern?

Was kannst du tun, um mit deinen Bedürfnissen umgehen zu können?

Was kannst du tun, um nicht nur deine eigene Angst, sondern auch die Angst deines Partners zu verringern?

Denke daran, dass alles, was in deiner Beziehung negativ ist, nicht negativ sein muss. Es kann verändert werden.

Sobald du in deiner Beziehung etwas entdeckst, das negativ ist, sage dir immer wieder: „Das muss nicht so sein. Es gibt einen besseren Weg."

Dies aktiviert dein kreatives höheres Bewusstsein, dessen Aufgabe darin besteht, dir neue und bessere Wege zu zeigen.

Gib deinem Partner, und zwar auf eine Weise, die ihn wissen lässt, dass er geliebt wird. Nutze dein Vertrauen in dich selbst, in ihn, in die Situation und in die Beziehung, um die Situation erfolgreich zu machen.

Übernimm die Verantwortung dafür, einen besseren Weg zu finden. Er wird sich dir zeigen, wenn deine Liebe stärker ist als deine Bedürfnisse.

Kapitel 25

Es ist alles Kommunikation, die an dich gerichtet ist

Immer wenn mit deinem Partner etwas geschieht, wenn er dir von seinem Tag erzählt oder sich mit dir über ein beliebiges Thema unterhält, spricht er zu dir über dich und über seine Beziehung zu dir. Dies bezeichnet man als Übertragung. Du bist seine wichtigste Beziehung, und daher ist auf einer ursprünglichen Ebene auch alles auf dich bezogen.

Treib dich nicht selbst in den Wahnsinn, indem du versuchst, das zu analysieren, was er dir sagt. Höre mit deinem inneren Ohr. Höre intuitiv. Höre metaphorisch. Höre auf den Tonfall dessen, was berichtet wird. Alles handelt von dir und deiner Beziehung. Wenn dein Partner mit einem anderen Menschen kämpft, dann ist es nur eine Frage der Zeit, bis der Kampf bei dir ankommt. Das gilt sogar dann, wenn er mit diesem anderen Menschen gekämpft hat, *bevor* er dich kennen lernte. Weil diese Kommunikation von seiten deines Partners fast ausschließlich unbewusst stattfindet, wäre es unfair, ihn oder dich selbst deswegen anzugreifen. Es ist nur etwas, dessen du dir bewusst sein solltest und das du bisweilen überwinden musst, um Heilung zu erlangen und zu einer neuen Stufe der Partnerschaft vorangehen zu können.

Das Wissen um die Kommunikation, die auf dieser Ebene stattfindet, verleiht dir die Fähigkeit einzuschreiten, dich mit deinem Partner zu verbinden, das Bedürfnis zu erfüllen oder ihm zu helfen, wenn es erforderlich ist, um den Prozess auf eine heilende Ebene zu bringen. Du kannst darauf eingehen, indem du Gnade und Intuition nutzt, um einen besseren Weg zu finden. Wenn du die Fähigkeit erlangst, die Dinge auf einer metaphorischen Ebene zu verstehen, dann wirst du schon bald lernen, instinktiv auch auf diese Weise zu reagieren, um deine Beziehung zu verbessern.

Wenn du etwas über diese Ebene der Kommunikation lernst, die zwischen dir und anderen Menschen und besonders in deiner wichtigsten Beziehung ständig stattfindet, dann kannst du Störungen beseitigen, Situationen in Ordnung bringen und die Energie anheben, bevor Probleme sich auf einer bewussten Ebene zeigen.

Übe dich heute darin, alles, was andere Menschen dir sagen, als Kommunikation zu hören, die an dich gerichtet ist und von ihrer Beziehung zu dir handelt. Wenn du dich dazu inspiriert fühlst, antworte energetisch oder mit Worten. Wenn du nicht mit Worten antwortest, übe dich im Zuhören, bis du dich zu einer Antwort inspiriert fühlst. Nach einer Weile kannst du instinktiv auf dieser Ebene kommunizieren, und du lernst, in meisterhafter Weise auf andere Menschen einzugehen.

Kapitel 26

Erlaube der Gnade, es mühelos zu vollbringen

Schwierigkeiten in unserer Beziehung sind immer ein Hinweis darauf, dass wir verborgene Tagesordnungen haben und dass wir versucht haben, alles aus eigener Kraft zu tun. Die Ursache unserer Schwierigkeiten ist unser Ego. Es gibt einen einfachen Weg, den nächsten Schritt in jeder Beziehung zu erreichen, und die Gnade wird ihn für uns vollbringen. Wenn wir um Gnade bitten, dann bitten wir nicht darum, dass etwas zu uns kommen soll, sondern wir bringen es in unser Bewusstsein und öffnen uns für die Gnade, die gegenwärtig und uns bereits zuteil geworden ist.

Gnade gibt uns ein Gefühl der Freiheit, während wir durch alles hindurchgehen, was erforderlich ist, um eine Beziehung zum Funktionieren zu bringen, eine Familie zu versorgen oder einen Haushalt zu führen. Das Ego will, dass wir kämpfen und deshalb das Gefühl haben, etwas Besonderes zu sein. Es präsentiert uns im besten Licht, während wir uns allen Widrigkeiten zum Trotz durch unsere Probleme hindurchkämpfen, indem wir uns heldenhaft schlagen oder ungerechterweise zum Opfer gemacht werden. Dies ist ein sicheres Zeichen dafür, dass wir uns ausschließlich auf uns selbst verlassen und uns der Drehbücher bedienen, die das Ego uns geliefert hat. Unser höheres Bewusstsein liefert uns dagegen mühelose und von Gnade erfüllte Szenarien. In *Ein Kurs in Wundern* heißt es, dass die Antwort des Himmels auf jede problematische Situation, in der wir uns wiederfinden, ein Wunder ist.

Denke darüber nach, was heute körperlich, emotional, finanziell oder spirituell zu erledigen ist. Bitte um Gnade, damit es mühelos geschehen kann. Erlaube der Gnade, heute jede Aufgabe durch dich zu vollbringen, statt sie aus eigener Kraft tun zu wollen, während du zulässt, dass sie dich in einem Fluss voranträgt.

Kapitel 27

Die Kraft des Zuhörens

Zuhören ist ein Schlüsselfaktor für erfolgreiche Beziehungen, denn jede glückliche Beziehung beruht auf erfolgreicher Kommunikation. In der heutigen Zeit gibt es einige Prinzipien der Kommunikation, die vielleicht nur für diese spezielle Zeit passend sind. Andere Aspekte werden noch lange nach unserer Generation gültig sein. Prinzipien sind Verallgemeinerungen dafür, wie bestimmte Dinge funktionieren. Sie sind nicht so starr wie Regeln. Prinzipien laden zum Dialog – das heißt, zur Kommunikation – ein. Zuhören ist ein Schlüsselprinzip von Beziehungen, das immer effektiv und von Bedeutung sein wird.

Männer. Hört zu! Zuhören ist einer der wichtigsten Aspekte in der Beziehung zu einer Frau. Die Fähigkeit eines Mannes, zuzuhören und auf seine Partnerin einzugehen, ist eines der Zeichen für eine erfolgreiche Beziehung. Es ist wichtig, dass ihr allein um der Nähe willen, die das Zuhören hervorbringen kann, lernt, mit eurem ganzen *Sein* zuzuhören. Eine Frau fühlt sich geachtet, verstanden und geliebt, wenn man ihr zuhört. Wenn ihr zuhört und dabei an etwas anderes denkt oder insgeheim andere Absichten verfolgt, dann hört ihr nicht zu. Zuhören ist eine große Gabe, die ihr eurer Partnerin und letztlich auch euch selbst bringen könnt.

Frauen. Ihr seid in einer Beziehung die Pädagoginnen. Eure Beziehung wird auf natürliche Weise erfolgreich sein, wenn diese Aufgabe euch wichtiger ist als der Drang, eure Bedürfnisse erfüllt zu bekommen, und wichtiger als die Probleme, die ihr in dem Versuch erschafft, geliebt zu werden, um so euer Gefühl zu nähren, etwas Besonderes zu sein. Trotz der Tatsache, dass Männer nicht viel über Emotionen, Kommunikation und Beziehungen wissen, wenn ihre Eltern nicht bereits eine erfolgreiche Beziehung geführt haben, ist es eigentlich ganz einfach, sie zu erziehen. Das heißt, dass ihr vielleicht ganz von vorne anfangen müsst, wenn ihr einem Mann das Zuhören beibringen wollt. Wie gut es euch gelingt, bestimmt darüber, wie gut die Beziehung ist.

Wenn Männer nicht in so hohem Maße unabhängig sind, dass sie ohnehin davon überzeugt sind, dass es so, wie sie es machen, auf jeden Fall richtig ist, dann wollen sie meist alles richtig machen. Die Voraussetzung für eine erfolgreiche Beziehung mit einem solchen Mann besteht, um es einfach auszudrücken, darin, sich zur Gleichheit mit ihm zu verpflichten. Tut ihr es nicht, werdet ihr unweigerlich leiden, da er von seinen eigenen Gefühlen dissoziiert ist und deshalb ganz bestimmt nicht feinfühlig auf eure Gefühle eingehen wird. In den meisten Fällen wollen die Männer aber alles richtig machen. Sie wollen euer Held sein. Die meisten Männer haben nur ganz einfach keine Ahnung, wie sie es anstellen sollen. Wenn man sie sich selbst überlässt, dann glauben sie, die Aufgabe eines Helden bestünde darin, die bösen Jungs abzuwehren oder eure Probleme für euch zu lösen. Wenn ihr ihnen zeigt, wie man zuhört, und sie dafür belohnt, dann fügt alles andere sich zu einer glücklichen Beziehung zusammen.

Es passiert nur selten, dass ein Mann ein echtes Gespräch über Dinge wie Gefühle und Beziehungen beginnt. Ein Mann, der nicht aus der sagenhaften verbundenen Familie kommt, wird wahrscheinlich nur wenige Male den Anstoß zu echter Kommunikation geben. Wenn er es tut, dann ist es entscheidend, dass ihr ihm zuhört und nicht anfangt, mit ihm zu kämpfen. Damit würdet ihr nur versuchen, euch zu etwas ganz Besonderem zu machen, weil ihr es schwerer hattet als er, und ihr würdet eine einmalige Gelegenheit vertun. Solltet ihr nicht auf ihn eingehen, wenn er seine Gefühle mit euch teilt, ist sein siebter Versuch in der Regel auch sein letzter Versuch, den er unternimmt, während er zur Tür hinausgeht.

Beim Zuhören geht es nicht darum, wer Recht hat. Beim Zuhören geht es darum, auf die Erfahrung eines anderen Menschen einzugehen, worin sie auch immer bestehen mag. Wenn es nicht Liebe ist, dann ist es ein Hilferuf. Wenn es alter Schmerz oder ein chronisches Problem ist, dann wird es mehrere Male mitgeteilt werden müssen, damit es geheilt werden kann, indem du darauf eingehst. Wenn du deinen Partner mit Liebe durchströmst, während er sich dir mitteilt, dann wird er schnell durch seinen Schmerz hindurchgehen, weil deine Liebe seinen Schmerz ersetzt. Du wehrst dich in der Regel nur dann dagegen, ihm zuzuhören, wenn du selbst vergrabene Gefühle wie Schuld oder Schmerz hast, die seinen Gefühlen gleichen.

Wenn bei dir Schmerz hochkommt, während du ihm zuhörst, liebe und unterstütze dich selbst. Dies ist von entscheidender Bedeutung, um Missverständnisse zu klären und den alten Schmerz aufzulösen (Schmerz ist in Wahrheit immer alter Schmerz). Zuhören ist die aufmerksame Unterstützung, die erforderlich ist, damit das alte Bedürfnis erfüllt werden und die Kommunikation erfolgreich sein kann.

Übe heute und im Laufe der kommenden Woche die Kunst des wahren Zuhörens. Sei aufmerksam, wenn jemand mit dir spricht, und gehe auf ihn ein. Zeige ihm, dass du ihn gehört hast. Achte ihn, während du ihm zuhörst. Wenn jemand eine Erfahrung mit dir teilen will, übe dich darin, ihn mit Liebe zu durchströmen, und nimm seine Reaktion wahr.

Kapitel 28

Unabhängigkeit und Es kümmert mich nicht

Wenn jemand ins Stadium der Unabhängigkeit eintritt, dann tut er dies entweder aufgrund eines höheren Maßes an Verbundenheit oder aufgrund eines höheren Maßes an Dissoziation. Tut er es aufgrund eines höheren Maßes an Verbundenheit, dann führt es zu mehr Erfolg, einem höheren Maß an Kreativität und damit auch zu besseren und erfolgreicheren Beziehungen. Tut er es aufgrund eines höheren Maßes an Dissoziation, dann ist es eine Abwehrstrategie gegen emotionalen Schmerz, der meist Abhängigkeit, Herzensbruch, Eifersucht, Schuld oder eine Form von Ausgebranntsein ist, die durch Aufopferung entsteht. Wenn er seine vermeintlichen Fortschritte auf diese Weise erzielt hat, dann wird er irgendwann zu diesem Punkt zurückkehren und sich den Emotionen stellen müssen, gegen die er sich wehrt, wenn er überhaupt eine Chance haben will, das Stadium der wechselseitigen Abhängigkeit zu erreichen.

Wenn jemand sagt, „es kümmert mich nicht“, dann ist dies eine Abwehrstrategie und ein Weg, um sich von seinen Emotionen zu distanzieren. Der betreffende Mensch empfindet ein so hohes Maß an Schmerz oder so starke Gefühle des Versagens, dass er aufgegeben hat, weil er sich emotional übermannt fühlt. Er hat das Gefühl, dass eine Situation ihm alle Kraft raubt. Seine Einstellung ist ein Hinweis darauf, dass er sich zu sehr gekümmert hat und nun darauf reagiert, indem er versucht, ein gewisses Maß an emotionaler Distanz zwischen sich und die Sache zu legen, die ihn so „fertig gemacht“ hat. Es ist wichtig, dass wir wissen, wann wir oder andere Menschen das „es kümmert mich nicht“ als Verteidigungsmechanismus benutzen. Unsere Reaktion deutet auf einen Ort hin, an dem wir feststecken und in einer Abwehrhaltung gefangen sind. Wir haben das Gefühl, dass wir um jeden Preis weiterkommen müssen und uns von nichts mehr zurückhalten lassen dürfen. Die Einstellung „es kümmert mich nicht“ weist aber darauf hin, dass wir unser Bewusstsein gespalten haben und einen Teil zuerst geleugnet und dann unterdrückt haben. Dies macht uns blind für den Teil, den wir verborgen haben, was jedoch nichts daran ändert, dass unser Boot diesen Anker hinter sich her zieht. Weil wir unabhängig geworden sind und den Teil unserer selbst ablehnen, der glaubt, zum Opfer gemacht worden zu sein, wird es uns nicht gelingen, auf wahre oder holistische Weise erfolgreich zu sein, solange wir den Teil, gegen den wir uns wehren, nicht geheilt haben.

Dazu müssen wir zuerst einmal erkennen, wie viele Situationen wir in uns tragen, die wir emotional noch nicht abgeschlossen haben. Wir neigen dazu, diese Situationen zu vergessen, und so bleiben sie verborgen und verhindern, dass wir empfangen können. Nun ist es Zeit, zurückzukehren und diese Situationen zu heilen, sodass wir nicht nur ein Gleichgewicht und Freiheit erlangen, statt in Reaktionen gefangen zu sein, sondern auch unsere Fähigkeit des Empfangens verbessern.

Denke einmal über frühere Beziehungen, berufliche Situationen und insbesondere deine Familie nach, aber auch über andere Dinge in deinem Leben (wie Schule, Kirche oder Freunde), bei denen du entweder das Gefühl hast, ausgebrannt zu sein, oder der Meinung bist, dass es dich „nicht kümmert".

Beziehungen	**Zu wie viel Prozent bist du immer noch ausgebrannt?**	**Ursache?**
1.		
2.		
3.		

Beruf	**Zu wie viel Prozent bist du immer noch ausgebrannt?**	**Ursache?**
1.		
2.		
3.		

Familie	**Zu wie viel Prozent bist du immer noch ausgebrannt?**	**Ursache?**
1.		
2.		
3.		

Andere Bereiche	**Zu wie viel Prozent bist du immer noch ausgebrannt?**	**Ursache?**
1.		
2.		
3.		

Der Prozentsatz, zu dem du ausgebrannt bist, ist auch der Prozentsatz, zu dem du nicht empfangen oder weitergehen kannst. Es ist ein Ort, an dem du entmutigt bist. Wo du keinen Mut und kein Herz besitzt, dort nimmst du nur Raum ein.

Bringe die Liebe Gottes in alle diese Situationen hinein, sodass du sie abschließen kannst, statt dein Bewusstsein zu spalten und den inneren Konflikt aufrechtzuerhalten. Erlaube der Liebe Gottes, dein gespaltenes Bewusstsein zu integrieren, und zwar so viele Ebenen tief, wie die Spaltung in dein Bewusstsein hinabreicht.

Durchforsche dein Leben anschließend nach Menschen, die dir nahe stehen und die ebenfalls bei einer Einstellung des „es kümmert mich nicht" angekommen sind. Lass dich in ihrem Namen von der Liebe Gottes durchströmen, damit sowohl dein als auch ihr gespaltenes Bewusstsein integriert werden kann. Das schenkt ihnen ein Gefühl des Friedens und der Ganzheit, und es gibt dir die notwendige Zuversicht, voranzugehen und erfolgreich zu sein.

Kapitel 29

Das größte Geheimnis eines gebrochenen Herzens

Das größte Geheimnis, das der Erfahrung eines gebrochenen Herzens innewohnt, besteht nicht darin, dass es Bestandteil eines Kampfes ist und der schwächere Partner den Herzensbruch benutzt, um den anderen Partner anzugreifen, indem er ihm Schuld zuweist und sich zu seinem Opfer macht. Das ist ein alter Hut. Das größte Geheimnis besteht darin, dass im Kern jedes Herzensbruchs eine wichtige Schattenfigur verborgen liegt. Dabei handelt es sich nicht nur um die Schattenfigur des Opfers, sondern um die Schattenfigur des Narren. Wenn wir an gebrochenem Herzen leiden, dann kommen wir uns sehr oft vor wie ein Narr. Dieses Urteil und die Schattenfigur des Narren werden anschließend verdrängt, tragen jedoch dazu bei, dass ein Muster des Herzensbruchs entsteht. Hinzu kommt, dass die Schattenfigur des Narren nicht nur dazu führt, dass wir uns in diesen Situationen mitunter naiv vorkommen, sondern dazu, dass die Zahl der Schattenfiguren des Narren durch einen Herzensbruch meist noch vergrößert wird. So entsteht ein Teufelskreis, der dazu führt, dass wir entweder immer neue Herzensbrüche erleiden oder dass wir Beziehungen völlig aus dem Wege gehen, um uns vor weiteren Herzensbrüchen zu schützen. Im Beruf führt diese Schattenfigur zu Niederlagen, die wie Herzensbrüche eine schädliche Wirkung auf unser Leben haben.

Wir wollen uns ein wenig Zeit nehmen, um diese Schattenfiguren und damit ein Schlüsselelement von Herzensbruch und Niederlage zu beseitigen.

Frage dich selbst: Wenn ich wüsste, wie viele Schattenfiguren des Narren ich in mir trage, dann sind es vermutlich etwa …

Wenn ich wüsste, wie viele Schattenfiguren des Opfers ich in mir trage, dann sind es vermutlich etwa …

Erlaube deinem kreativen Bewusstsein anschließend, alle Schattenfiguren in einen Whirlpool zu führen, der mit opalisierendem, heilendem Wasser gefüllt ist. Nimm wahr, wie sie mit dem Wasser verschmelzen und zu reiner Energie werden, die du auf positive Weise einsetzen kannst.

Wiederhole diesen Vorgang mit allen Abwehrmechanismen, die du eingesetzt hast, um diese Schattenfiguren zu verbergen und zu kompensieren. Diese Energie kannst du nun nutzen, um dein Leben aufzubauen und Freude daran zu haben. Steige in den Whirlpool. Entspanne dich, und nimm alle positiven Energien auf, damit sie dir und deinem Leben dienen können.

Kapitel 30

Wenn du forderst, kannst du nicht geben

Sowohl ausgesprochene als auch unausgesprochene Forderungen führen stets zu Stress, weil du dir immer Sorgen darum machen wirst, ob eine außenstehende Person oder Sache dein Bedürfnis erfüllen wird. Alle deine Forderungen rühren von deinen – vergangenen und gegenwärtigen – Bedürfnissen her. Wo es Bedürfnisse gibt, dort gibt es immer auch Gefühle von Angst, Unzulänglichkeit, Verlust und Verlassensein, und die Begleiter dieser Gefühle sind Missverständnis und Illusion. Auf einer bestimmten Ebene ist all dies eine Folge von Trennung und verlorener Verbundenheit.

Forderungen erfüllen weder ein Bedürfnis, noch stellen sie Verbundenheit wieder her. Dazu ist nur Geben fähig. Es ist paradox. Du gibst, was du brauchst, und bist erfüllt. Deine Forderungen verhindern sogar, dass du belohnt wirst. Gib die Energie dessen, was du brauchst, und du wirst nicht länger ohne Belohnung bleiben. Dafür gibt es zwei Gründe. Erstens macht es dich zufrieden, wenn du das gibst, was du wirklich brauchst – nicht die Form, sondern die Energie –, und zweitens bittest du, statt zu fordern, wenn du diese Energie gibst. Das ist verlockend, was in einer Beziehung wiederum zu einem weit höheren Maß an Erfolg führt.

Deine Forderungen bewirken, dass dein „verzweifeltes Bedürfnis" dir ins Gesicht geschrieben steht, und das stößt andere Menschen ab. Würdest du lieber auf jemanden zugehen, der selbstsicher gibt, oder auf jemanden, dem das verzweifelte Bedürfnis eines Menschen ins Gesicht geschrieben steht, den man gerade aus dem Knast entlassen hat? Wenn du mit anderen Menschen teilst, dann fühlst du dich erfüllt. In einer Beziehung ist dies sehr wichtig.

Bedürfnisse führen früher oder später fast immer zu einem Kampf. Forderungen bewirken, dass du dem Leben und deinem Partner gegenüber eine aggressive Haltung einnimmst. Es kann sein, dass dein Partner mit wahrem Geben auf deine Forderungen eingeht. In der Regel gibt er jedoch nur nach, weil er das Gefühl hat, es tun zu müssen. Damit gibt er aber weder Liebe noch sich selbst, und das ist die einzige Sache, die ein Bedürfnis wirklich erfüllen kann.

Forderungen, die du an einen anderen Menschen stellst, können nur dazu führen, dass ihr beide entweder frustriert oder enttäuscht seid und dass dein Partner sich unter Druck gesetzt fühlt und deshalb Groll empfindet. Diese Emotionen sind sichere Zeichen dafür, dass du Forderungen gestellt hast. Nur Geben macht dich glücklich. Nur Geben stellt die Verbundenheit zwischen dir und deinem Partner wieder her. Forderungen sind eine Form emotionaler Erpressung, durch die du zu nehmen versuchst, die dich letzten Endes aber immer unzufrieden machen.

Jetzt ist die Zeit gekommen, dir eine neue Einstellung des Gebens anzueignen. Es ist die einzige Einstellung, die funktionieren wird. Es ist die einzige Möglichkeit, eine erfolgreiche Beziehung aufzubauen, in der ihr beide glücklich sein könnt.

Kapitel 31

Unsere Emotionen sind ein Fehler

Emotionen kommen aus unserem Inneren hoch. Sie bringen uns aus der Fassung und führen dazu, dass wir leiden. Obwohl Emotionen im gegenwärtigen Augenblick ausgelöst werden, sind sie stets in der Vergangenheit verwurzelt. Es sind alte Gefühle, die wir als Folge eines alten Fehlers in uns tragen. Dadurch machen sie es uns in der jetzigen Situation einfacher, etwas falsch wahrzunehmen, was dazu führt, dass sie beim nächsten Mal noch leichter ausgelöst werden.

Emotionen kommen hoch, weil in uns so viel vergraben liegt, das danach drängt, an die Oberfläche zu kommen. Wir haben Emotionen unterdrückt. Wenn wir Emotionen *unterdrücken*, dann können wir uns zwar an das negative Ereignis erinnern, haben die damit verbundenen Emotionen aber dissoziiert. Wenn wir Emotionen *verdrängen*, dann vergessen wir das gesamte Ereignis und vergessen anschließend, dass wir es vergessen haben. Dennoch brauchen wir nicht mehr als einen Umstand, der uns irgendwie an die alte Situation erinnert, um die Emotionen von dort zutage zu fördern, wo sie vergraben liegen. Dies bietet uns aber auch eine Chance zur Heilung, denn obwohl die Emotion in uns verborgen liegt, sind wir noch immer in dem Konflikt gefangen, der den Schmerz ursprünglich erzeugt hat. Das frisst an uns, und es macht uns schwach, krank und alt. Vergrabene Emotionen und der Konflikt, der sie erzeugt, sind eine Möglichkeit, um zu beschreiben, wie eine Krankheit beginnt. Die Emotion und der Konflikt werden auf den Körper übertragen, sodass wir von dem eigentlichen Problem abgelenkt werden! Wenn Emotionen als Zorn, Verletzung, Herzensbruch, Schuld oder Frust hervorbrechen, dann können wir uns dafür entscheiden, auf eine transformierende Weise damit umzugehen. Wenn wir sie nicht nutzen, um zu unserer Heilung beizutragen, dann setzen wir sie auf unwahre Weise ein.

Wenn Emotionen hervorbrechen, dann vergessen wir nur allzu oft alles, was wir wissen, und glauben, ein anderer Mensch habe uns Unrecht getan. Wir werden wütend und verteidigen unsere Emotionen selbstgerecht. Sogar ein emotional gereifter Mensch kann alles vergessen, wenn er von einem Wutausbruch übermannt oder von einer Welle des Verlustes überrollt wird. Wir stehlen die Aufmerksamkeit anderer Menschen und glauben, alles müsse sich um uns drehen. Wir werden zu emotionalen Tyrannen, wenn wir unseren Willen einfordern, oder zu emotionalen Erpressern, wenn wir mehr oder weniger versteckte Fallen der Schuld auslegen, weil wir nicht das bekommen, was wir wollen. Wenn wir Emotionen, die hochkommen, als Ausrede benutzen oder als Waffe einsetzen, dann wird die alte Emotion durch einen neuen Konflikt noch verschlimmert. Wenn die Emotionen zu stark werden, dissoziieren wir sie entweder oder vergraben sie wieder, bis sie zum nächsten Mal hochkommen oder wir einen Nervenzusammenbruch erleiden.

Die einzige Alternative zu emotionalem Schwelgen ist ein Weg der Heilung. Wenn wir einen Weg der Heilung gehen, dann sind wir dankbar dafür, dass diese Emotionen hochkommen, weil sie uns eine gute Gelegenheit bieten, alte Muster und Emotionen zu transformieren. Dies kann zu mehr Glück, Gesundheit und Ganzheit führen. Wenn wir die Dinge aus dieser Sicht betrachten, gehen wir stärker auf andere Menschen ein, statt auf unsere Emotionen und schwierige Situationen abwehrend zu reagieren. Wir lernen, reifer mit unseren Emotionen umzugehen. Wir lernen, uns zu entschuldigen, wenn wir tyrannisch oder erpresserisch gehandelt haben.

Vor allem müssen wir jedoch lernen, dass Emotionen ein Fehler sind. Sie haben mit einem Fehler angefangen, den wir gemacht haben, als wir eine Chance zur Heilung hatten, uns aber dafür entschieden haben, wegen einer falschen Belohnung den Weg des Egos zu gehen, und damit die Emotion in uns verankert haben.

In den ersten Jahren meiner Arbeit als Berater habe ich meine Klienten instinktiv zu den Wurzeln ihres Schmerzes zurückgeführt. Immer wieder wurde ihnen ein Weg gezeigt, der sie die Situation auf tiefere Weise und in einem ganz neuen Licht verstehen ließ. Dadurch löste die Emotion sich auf, und verlorene Verbundenheit wurde wieder hergestellt. Seit dieser Zeit beruht meine gesamte Heilarbeit auf der Grundlage, dass Emotionen ein Fehler sind. Also können sie verändert werden. Schuld, Angst, Scham, Verlust, Traurigkeit, Eifersucht, Verletzung, Zorn, Herzensbruch, Frust, Enttäuschung und alle anderen Emotionen können geheilt werden.

Wir müssen diese Lektion lernen, um uns in eine positive Richtung verändern zu können, indem wir in stärkerem Maße wir selbst werden. Unsere Emotionen, an deren Wurzel nicht nur Trennung und Angst, sondern auch Autoritätskonflikt liegt, sind ein Fehler, und wir können uns statt ihrer für einen Weg der Heilung entscheiden. Dies ist eine Entscheidung, die allen Menschen helfen wird. Der andere Weg besteht darin, dass wir einfach versuchen, andere Menschen für unsere schmerzhaften Emotionen bezahlen zu lassen. Sie werden schnell gelernt haben, sich einfach mit uns abzufinden, statt auf eine glückliche und gesunde Weise auf uns einzugehen.

Wenn das nächste Mal eine Emotion hochkommt, erkenne ganz einfach, dass sie ein Fehler ist. Dies aktiviert dein kreatives Bewusstsein, sodass es dir hilft, den Weg zu einem wahreren Selbst zu finden.

Achte in der kommenden Woche einmal darauf, welche anderen Emotionen neben einem Gefühl des Glücklichseins noch vorhanden sind. Erkenne, dass sie ein Fehler sind, und bitte um einen besseren Weg. Du könntest inneren Frieden empfinden, statt an diesem Ort zu sein, an dem du versuchst, Recht zu haben, um alte Schuldgefühle zu verbergen.

Du könntest dich fragen, wann diese Emotionen begonnen haben, was geschehen ist und wer an der Situation beteiligt war. Frage dich, was dein Ego dir angeboten hat, damit du seinen Weg einschlägst, und was dein höheres Bewusstsein dir angeboten hat. Stelle dir vor, dass du wieder an dieser Kreuzung stehst. Nimm dich selbst an der Hand und triff eine neue Entscheidung.

Kapitel 32

Mutwilliger Sex

Nun gut. Ich bin ein Mann, und ich mag Sex ebenso sehr wie jeder andere Mann. Nun gut, ich will offen sein. Ich mag Sex womöglich sogar noch mehr als jeder andere Mann. Ich gebe meinen Genen die Schuld daran. Ich bin italienischer Abstammung, und ich bin ein Mann. Es ist nicht nur ein Mythos, sondern eine Lebensweise. Die Dinge wurden leichter (zumindest für meine Frau), als ich vierundvierzig oder vielleicht auch sechsundvierzig Jahre alt war und meine Sexbesessenheit ein wenig nachließ. Ich konnte mich nun auch anderen Unternehmungen zuwenden, und Lency konnte auf geradem Weg von A nach B gehen.

Stelle dir also meine Überraschung vor, als ich lernte, dass ein großer Teil unserer sexuellen Energie eigentlich von der Energie abgezweigt ist, die Wunder zu vollbringen vermag.

Ein Wunder könnte die gesamte Menschheit von tausend Jahren des Leids heilen, die Gesetze von Zeit und Raum überschreiten und unseren Mitmenschen eine immens große Hilfe sein. Sieh dir die Kriege, Hungersnöte und Krankheiten, den Herzensbruch und die große Armut an, die es auf der Erde gibt. Stelle dir vor, du könntest großen Einfluss nicht nur auf dein eigenes Wohlergehen ausüben, sondern auch auf das deiner Mitmenschen und der gesamten Erde. Stelle dir vor, wie es wäre, wenn du ein Experte für Wunder wärest, und welchen Beitrag du damit leisten könntest. Ist das nicht genau das, was du immer tun wolltest!?!

Ich sage dir, wie es geht. Zunächst solltest du wissen, dass der Himmel darüber bestimmt, wie deine Wunder eingesetzt werden. Er wird dich leiten, wenn es um das *Wann*, *Wo* und *Wie* geht. Du brauchst nur deine Liebe und den Wunsch nach Wahrheit einzubringen (und Leiden in jeder Form ist nie die Wahrheit).

Der Himmel erledigt den Rest. Er nutzt deine Liebe als Mittel, um seine eigene Liebe zu lenken, die das Wunder vollbringt.

Wie kannst du nun der Erde oder einem Menschen helfen, der dir nahe steht und ganz dringend deine Hilfe braucht? Wenn du das nächste Mal in Stimmung bist und romantische Gefühle aufkommen (oder du zumindest das Gefühl hast, dass du dir den Tag ganz gerne ein wenig „versüßen“

würdest), dann kannst du dich fragen, ob deine sexuelle Energie in Wirklichkeit möglicherweise getarnte Wunderenergie ist. Vor allem mutwillige Persönlichkeiten verwandeln Wunderenergie mit Hilfe ihres Egos gerne in sexuelle Energie.

Wenn du also deine wahre sexuelle Energie erkennen möchtest, dann wünsche dir, dass deine Wunderenergie dazu beitragen soll, die Erde zu retten. Lege deine sexuelle Energie einfach in die Hände deines höheren Bewusstseins. Es gibt ganz sicher Zeiten, in denen klar ist, ob unsere sexuelle Energie für einen passenderen Moment oder für unseren Partner bestimmt ist. In Wahrheit brauchen wir nichts zu tun, außer uns das zu wünschen, was wahr ist. Um der Überbringer des Wunders zu sein, brauchen wir nur auf unsere Führung zu hören. Wenn du also das nächste Mal von Gedanken über das „Ein und Aus“ des Lebens inspiriert bist, dann übergib diese Energie deinem kreativen Bewusstsein. Es wird sie zu ihrer wahren Bestimmung zurückführen, die darin besteht, Wunder zu überbringen, oder sie in dieser Form weiterbestehen lassen und damit süße Vereinigung ermöglichen. Beides ist gleichermaßen erfolgreich.

Kapitel 33

Kein Gegner, kein Problem

Alle Probleme weisen auf eine Klage hin. Jedes Problem sagt, dass jemand etwas gegen unseren Willen getan hat. Jedes Problem zeugt von einem Unrecht, das begangen wurde. Es kann kein Problem geben, wenn es keinen Täter gibt – jemanden, mit dem wir in Konflikt stehen und den wir als Gegner betrachten.

Um Frieden zu erlangen, musst du die Vorstellung aufgeben, dass sich dir jemand entgegenstellt. Frieden ist von entscheidender Bedeutung, denn er ist die Pforte, die uns nach Hause zurückbringt, die Voraussetzung dafür, dass wir in den Himmel gelangen können, und unentbehrlich, wenn wir den Himmel auf Erden erschaffen wollen. Frieden öffnet uns für das Sein, das uns für das höchste Sein öffnet. Ohne Frieden können wir nicht lieben, keine Fülle erfahren und nicht glücklich sein. In *Ein Kurs in Wundern* heißt es, dass wir Frieden erlangt haben müssen, ehe es Erkenntnis (über ewige Dinge) geben kann. Frieden ist die spannendste Sache, die es gibt. Wenn wir Frieden empfinden, dann brauchen wir keinen äußeren Nervenkitzel zu suchen, weil das köstliche Abenteuer der Freude einfach überwältigend ist.

Unabhängig davon, wer unser Gegner ist, lässt sich fast jedes äußere Problem zu einer Klage gegen unseren Partner zurückverfolgen. Es spiegelt einen Ort wider, an dem wir noch nicht verbunden sind. In den Bereichen, in denen wir – meist in der Kindheit – unsere Verbundenheit verloren haben, gibt es Bedürfnisse, Illusionen und Forderungen. Das ist genau der Stoff, aus dem Klagen bestehen.

Seit ich begonnen habe, das Prinzip zu praktizieren, dass es keinen Gegner gibt, fällt mir auf, wie oft mein Verstand sich über Menschen aufregt, die meiner Meinung nach Unrecht haben, insbesondere dann, wenn ich die Zeitung lese. Als ich anfing, dem Frieden einen höheren Stellenwert einzuräumen, war meine Motivation sehr groß, die feindliche Einstellung zu mir selbst zu beenden, die sich in der feindlichen Einstellung gegenüber anderen Menschen widerspiegelte. Dasselbe gilt übrigens, wenn wir glauben, Menschen seien böse oder schlecht, denn dann hegen wir ähnliche Überzeugungen auch im Hinblick auf uns selbst. Weil jeder von uns Bedürfnisse hat, führt unser Mangel an Verbundenheit zu Konkurrenz, und es fällt uns schwer zu erkennen, auf welche Weise unser beider Bedürfnisse auf gerechte Weise erfüllt werden können. Das Wetteifern um die Erfüllung von Bedürfnissen führt zu niemals endenden Konflikten, weil Konkurrenz die Wurzel des Machtkampfs ist.

Unsere Sicht auf die Welt würde auf radikale Weise verändert, wenn wir nach dem Prinzip leben würden, dass es keinen Gegner gibt. Unsere spirituelle Entwicklung würde auf die Stufe der Harmlosigkeit angehoben, die uns für Meisterschaft und Sein öffnet. Stelle dir nur einmal vor, wie unser Liebesleben aussähe, wenn unser Partner niemals die Schuld trüge und wir ihn niemals als Gegner betrachten würden. Das hohe Maß an Zentriertheit würde zu großzügiger Offenheit und Hingabe führen. Die Liebe, die wir für unseren Partner empfinden, würde immer tiefer werden. Wir würden ihm helfen, statt sein Verhalten durch Angriff zu verstärken.

Wenn wir selbstgerecht werden und glauben, andere Menschen seien im Unrecht, dann stellt dies nur eine Verteidigungsstrategie gegen unsere eigene Schuld dar. Keinen Gegner zu haben bedeutet, dass wir vollkommen an unsere eigene Unschuld glauben. Wenn dies geschieht, dann öffnet sich unser Bewusstsein voller Staunen, und wir gehen eine tiefere und schönere Beziehung zu uns selbst und zu den Menschen ein, die uns nahe stehen.

Du glaubst, das sei nicht möglich. Was tue ich, wenn jemand mich angreift? Dann muss ich ihn doch auf jeden Fall auch angreifen. Das musst du nicht. Betrachte einmal das Beispiel von *Aikido*. *Ai* bedeutet Liebe, *ki* ist die Lebensenergie des Körper-Geistes, und *do* heißt Weg. *Aikido* bewegt sich mit der Energie des Angreifers, setzt ihr keinen Widerstand entgegen, sondern geht mit ihr mit. Daraus entsteht dann ein Tanz, der den Angriff neutralisiert. Wenn der Mangel an Widerstand den Angriff nicht verstärkt oder verschärft, dann bewegen wir uns mit dem betreffenden Menschen in Harmonie, und zwar auch dann, wenn er dunkle Absichten verfolgt.

Seien wir ehrlich: Wenn wir einen Angriff auf unseren Gegner gewinnen, wird er sehr schnell auf einen Überfall aus dem Hinterhalt und auf Rache sinnen. Wenn wir dem Angriff hingegen keinen Widerstand entgegensetzen, können wir seine Angriffsenergie nutzen, um selbst neue Kraft zu gewinnen, während wir gleichzeitig friedvoll, zentriert und offen für ihn bleiben. Auf diese Weise zeigen sich Lösungen für Probleme, die für uns beide zufriedenstellend sind und uns zum nächsten Schritt in unserer Beziehung führen.

Stelle dir einmal vor, wie groß das Ausmaß an Groll, Verletzungen und Kämpfen wäre, das durch diese Einstellung aufgelöst würde, wie viel verlorene Zeit wir sparen könnten, die wir in Schmerz und emotionalem Leid verbringen. Die Einstellung, dass es keinen Gegner gibt, schenkt uns den Frieden von Kreativität, tiefer Partnerschaft und Vision. In den tiefsten Bereichen unseres Bewusstseins leben wir alle in diesem Frieden, haben ihn aber mit vielen Konflikten und den inneren Selbstkonzepten zugedeckt, die verschiedene Bedürfnisse und zukünftige Kämpfe in uns und außerhalb von uns selbst widerspiegeln. Sobald wir erkannt haben, wie viel uns zurückgegeben wird, wenn wir Frieden finden, sind wir motiviert, den Frieden zu erschaffen, der Wundergesinntheit[5] entstehen lässt.

Betrachte einmal alle Menschen, mit denen du dich gerade im Kampf befindest. Wen verurteilst du, indem du glaubst, dass er Unrecht hat? Wen machst du zu deinem Gegner? Benutzt du ihn nicht in Wirklichkeit, um dich selbst zurückzuhalten, weil du Angst hast?

1. Erkenne, dass es ein Fehler ist und dass es sowohl aus psychologischer wie auch aus spiritueller Sicht nicht der Wahrheit entspricht. Außerdem schadet es deinen Beziehungen, vor allem deinen engsten Beziehungen, in sehr hohem Maße.
2. Übernimm die vollkommene Verantwortung für das Problem.
3. Lege es in die Hände deines höheren Bewusstseins, damit es eine schnelle Wende nehmen kann.
4. Lege deinen Geist jeden Morgen in die Hände deines höheren Bewusstseins und verpflichte dich dem Prinzip, dass es keinen Gegner gibt.
5. Prüfe jeden Abend, wie gut du an diesem Tag darin warst, deinen eigenen Geist und alle deine Beziehungen mit Schönheit und Harmonie zu erfüllen. Verpflichte dich diesem Prinzip erneut. Es lässt Gegenseitigkeit entstehen, die ein Schlüsselelement des Erfolgs ist.
6. Überlege, was du anders machen würdest, um Frieden entstehen zu lassen. Biete dir und anderen Menschen dort Frieden an, wo du womöglich nicht vollkommen zentriert warst.

---

5 Anm. der Übersetzerin: Der Ausdruck „Wundergesinntheit“ wurde der deutschen Übersetzung von *Ein Kurs in Wundern* entnommen. Der englische Begriff lautet „miracle mindedness“.

7. Wenn du aggressiv, arrogant, starrsinnig oder negativ warst, dann möchtest du dich vielleicht bei den Menschen entschuldigen, die du damit getroffen hast.
8. Übe dich darin, die Zeitung zu lesen oder im Fernsehen die Nachrichten zu schauen, um herauszufinden, wie gut du bist.
9. Das Maß, in dem du nicht in Frieden lebst, ist das Maß, in dem du Konflikte an deine Kinder weitergibst und deine Familie und auch deine Kollegen als Geiseln nimmst. Die Einstellung, dass es keinen Gegner gibt, gestattet es dir, dich von deinem höheren Bewusstsein statt von deinem Ego leiten zu lassen, das den Kampf liebt, um sich selbst stärker zu machen, ohne dabei Rücksicht auf die Auswirkungen zu nehmen, die dies auf dein Leben hat. Dein höheres Bewusstsein bietet dir einen Weg an, der in jeder Situation einen von Frieden und Liebe geprägten Ausgang ermöglicht.
10. Motiviere dich immer wieder neu, indem du erkennst, dass Frieden der beste Beitrag ist, den du zu deinem eigenen Glücklichsein, zu einer erfolgreichen Beziehung und zum Frieden in der Welt leisten kannst.

Kapitel 34

Die Verantwortung für unsere Emotionen übernehmen

Wenn wir lernen, dass wir für unsere Emotionen selbst verantwortlich sind, dann handeln wir auf reife Weise und bestrafen andere Menschen nicht für den Irrtum, der uns Leid gebracht hat. Unsere Emotionen sind unsere Verantwortung. Sie mögen zwar von anderen Menschen oder äußeren Situationen ausgelöst worden sein, aber deshalb können wir ihnen trotzdem nicht die Schuld für unsere eigene emotionale Erfahrung geben.

Der Ursprung unserer Emotionen liegt in Dingen, die bereits in uns sind. Unsere Emotionen rühren von einem psychologischen Fehler her. Unsere Emotionen rühren von unserem Urteil her, und das führt dazu, dass wir aus der Fassung geraten und darunter leiden.

Fast alle Menschen glauben, dass andere Menschen uns verletzen, ängstigen oder zornig machen. Wir reagieren. Wir übernehmen nicht die Verantwortung. Infolgedessen geraten wir in einen Kampf, der als Rückzug oder als Angriff zum Ausdruck kommen kann. Wenn wir hingegen die Verantwortung für unsere Emotionen übernehmen, dann tritt in unserem Leben eine große Veränderung ein. Die Menschen brauchen nicht auf Zehenspitzen um uns herumzuschleichen, weil sie sich vor unserem Zorn oder vor den Schuldgefühlen fürchten, die wir ihnen auferlegen wollen.

Ich möchte dir einige Beispiele geben, die zeigen, weshalb dieses Prinzip hilfreich ist. Jedes Mal, wenn wir das Gefühl hatten, zurückgewiesen zu werden, haben *wir* den Menschen zurückgewiesen, von dem wir glaubten, dass er uns zurückweist. Jedes Mal, wenn wir uns verletzt gefühlt haben, haben *wir* den Menschen abgelehnt, von dem wir glaubten, dass er uns verletzt, weil sein Verhalten uns nicht gefallen hat. Das bedeutet fast immer, dass er eine unserer Regeln gebrochen oder es abgelehnt hat, eines unserer Bedürfnisse zu erfüllen. Aufkommende Schuldgefühle benutzen wir, um unsere Angst zu verbergen und uns zu schützen, indem wir uns ihr nicht stellen. Chronischen Schmerz, in dem wir feststecken, benutzen wir, um Gott anzugreifen. Chronischer

Schmerz ist eine Form der Rebellion, in der wir unseren Eigensinn gestärkt haben und nicht unser Glücklichsein, das Gottes Wille für uns ist.

Wir sind verantwortlich für die Situation, das Problem oder das Verhalten eines anderen Menschen, weil wir diesen Konflikt benutzen, um uns zu verstecken, uns von unserer Lebensaufgabe abzulenken oder in Rebellion zu gehen, indem wir unserem Ego den Vorrang geben, statt freudvolle Beziehungen zu erschaffen. Es zeigt, dass wir uns vor dem nächsten Stadium des Erfolgs und den damit einhergehenden Gaben fürchten. Wir haben Angst davor, alles zu haben.

Verantwortung für unsere Emotionen zu übernehmen ist der erste Schritt, wenn es darum geht, alte Ablenkung oder Rebellion zu durchdringen. Wir lassen uns nicht in die Kämpfe und die dadurch noch weiter verstärkte Ablenkung verwickeln, die durch aufbrausende Emotionen entsteht. Indem wir die Verantwortung übernehmen und die Emotion selbst heilen, erlangen wir Zuversicht nicht nur in Bezug auf unsere eigenen Emotionen, sondern auch in Bezug auf Kommunikation, Heilung und Beziehungen im Allgemeinen.

Die Selbstverpflichtung zu emotionaler Verantwortung ist ein wichtiger Schritt für unser persönliches Wachstum und unseren Erfolg in Beziehungen. Auch wenn sie von den Dingen, die in uns hochkommen, jeden Tag neu auf die Probe gestellt werden kann, können wir dennoch Fortschritt im Leben erzielen. Jedes Problem, das wir haben, birgt ungelöste Emotion. Jeder Konflikt, den wir haben, birgt Emotion, und die Versuchung, einem anderen Menschen die Schuld an unserem Schmerz zu geben, ist groß. Das führt jedoch nur dazu, dass wir stecken bleiben. Es verschlimmert unseren Schmerz und hält uns noch länger darin gefangen, weil es den Kampf fortbestehen lässt. Wir selbst sind für unsere Konflikte verantwortlich. Wir erschaffen sie, denn sie verbergen unsere Angst vor dem nächsten Schritt, die wiederum auf unserer Angst beruht, nicht gut genug zu sein. Könnten wir in unser Unterbewusstsein und in unser Unbewusstes hineinblicken, dann würden wir sofort erkennen, dass wir für unsere Emotionen in vollem Umfang selbst verantwortlich sind.

Wir können unsere Emotionen und unsere Situation nur dann positiv verändern, wenn wir Verantwortung übernehmen. Wir können die Emotion oder die Situation nur dann in die Hände unseres höheren Bewusstseins legen, wenn wir die uneingeschränkte Verantwortung dafür übernehmen. Unser höheres Bewusstsein besitzt die Fähigkeit, sie vollkommen und mühelos zu transformieren.

Übe dich in den kommenden sieben Tagen darin, über alle negativen Erfahrungen, die du machst, nachzudenken, die volle Verantwortung dafür zu übernehmen und sie in die Hände deines kreativen Bewusstseins zu legen. Verpflichte dich dazu, dir jeden Tag morgens, mittags und abends ein wenig Zeit zu nehmen, um herauszufinden, ob es sich um flüchtige Emotionen oder um Konflikte handelt, mit denen du dich befassen musst. Nachdem du die volle Verantwortung für sie übernommen hast, lege sie schnell in die Hände deines kreativen Bewusstseins und nimm wahr, wie die Emotion oder die Situation sich entfaltet. Achte darauf, wie die kommende Woche sich entwickelt. Wenn du deinen eigenen Fortschritt beobachtest, dann wirst du motiviert sein, auch weiterhin die Verantwortung für deine Emotionen zu übernehmen und es zu einem Lebensprinzip zu machen.

Kapitel 35

Franciscos Tochter

Franciscos Tochter hatte einen Unfall und lag im Krankenhaus. Weil seine Frau sich jedoch vor seiner Reaktion fürchtete, erzählte sie ihm, ihre sechseinhalb Jahre alte Tochter sei im Krankenhaus, weil sie an einem Fieber leide.

Francisco, der fünftausend Meilen weit von zu Hause weg war, wurde im Laufe des Abends langsam klar, dass seine Tochter kaum wegen einer so harmlosen Sache ins Krankenhaus eingeliefert worden sein konnte. Er rief sofort zu Hause an und wollte die Wahrheit wissen. Seine Frau gab schließlich zu, dass seine Tochter schwer gestürzt war und das Bewusstsein noch nicht wiedererlangt hatte. Sie hatte nicht den Mut gehabt, es ihm zu sagen, weil sie wusste, dass er wütend auf sie sein würde. Francisco explodierte erwartungsgemäß und schrie sie durch den Hörer an.

Alle Fluglinien waren ausgebucht, und es würde einige Tage dauern, bis er nach Hause fliegen konnte. Francisco erfuhr, dass seine Tochter ernste Rückenverletzungen erlitten hatte, dass die Ärzte das genaue Ausmaß ihrer Verletzungen jedoch noch nicht abschätzen konnten. Im Workshop führten wir eine heilende Übung durch, während der Francisco im vorderen Teil des Raums saß und die Liebe, Gebete und Manifestationen aller Teilnehmer empfing, die zur schnellen und vollständigen Heilung seiner Tochter beitragen sollten. Als er an diesem Abend zu Hause anrief, erfuhr er, dass sie wieder bei Bewusstsein war.

Am nächsten Tag rief ich Francisco nochmals auf und fragte ihn, ob er mit Hilfe der Kraft von Beziehungen weiter an der Heilung seiner Tochter arbeiten wolle. Er stimmte sofort zu. Er wählte zwei Personen, die seine Frau und seine Tochter verkörpern sollten. Wir stellten sie auf der gegenüberliegenden Seite des Raums auf, wobei seine Frau ihm direkt gegenüber und seine Tochter im rechten Winkel zu seiner Frau stand. Ich erklärte ihm, dass ein zunehmendes Maß an Verbundenheit zwischen ihm und seiner Frau eine heilsame Wirkung auf seine Tochter haben würde. Jeder Schritt, den er auf seine Frau zuging, würde es seiner Tochter ermöglichen, einen Schritt auf sie beide zuzugehen. Je stärker die Verbundenheit ist, umso mehr Heilung geschieht.

Ich fragte Francisco, was er in Bezug auf seine Frau empfinde, und er sagte: „Wut und Verrat.“ Dann fragte ich ihn, ob er wütend bleiben oder lieber etwas Positives tun wolle. Er antwortete: „Etwas Positives tun.“ Deshalb bat ich ihn, einen Schritt auf seine Frau zuzugehen.

Dann fragte ich Francisco, ob er sich verraten fühlen oder lieber helfen wolle. Er sagte: „Helfen.“ Also trat er einen weiteren Schritt vor. Als nächstes fragte ich ihn, ob er bereit sei, seiner Frau die Vorwürfe zu vergeben, die er ihr machte, weil sie nicht besser auf ihre Tochter aufgepasst hatte, da nur Vergebung die Situation voranbringen würde. „Klar“, sagte er und trat einen Schritt vor.

Meine nächste Frage lautete, ob Francisco sich selbst für das vergeben könne, was mit seiner Tochter geschehen war. Vor diesem Schritt scheute er zurück, bis ich ihm klar machte, dass seine Einstellung der Selbstbestrafung sich bei seiner Frau und bei seiner Tochter in gleichem Maße widerspiegelte. Er dachte kurz nach, verzieh sich selbst und trat einen weiteren Schritt vor.

Nun fragte ich ihn, ob er bereit sei, die Gefühle der Verletztheit loszulassen, die er im Hinblick auf seine Mutter empfand und die ihm das Gefühl vermittelten, dass es für ihn kein Zuhause gab, keinen Ort, an dem er Liebe oder Trost empfangen konnte. Meine Intuition kam mir zu Hilfe, und ich erklärte, dass er die Distanz zu seiner Mutter aufgebaut hatte, weil seine Lebensaufgabe ihm so wichtig war, dass er meinte, es würde ihm zu schwer fallen, von zu Hause fortzugehen und zu tun, was er glaubte, in seinem Leben erreichen zu müssen, wenn er sich den Trost der Liebe einer Mutter zugestand. Je länger ich redete, umso lauter weinte Francisco vor Erleichterung darüber, dass seine Geschichte ans Licht kam und er endlich verstanden wurde. Ich erklärte, dass Francisco geglaubt hatte, der Herzensbruch, den er in Bezug auf seine Mutter herbeigeführt hatte, habe es ihm einfacher gemacht, sein Zuhause in so jungen Jahren zu verlassen. Dieses Muster hatte sich fortgesetzt, sodass Francisco es sich nicht gestattete, Nähe wirklich zu genießen, weil er Angst hatte, von seiner Berufung abgelenkt zu werden. Infolgedessen hatte er seine Frau niemals rückhaltlos geliebt oder zugelassen, dass sie ihn rückhaltlos liebte, weil er fürchtete, er könne zurückgehalten werden. Ich erklärte ihm, dass genau dieses Missverständnis mit seiner Mutter ihn auch von seiner Tochter fernhielt und dass die Liebe seiner Frau und seiner Familie ihm in Wirklichkeit den Mut geben sollte, seine Lebensaufgabe zu vollbringen. Er hatte den Trost des Weiblichen von sich fortgestoßen, konnte in Wahrheit aber nur mit seiner Hilfe „nach Hause kommen“ und das erreichen, was er sich vorgenommen hatte. Francisco erkannte, dass sein frühes Missverständnis im Hinblick auf das, was er tun musste und wie er es tun musste, ihn daran gehindert hatte, Liebe und Trost zu empfangen. Der Wunsch, seiner Tochter diese Liebe und diesen Trost zu schenken, ließ ihn zwei Riesenschritte vortreten.

Dann fragte ich Francisco, ob er bereit sei, sich zur Gleichheit mit seiner Frau zu verpflichten, statt sie zu beherrschen und der unabhängige Teil der Beziehung zu sein, während sie der abhängige Teil war. Er bejahte und ging einen Schritt auf sie zu. Hier erklärte ich ihm, dass alle Paare aus dem falschen Grund heiraten, an einem bestimmten Punkt der Beziehung aber die Chance bekommen, aus dem richtigen Grund zu heiraten, der darin besteht, nicht nur eine gegenseitige Anziehung zu befriedigen, sondern heil zu werden und sich auf eine so tiefe Weise zu verbinden, dass ihre Beziehung zu einer Himmelsleiter wird. Als ich Francisco fragte, ob er bereit sei, aus dem richtigen Grund zu heiraten, nickte er glücklich und trat noch einen Schritt vor.

Mittlerweile war Francisco noch einen Schritt von seiner Frau entfernt, und ihre Tochter stand einen Schritt von beiden entfernt. Daher fragte ich ihn: „Um deinetwillen, um deiner Frau willen und um deiner Tochter willen, wärest du bereit, dich deiner Frau von neuem und noch einmal auf einer völlig neuen Stufe zu verpflichten?“ Francisco lächelte, trat vor, umarmte seine Frau und seine Tochter, und alle drei weinten in einem Gefühl tiefster Erleichterung.

Nachdem dieser Prozess abgeschlossen war, führte ich Francisco in den vorderen Teil des Raums zurück. Seine Frau folgte ihm, um ihn zu unterstützen, während seine Tochter am gegenüberliegenden Ende des Raums stehen blieb. Ich fragte Francisco, ob er erkennen könne, dass der Unfall seiner Tochter eine Seelenverletzung war, die ihrem Unbewussten entsprungen war, und dass er vortreten und ihr helfen konnte, statt sich selbst anzugreifen. Er nickte und trat einen Schritt vor. Ich wies ihn darauf hin, dass sein Maß an Selbstangriff dem seiner Frau und seiner Tochter entsprach und dass er für sie alle vortreten konnte. Er tat es mit Freude.

Dann erklärte ich, dass Francisco versucht hatte, den Schmerz seiner Tochter durch Introjektion zu schlucken, dass er trotz seiner heilenden Fähigkeiten aber der Gnade im Weg stand, die allein fähig war, bessere Arbeit zu leisten. Ich fragte ihn, ob er bereit sei, die Introjektion loszulassen, um der Gnade den Zugang zu gewähren. Er nickte und trat einen Schritt vor.

Ich fragte Francisco, ob er bereit sei, Gott seine Aufgabe zurückzugeben und die Introjektion loszulassen, die er in dem Versuch, seiner Tochter zu helfen, als eine Form der Aufopferung benutzte. Ich erklärte, dass die Heilung müheloser vollbracht werden könne, wenn er diese Form der Aufopferung in Gottes Hände legte. Ich sagte ihm, dass er einen weiteren Schritt auf seine Tochter zugehen könne, wenn er bereit sei, die Gabe der Heilung, die er in Aufopferung verwandelt hatte, seinem höheren Bewusstsein zu übergeben. Francisco war froh, dies tun zu können, und ging einen großen Schritt auf seine Tochter zu.

Als nächstes half ich Francisco, sich einiger der tiefen, anhaltenden Emotionen bewusst zu werden, die ihn von seiner Tochter trennten. Ich erklärte, dass er immer das Gefühl gehabt hatte, dass es für ihn selbst keine Hoffnung gab und er verloren sei, dass er aber so viele andere Menschen wie möglich retten könne. Francisco war bereit, dieses Gefühl loszulassen und vorzutreten, sodass die Emotion nicht mehr zwischen ihm und seiner Tochter stand. Dann fragte ich ihn, ob er bereit sei, sein Bedauern und alle seine Gefühle des Versagens im Hinblick darauf loszulassen, dass es ihm nicht gelungen war, seine Tochter zu beschützen, damit er ihr in Liebe näher kommen konnte. Er erklärte sich bereitwillig einverstanden und trat vor.

Meine nächste Frage an Francisco war, ob er bereit sei, sich den Teil seiner selbst zurückzugeben, den er als kleiner Junge preisgegeben hatte, um auf diese Weise seiner Tochter zu helfen, sich den Teil ihrer selbst zurückzugeben, den sie preisgegeben hatte. Wieder trat er vor.

Dann fragte ich Francisco, ob er seine *Geschichten des Märtyrers* aufgeben könne, damit seine Tochter es auch tun konnte. Er trat vor. Dann fragte ich ihn, ob er bereit sei, seine Idole der Kreuzigung aufzugeben. Ein Idol ist eine falsche Überzeugung, die wir anbeten und von der wir glauben, dass sie uns retten oder uns glücklich machen wird. Ich bat ihn, intuitiv zu antworten, wie viele Idole der Kreuzigung er habe. Er erwiderte: „Dreiundzwanzig." Ich sagte ihm, dass er, wenn er sich selbst nicht von seinem Kreuz befreie, auch nicht imstande sein werde, seine Tochter von ihrem Kreuz zu befreien. Sein Herz brach auf, als er erkannte, was er getan hatte. Er wehklagte laut, als er die Orte aufgab, an denen er sich selbst an sein inneres Kreuz genagelt hatte. Sein Schrei war so herzzerreißend, dass viele Teilnehmer des Workshops von neuem ganz offen in Tränen ausbrachen.

Mit seiner Frau, die direkt hinter ihm stand, konnte Francisco die letzten Schritte zu seiner Tochter gehen und alle Missverständnisse loslassen, die ihn dazu gebracht hatten, sich seiner Frau und seiner Tochter zu entziehen. Schließlich lagen sie einander in den Armen und weinten in froher Befreiung.

Franciscos nächster Anruf bei seiner Frau war nicht mehr von Vorwürfen geprägt, sondern von der Bitte um Entschuldigung und Worten der Ermutigung und der Liebe. Er erfuhr außerdem, dass seine Tochter mittlerweile ihre Finger und ihre Zehen wieder bewegen konnte.

Als Francisco uns verließ, um nach Hause zu fliegen, ging er mit einem Gefühl der Hoffnung und mit einer neuen Vision im Hinblick auf seine Familie. Alle Teilnehmer des Workshops hatten sich in ihn und seine Familie verliebt, und wir schickten ihnen weiterhin unsere Liebe und beteten für die schnelle Genesung seiner Tochter. Eine Woche später erfuhren wir von Francisco, dass seine Tochter vollständig genesen war. Wir alle frohlockten über die Kraft der Heilung, die der Liebe innewohnt.

Kapitel 36
Aufforderung zur Veränderung

Die Aufforderung, dich zu ändern, ist offenkundig, wenn du dich in einem Kampf befindest, weil du dann versuchst, jemand anderen dazu zu bringen, dass er sich ändert. Vergiss es. Selbst wenn du Erfolg hast, wird der Teil in dir, der sich ändern muss, ganz einfach nach einem anderen Kampf mit einem anderen Menschen suchen. Das Problem fällt letztlich immer wieder auf deine engste Beziehung zurück. Wenn es nicht geheilt wird, entwickelt es sich irgendwann zu einer Stufe des Selbstangriffs zurück, und wenn es dort ebenfalls ungehindert weitergeht, entpuppt es sich schließlich als Angriff gegen Gott.

Es gibt noch andere Anzeichen, die darauf hindeuten, dass du dich ändern musst, zum Beispiel andauerndes Klagen oder wenn du dich über einen bestimmten Menschen immer nur negativ äußerst. Mitunter kann es auch eine immer wiederkehrende Reihe von Menschen geben, über die du dich beklagst. Dies ist ein sicheres Anzeichen dafür, dass du Selbstkonzepte schützt, die denen ähnlich sind, über die du dich bei anderen Menschen beklagst. Das, worüber du dich bei einem anderen Menschen beklagst, ist nicht nur ein Selbstkonzept, das du in dir trägst, sondern auch eine Abwehr gegen eine bessere Lebensweise, die ein weit höheres Maß an Freiheit und Mühelosigkeit mit sich bringt.

Wir haben uns wieder einmal mit unserem Ego identifiziert, das sich durch größere Nähe bedroht fühlt. Veränderung hin zu mehr Nähe und zu größerem Erfolg ist für das „Besonderssein" des Egos und sein Bedürfnis nach Aufmerksamkeit eine Bedrohung. In der Tiefe unseres Herzens wollen wir Veränderung, weil sie Fortschritt und Heilung bringt. Um einen besseren Weg haben zu können, müssen wir uns ändern. Um bessere Beziehungen haben zu können, müssen wir uns ändern. Um ein besseres Leben haben zu können, müssen wir uns ändern.

Wenn deine Arbeit oder deine Beziehung oder dein Leben schal geworden sind, dann bist *du* derjenige, der sich ändern muss. Veränderung geschieht, weil wir sie von ganzem Herzen wollen, und zwar mehr als die Abwehrmechanismen, die das Problem uns liefert. Unsere Abwehrstrategien bieten uns eine gewisse Sicherheitszone oder ein gewisses Maß an

Kontrolle, auch wenn sie schmerzhaft sind. Die einfachste Möglichkeit, eine Veränderung herbeizuführen, besteht darin, deinem Partner näher zu kommen, die Bereitschaft aufzubringen, die den nächsten Schritt bringt, und den Himmel darum zu bitten, die Veränderung mühelos zu bewirken.

Wenn du nicht glücklich bist, dann bist *du* derjenige, der aufgefordert ist, sich zu ändern. Manchmal muss diese Veränderung in deiner äußeren Umgebung stattfinden, aber meist muss sie zuerst in dir stattfinden, um dann die entsprechende Veränderung in deiner äußeren Umgebung zu bewirken.

Untersuche dein Leben heute einmal im Hinblick auf die Bereiche, die nicht von Freude erfüllt sind. Schließe in diese Überlegung deine Arbeit, deine Familie und deine Liebesbeziehungen ein. Wo du nicht glücklich bist, dort bist du aufgefordert, dich zu ändern. Es ist weder der Wille Gottes noch dein eigener Wille, dass du unglücklich sein sollst. Gott will, dass du dich änderst, um einen glücklicheren Weg zu finden, bis du das erreichst, was unveränderlich ist.

Kapitel 37

Wenn dein Partner seinen Raum braucht

Wenn dein Partner seinen Raum braucht, dann zeigt er es dir auf vielfältige Weise. Er scheint sich von dir zurückzuziehen, oder er ist beschäftigt. Er scheint immer weniger Zeit mit dir zu verbringen, und wenn er es einmal tut, scheint er eher gedankenverloren als hingebungsvoll zu sein. Es ist wichtig, dass du die Botschaft verstehst, denn wenn du es nicht tust, wirst du ihn vertreiben. Was nun geschieht, ist etwas, das oft geschieht, wenn die Phase der Verliebtheit in einer Beziehung vorüber ist. Es bedeutet, dass du das Stadium der Abhängigkeit erreicht hast, während dein Partner unabhängig geworden ist. Wenn du die Zeichen ignorierst, werden die Schwierigkeiten nicht lange auf sich warten lassen.

Wenn du Desinteresse, Gefühlskälte, Distanziertheit, Geschäftigkeit, Verärgerung über kleine Schwächen, Ausreden, um von zu Hause fort sein zu können, oder fehlende Leidenschaft beim Sex bemerkst, ist es wichtig, dass du deine Verhaftung daran loslässt. Diese Probleme können in einer Beziehung zwar jederzeit auftreten, stellen aber einen ganzen Schritt im Stadium des Machtkampfs dar, der unmittelbar auf das Stadium der Verliebtheit folgt. Wir müssen diese wichtige Lektion lernen, wenn wir in Beziehungen wirklich erfolgreich sein wollen.

Wenn du dein Bedürfnis loslässt – den Teil, der emotional zu nehmen versucht –, dann kommt deine Beziehung wieder in ein Gleichgewicht zurück. Du wirst wissen, ob du erfolgreich warst, wenn dein Partner auf dich zukommt. Dies wird deine Beziehung und deine Aufgabe voranbringen. Wenn du betrügst, indem du unabhängiger wirst als dein Partner, dann gewinnst du zwar die beherrschende Rolle und bewirkst, dass dein Partner weitergeht, hast jedoch weder dich selbst noch die Beziehung auf eine höhere Stufe gehoben. Du hast ganz einfach nur den Platz mit deinem Partner getauscht. Dies ist der Kern des Kampfs, der in der Phase der Unabhängigkeit/Abhängigkeit im Stadium des Machtkampfs stattfindet.

Die Schritte, die dieses Problem heilen können, sind einfach.

1. Erkenne, dass dein Partner sich zurückzieht.

2. Tritt vor, während du gleichzeitig deine Abhängigkeit loslässt. Dies führt zu neuer Verliebtheit, die einige Tage anhält, ehe die nächste Schicht zutage tritt. Wenn die Verliebtheit sich nicht einstellt, hast du die Arbeit, zu der du aufgerufen bist, nicht erledigt, und nicht nur du selbst, sondern auch deine Beziehung wird darunter leiden.

Du kannst loslassen, indem du ganz einfach alle Emotionen wahrnimmst, die nicht Freude sind. Wenn du es tust, kannst du dich wieder mit deinem Herzen und mit der Gleichheit verbinden. Das lässt dich nicht nur deine weibliche Seite und deine Fähigkeit des Empfangens zurückgewinnen, sondern gibt dir zudem auch deine Anziehungskraft zurück.

Lerne diese Lektion. Verpflichte dich ihr. Tust du es nicht, stößt du deinen Partner von dir fort und wirst es noch nicht einmal erkennen. Achte immer wieder darauf, wie dein Partner auf dich eingeht, und tue alles, was notwendig ist, um euch beide glücklich zu machen.

Kapitel 38

Verantwortung übernehmen

Du kannst alles verändern, wenn du die Verantwortung übernimmst. Du kannst alles verändern, wenn du die volle Verantwortung dafür übernimmst und es dann sofort in die Hände des Himmels legst, damit es korrigiert werden kann. Dazu gehören auch chronische Beziehungs- und Familienprobleme. Verantwortung ist weder Schuld noch Schuldzuweisung, sondern vielmehr eine Fähigkeit, auf andere Menschen einzugehen, die Veränderung bewirkt.

Betrachte einmal deinen jetzigen Lebenspartner. Kannst du die Verantwortung für alle Dinge übernehmen, die in eurer Beziehung geschehen sind und euch nicht glücklich gemacht haben? Oberflächlich betrachtet hat dein Partner bisweilen nicht so gehandelt, wie es in deinem Drehbuch stand. Das hat dich aufgebracht. Um die Verantwortung zu übernehmen, ist es äußerst wichtig, dass du erkennst, dass dein Partner sich auf einer tieferen Ebene ganz genau an ein Drehbuch gehalten hat, das du ihm gegeben hast und das dir dient. Es kann vorkommen, dass du ihm dieses Drehbuch gibst, damit du deinen Zorn an ihm auslassen kannst. Wenn dies geschieht, dann verkündest du allen anderen Menschen, dass es sein Fehler war. Du verkündest Gott, dass er es verdient hat, bestraft zu werden, ja, sogar getötet zu werden, während du das arme, seit langer Zeit leidende unschuldige Opfer bist.

Wo du nicht die Verantwortung übernimmst, dort hast du keine Macht und fühlst dich hilflos, wenn es darum geht, etwas zu verbessern. Du handelst nicht nur als Opfer, sondern glaubst auch, dass du in der Situation das Recht hast, deinerseits anzugreifen. Es gibt nur einen Weg voran. Der Weg der Evolution baut darauf auf, dass wir immer größere Schritte der Verantwortung gehen. Nur so kannst du eine positive Veränderung für dich selbst und für die Menschen herbeiführen, die dir nahe stehen, und nur das gibt dir die Möglichkeit, in immer größerer Liebe zu deinem Partner weiterzugehen. Wenn du nicht die Verantwortung übernimmst, dann lässt du zu, dass die Vergangenheit dich zurückhält, und das sollte dir einen guten Hinweis darauf liefern, wozu du sie benutzt. Du benutzt sie, weil du dich dann keiner der Illusionen stellen musst, die du in Angst verwandelt und so behandelt hast, als ob sie real seien. Was für ein ärmlicher Ersatz für Verantwortung, die das Markenzeichen sowohl des guten Arbeiters als auch des guten Partners ist. Sie kennzeichnet einen Menschen, der das Leben mühelos gestaltet und immer einen Beitrag zum Team leistet.

Ein Mensch, der die Verantwortung übernimmt, ist ganz klar jemand, der daran interessiert ist, dass die Dinge immer besser werden, und zwar unabhängig davon, wie gut sie bereits sind. Er sucht nach Wegen, die es ihm ermöglichen, Fortschritt zu erzielen und voranzukommen. Er sucht nach Möglichkeiten, das Leben seines Partners, seiner Familie und seiner Arbeitskollegen zu verbessern.

Wie groß ist das Maß an Verantwortung, das du in deinem Leben auf einer Skala von 100 % übernimmst?

Wie fühlt es sich für dich an? Wie ist es gewesen?

Stelle dir vor, wie es wäre, wenn du ein noch weit höheres Maß an Verantwortung übernehmen würdest.

Was ist das wichtigste Ereignis in deinem Leben, für das du keine Verantwortung übernimmst?

Stelle dir vor, wie dein Leben wäre, wenn du die Verantwortung übernehmen und dieses Ereignis hinter dir lassen könntest.

In welcher Hinsicht würdest du mit deinem Partner und deiner Familie anders umgehen?

Wie viel glücklicher würdest du dich fühlen?

Wärest du bereit, die volle Verantwortung für das Ereignis zu übernehmen und es in die Hände des Himmels zu legen, damit es rasch befreit werden kann?

Kapitel 39

Die Kriterien für Liebe und Erfolg

Es gibt Möglichkeiten, deine Beziehung und deine berufliche Laufbahn zu messen, um herauszufinden, ob sie das sind, was sie sein sollten. Wie richtig etwas für dich ist, kannst du zunächst einmal daran ermessen, was es hervorbringt. Was sind die Früchte dieser Beziehung? Was sind die Früchte deiner Arbeit? Stelle diese Frage für dich selbst, für deine Beziehung und für jeden anderen Bereich deines Lebens, der dir in den Sinn kommt.

Das nächste Kriterium ist die Wahrheit. Ist diese Beziehung wahr? Ist diese Arbeit wahr? Befinde ich mich in einer unwahren Beziehung, was bedeutet, dass ich entweder die Beziehung benutzt habe, um mich selbst zurückzuhalten, oder dass ich auf unwahre Weise auf meinen Partner eingegangen bin und damit meine Beziehung und mich selbst zurückgehalten habe? Wenn du die Antworten auf diese Fragen wirklich wissen willst, wirst du sie auch bekommen. Wenn du die Antwort des Egos als deine eigene Antwort wählst, wirst du unter ihrer Unwahrheit leiden.

Weitere Kriterien sind Mühelosigkeit und Freiheit. Fühlst du dich frei? Hast du das Gefühl, dass Mühelosigkeit eine Folge deiner Beziehung und deiner Arbeit ist? Wenn es nicht so ist, dann solltest du überlegen, ob deine Beziehung oder deine Arbeit unwahr sind oder ob du auf unwahre Weise auf deinen Partner oder deine Arbeit eingegangen bist. Wenn du dich nicht rückhaltlos gibst, dann gehst du auf unwahre Weise auf deinen Partner oder deine Arbeit ein, sodass du nicht sagen kannst, ob sie wahr sind. Wenn du von ganzem Herzen auf einen Menschen eingehst, der unwahr für dich ist, dann wird er dich verlassen, und wenn du von ganzem Herzen auf eine Arbeit eingehst, die unwahr für dich ist, dann wirst du eine neue Arbeit bekommen.

Das letzte Kriterium lautet: Bringt es dir Glück und Freude? Wenn du auf wahre Weise auf eine wahre Beziehung oder auf eine wahre Arbeit eingehst, bist du glücklich und das, was du lernst, bringt dir Freude.

„Lernen macht Freude, wenn es dich auf deinem natürlichen Pfad weiterführt und die Entwicklung dessen fördert, WAS DU HAST. Wenn du jedoch entgegen deiner Natur unterwiesen wirst, verlierst du durch dein Lernen, weil dein Lernen dich ZUM GEFANGENEN MACHT."

– Ein Kurs in Wundern

In einer wahren Beziehung erfährst du Freude, wenn du dich vorbehaltlos gibst, weil deine Freude in dem Maße zunimmt, in dem du selbst in Liebe wächst und lernst. Dasselbe gilt für deine Arbeit. Mit zunehmendem Fortschritt wirst du in jeder Situation auf natürliche Weise lernen und wachsen. Wenn du dir treu bleibst, dann beziehst du dich selbst ein. Dies ist ein entscheidender Schlüssel, wenn es darum geht, Leblosigkeit zu überwinden, und es verhindert außerdem, dass du unwahre Beziehungen eingehst oder unwahre Arbeit leistest.

Es ist wichtig, dass wir unsere Arbeit und unsere Beziehungen im Hinblick auf Ergebnisse, Wahrheit, Freiheit, Mühelosigkeit und Glück von Zeit zu Zeit einer Prüfung unterziehen. Sie lässt dich erkennen, ob du eine Kurskorrektur vornehmen musst oder ob eine kleinere Anpassung ausreichend ist.

Du gehst auf eine wahre Weise auf deine Arbeit und deine Beziehung ein, indem du vorbehaltlos gibst. Das führt dazu, dass sie sich weiterentwickeln können. Wenn du dich für eine unwahre Arbeit oder für eine unwahre Beziehung entschieden hast, um dich selbst zurückzuhalten, dann verändert dein vorbehaltloses Geben die Arbeit oder die Beziehung meist innerhalb von zwei Wochen, ohne dass du etwas verändern musst. Vorbehaltlos auf einen anderen Menschen oder auf deine Arbeit einzugehen bedeutet, dass du auf eine wahre Weise darauf eingehst, die Mühelosigkeit und Freiheit entstehen lässt und dir Freude bringt.

Kapitel 40

Der alte Groll

Dies ist eine wichtige Zeit, um über deinen alten Groll nachzudenken. Frage dich erstens, welchen Groll du gegen deine Eltern hegst. Vielleicht willst du sogar eine Liste mit den einzelnen Punkten aufstellen. Frage dich zweitens, welchen Groll du gegen die Menschen hegst, die dich irgendwann einmal missbräuchlich behandelt haben. Erstelle drittens eine Liste der Beschwerden, die du gegen ehemalige Liebespartner vorbringst. Die letzte Liste enthält eine Aufstellung des alten Grolls, den du gegen deinen jetzigen Partner hegst.

Notiere neben jedem Groll, wofür du diesen Groll benutzt. Hier sind einige gute Fragen:

Welche Ausrede liefert er mir?

Welchen Schritt muss ich nicht gehen?

Welcher Schwäche kann ich nachgeben, weil ich diesen Groll habe?

Was beweise ich, und auf welche Weise bekomme ich Recht?

Gegen wen setze ich meinen Groll ein, um ihn zu bekämpfen?

Welche Schuldgefühle habe ich, die zu diesem Groll geführt haben?

Auf welche Weise bestrafe ich nun meinen Partner für diesen Groll?

Welchen Mangel ruft dieser Groll hervor?

Auf welche Weise bin ich meiner Lebensaufgabe, die darin besteht, glücklich zu sein und heil zu werden, aus dem Weg gegangen, und was bin ich infolge dieses Grolls aufgefordert, nun zu tun?

Nachdem du die Antworten, die du gegeben hast, etwa eine Viertelstunde lang betrachtet hast, solltest du einmal darüber nachdenken, ob sie das sind, was du wirklich willst. Unterziehe nicht nur jeden Groll einer Prüfung, sondern auch die Wirkung, die er auf dein Leben hat.

Frage dich: Will ich den Groll und den Angriff, der alle Menschen trifft, oder will ich den nächsten Schritt in Liebe und Nähe?

Wenn du dich für Liebe und Nähe entscheidest, wird deine Beziehung in Freude voranschreiten. Schau doch nur, wie viel positive Veränderung auf dich wartet. Worauf wartest du?

Kapitel 41

Zu welchem Zweck benutze ich diese Sache?

In meiner Zeit als Zivilpsychologe bei der US Navy lernte ich schon sehr früh etwas über das Unterbewusstsein. Es ist der Müllabladeplatz für alle Gedanken, Gefühle und Entscheidungen, die wir nicht anerkennen wollen. Im Unterbewusstsein entdeckte ich nicht nur die klassische Freudsche Ansammlung ungewollten Zorns und ungewollter sexueller Gefühle, sondern noch viel mehr. Ich fand verborgene Wünsche, Selbstangriff, der fast an Selbstzerstörung grenzte, Gefühle von Angst, Unzulänglichkeit, Schuld und Versagen, die unter Aufopferung, Rollen und anderen Kompensationen verborgen lagen. Im Unterbewusstsein warteten jedoch auch Gaben, Freiheit und Macht. Ich fand heraus, dass uns nichts geschieht, ohne dass wir uns dafür entschieden haben. Als ich anfing, das Unterbewusstsein zu studieren, stellte sich schnell heraus, dass das, was auf den ersten Blick absurd und unglaublich scheint, durchaus plausibel und glaubhaft ist. Vieles, was aus therapeutischer Sicht bisher ein Rätsel gewesen war, fügte sich schon bald zu einem klaren Bild zusammen, und ich entdeckte ganz neue Möglichkeiten der Intervention, die sehr viele selbstzerstörerische Muster beseitigen und das auflösen konnten, was bisher ein bleibendes, chronisches Problem gewesen war.

Ich entdeckte, dass eine Möglichkeit, Zugang zum Unterbewusstsein zu erlangen, darin bestand, dass ich meine Klienten bat, so zu tun, als hätten sie die negativen Dinge, die ihnen im Leben zugestoßen waren, tatsächlich gewollt. Taten sie es, dann brachten sie zahlreiche unterbewusste und später auch unbewusste Gründe vor, weshalb sie diese negativen Ereignisse gewollt hatten. Dazu musste ich jedoch den Teil ihres Bewusstseins beruhigen, der das Ereignis natürlich nicht gewollt hatte, nämlich ihren Verstand. Wenn sie jedoch so taten, als hätten sie das negative Ereignis gewollt, kamen die verborgenen Tiefen ihres Unterbewusstseins ans Licht.

An den abendlichen Vorlesungen, die ich eine Zeitlang am San Diego Community College gehalten habe, nahm zum Beispiel eine Frau teil, die sich zusammen mit ihrer Familie in einem Boot befunden hatte, das vor der kalifornischen Küste gesunken war. Als sie anfing, diesen Vorfall zu untersuchen, erkannte sie allmählich, wie verzweifelt sie sich vorher gefühlt hatte. Sie hatte um Hilfe gerufen und versucht, jeden wissen zu lassen, dass sie nicht mehr weiter wusste und das Gefühl hatte, „unterzugehen". Es war eine Offenbarung für sie. Als ich sie darauf aufmerksam machte, dass nahezu ihre ganze Familie mit ihr in diesem Boot gesessen hatte, und sie fragte, wie sie sich wohl gefühlt haben mussten, da wurde ihr klar, wie verzweifelt ihre ganze Familie gewesen war. Sie erkannte, dass sie alle sowohl physisch als auch emotional im selben Boot gesessen und das Gefühl gehabt hatten, „unterzugehen".

Eine Methode, die dir helfen kann, deine unterbewussten Motive zu verstehen, besteht darin, dass du dir eine bestimmte Frage stellst, wenn etwas geschieht, von dem du glaubst, dass du es nicht gewollt hast. Die Frage lautet: „Zu welchem Zweck benutze ich dieses negative Ereignis?"

Denke an einige negative Ereignisse in deinem Leben und in deinen Beziehungen zurück, wähle für jedes Ereignis drei Zahlen zwischen eins und achtzehn und setze sie in Beziehung zu der unten stehenden Liste.

Hier sind einige Antworten, die ich im Laufe der letzten dreißig Jahre sehr oft gehört habe:

1. Um unabhängig zu sein
2. Um meiner Lebensaufgabe aus dem Weg zu gehen
3. Um die Kontrolle zu bekommen
4. Um mich zu verstecken
5. Um mich von jemandem zu trennen
6. Um eine Ausrede zu haben, nicht weitergehen zu müssen
7. Um die Puppen tanzen zu lassen
8. Um sicherzustellen, dass sich etwas verändert
9. Um Kommunikation in Gang zu bringen
10. Um Hilfe zu bekommen
11. Um meine Bedürfnisse erfüllt zu bekommen
12. Um Aufmerksamkeit zu bekommen
13. Um meine Liebe zu zeigen (bei einem negativen Ereignis immer ein Zeichen von Märtyrertum/Aufopferung)
14. Um jemand anderen anzugreifen
15. Um mich zu rächen
16. Um mich selbst zu bestrafen
17. Um Gott anzugreifen
18. Um eine Gabe zu blockieren

Ich hoffe, dass diese Punkte dir helfen können, einige verborgene Bereiche deines Bewusstseins zu erhellen, um dich von altem Schmerz und Groll zu befreien.

Kapitel 42

Das Mittel zum Frieden

Wir benutzen Verhaftungen, um unseren Frieden zu stören, und Frieden ist der Zustand des Gartens Eden. Frieden ist die Quelle von Liebe und Fülle. Klagen gehören zu den Dingen, die wir benutzen, um unseren Frieden zu durchbrechen. Klagen rühren von Verhaftungen her, die zunichte gemacht wurden. Unsere Urteile und Klagen zeigen, dass wir der Meinung sind, dass jemand nicht in den Garten Eden gehört, weil er uns verärgert hat. Er darf jedoch wieder hinein, sobald er die Sache in Ordnung gebracht, Schadenersatz geleistet und versprochen hat, die Dinge von jetzt an richtig zu machen, wobei „richtig" zufälligerweise unserer Auffassung davon entspricht, was richtig ist. Es gibt aber auch noch die Menschen, die wir für alle Zeit vertrieben haben, weil wir nicht erkennen, dass die Dauer ihres Exils aus dem Reich Gottes der Dauer unseres eigenen Exils entspricht und dass wir – zumindest in unseren Gedanken – darüber bestimmen, wer kommen darf und wer gehen muss.

Unser Frieden hängt von unserer Einstellung zu anderen Menschen und Dingen ab. Unsere Aufgebrachtheit und unsere Klagen weisen auf eine unwahre Beziehung hin. Andere Menschen sind nicht auf dieser Welt, um alles so zu machen, wie wir es gerne hätten, auch wenn es im Moment der „richtige" Weg sein mag. Der größte Fehler von allen besteht darin, niemals zu hinterfragen, ob wir Recht oder Unrecht haben. Dies ist der Versuch, unseren Frieden durch Leugnung zu bewahren, und er kann nur zu einem bösen Erwachen, zu gebrochenen Herzen und insgesamt zu einem Mangel an Erfolg führen.

Wir haben viele Dinge zu lernen. Wir haben viele Dinge zurückzugewinnen, die wir unterwegs verloren haben. Dies gelingt uns am besten, indem wir eine Haltung der Demut und der Offenheit einnehmen. Unser Klagen zeigt nur, wie engstirnig wir sind. Wenn du einmal darüber nachdenkst, dass Klagen eine Form von Kompensation sind, die ein Selbstkonzept über genau das verbirgt, worüber wir uns beklagen, dann ist es nur natürlich, dass wir engstirnig sind. Denke darüber nach: Wir beklagen uns immer nur über uns selbst.

Wir können Klagen auch benutzen, um zu zeigen, welchen Dingen wir verhaftet sind. Eine Verhaftung ist zukünftiger Schmerz, und sie verwandelt eine wahre in eine unwahre Beziehung. Sie will etwas außerhalb von uns selbst dazu bringen, dass es uns glücklich macht. Sie zeigt uns etwas, das wir zu Gott machen wollten.

Klagen zerstören deine Chance, im Paradies zu sein. Sie zerstören den Zustand des Reiches Gottes, der Einbeziehung ist. Auch wenn sich jemand wie das südliche Ende eines nach Norden laufenden Maultiers verhält, verdienst du es dennoch nicht, deshalb deinen inneren Frieden zu verlieren. Dein Frieden ist kostbar. Er ist deine Eintrittskarte ins Paradies. Er entspringt einem stillen und freien Geist. *Er entsteht, indem du alles als Mittel zum Frieden benutzt.* Genau wie Vertrauen ist auch Frieden ein Prinzip der Heilung, das paradox ist. Durch unsere Absicht, mit seiner Hilfe alle Dinge friedlich zu machen, verwandelt er Konfliktsituationen in friedliche Situationen. Wenn du Frieden in eine Situation hineinbringst, bei der du in Versuchung bist, sie als Hindernis für den Frieden zu benutzen, dann wächst Frieden nicht nur in deinem Bewusstsein, sondern im Bewusstsein aller Menschen, weil wir alle verbunden sind. In dem Maße, in dem dies geschieht, wächst Frieden auch in der Situation selbst. Ah, die wunderbare Achtsamkeit des Friedens, die es uns erlaubt, den Garten zu betreten, in dem der höchste Geliebte auf uns wartet. Was könnte besser sein?!

Gib heute deine Verhaftungen auf, die eine Verabredung mit deinem zukünftigen Schmerz sind.

Ich möchte noch einmal darauf hinweisen, dass Klagen und Aufgebrachtheit stets ein Zeichen für Verhaftungen sind. Frage dich ganz einfach, welchen Dingen du in der Situation, die dich aufgebracht hat, verhaftet bist. Untersuche sie mit deinem Verstand, und lass sie dann los, denn anderenfalls werden alle Menschen leiden – nicht nur du. Verhaftungen sind eine Kompensation für alte Verluste und alte Bedürfnisse. Lass sie los, bevor vergangenes Leid sich in Form einer gegenwärtigen Enttäuschung den Weg an die Oberfläche bahnt.

Prüfe dein Bewusstsein, um herauszufinden, über wen oder was du dich beklagst. Entscheide dich dafür, diesen Menschen oder dieses Ereignis nicht zu benutzen, um nur die schlechten Seiten des Lebens zu sehen, denn das kannst du nur tun, weil du etwas als Hindernis auf dem Weg zum Frieden benutzt hast.

Sage dir immer wieder: „Ich werde die Sache nicht als Hindernis für den Frieden, sondern als Mittel zum Frieden benutzen.“ Damit erlangst du die Vergebung, die einen wahren und heilenden Überblick über alle Dinge hat. Sie lässt dich an einem Ereignis vorbei gelangen, statt dich daran kleben zu lassen wie an einer Teerpuppe. „Ich werde dieses Ereignis als Mittel zum Frieden benutzen. Ich werde den Garten Eden betreten. Ich werde meinen Geliebten mit mir bringen, und gemeinsam werden wir dem höchsten Geliebten begegnen."

Kapitel 43

Der Herausforderung schwieriger Menschen begegnen

Wenn wir es im Leben mit schwierigen Menschen zu tun haben, dann gibt es immer eine Lektion, die wir lernen müssen. Vielleicht benutzen wir einen anderen Menschen, um uns zurückzuhalten. Vielleicht haben wir aber auch ein Seelenversprechen gegeben, diesem Menschen zu helfen.

Wenn du einen anderen Menschen benutzt, um dich selbst zurückzuhalten, dann kann es so aussehen, als sei er derjenige, der dich benutzt. Der Schlüssel liegt darin, dass du erkennst, was du tust. Gib deine Sucht nach Schmerz und Dramatik auf, und gehe weiter. Wenn es um ein Mitglied deiner Familie oder um einen Menschen geht, der in deinem beruflichen Umfeld eine wichtige Rolle für dich spielt, dann ist meist klar, dass du versprochen hast, ihm zu helfen. Das kann sogar so weit gehen, dass sein Leben sich durch deine Hilfe grundlegend verändert. Manchmal gibt es Menschen in unserem Leben, die giftig auf uns wirken, die zu heilen wir aber auf Seelenebene versprochen haben. Von Zeit zu Zeit stellt unsere Seele uns vor große Herausforderungen, denn auf diese Weise entwickeln wir uns weiter. Mit negativen Menschen zu kämpfen oder uns ihnen zu widersetzen macht uns zu einem Teil des Problems. Außerdem führt es dazu, dass wir leiden und eine Märtyrerhaltung einnehmen.

Wir werden niemals aufgefordert, uns aufzuopfern. Wenn wir uns in irgendeiner Weise aufopfern, dann ist das immer ein sicheres Zeichen dafür, dass es uns selbst oder der Situation an Integrität mangelt. Aufopferung ist immer eine Ausdrucksform unseres Widerstands, den nächsten Schritt zu gehen, weil wir einer Illusion der Angst erlegen sind.

Es ist also wichtig, dass wir herausfinden, ob wir aufgerufen sind, einen anderen Menschen zu retten, oder ob die Beziehung einem selbstzerstörerischen Zweck dient. Wenn wir aufgefordert sind, einem anderen Menschen zu helfen, dann müssen wir erst unsere Meinung über ihn ändern, und wir dürfen die Beziehung nicht missbrauchen, um uns selbst am Weiterkommen zu hindern, sondern müssen sie als Mittel nutzen, um

Ganzheit zu erlangen. In *Ein Kurs in Wundern* heißt es dazu, dass wir die Beziehung anderenfalls zum Zweck der „Sünde“ und nicht zum Zweck der „Heiligkeit“ benutzt haben.

Den folgenden Satz aus *Ein Kurs in Wundern* können wir als Worte der Kraft nutzen:

„Ich werde diese Beziehung nicht als ein Zeichen von Sünde, Zerstörung und Tod sehen. Ich werde diese Beziehung nicht als ein Hindernis für den Frieden, sondern als ein Mittel zum Frieden sehen.“

Dies rückt die Beziehung in eine wahre Perspektive. Den Transformationsprozess zu unterstützen bedeutet, dem anderen Menschen durch Vergebung zu helfen. Dies ist ein Schlüssel zu Frieden und Glück. „Gottes Liebe ist die Liebe, in der ich dir vergeben kann.“ Das können Worte der Freiheit und der Kraft sein, die sowohl die Beziehung als auch den Menschen verwandeln können.

Wenn ein Mensch eine giftige Wirkung auf dich hat, dann hast du mindestens ein Selbstkonzept, das dich glauben lässt, dass du giftig bist. Frage dich deshalb, wie viele Überzeugungen du hast, dass du selbst eine giftige Wirkung auf andere Menschen hast oder eine Herausforderung für sie darstellst. Lass diese Überzeugungen, die du von dir selbst hast, los, weil sie dir nicht länger dienen.

Welche Seelengabe hast du mitgebracht, um dein Versprechen zu erfüllen, diesen Menschen zu retten? Stelle dir vor, dass du an den Ort in deinem Bewusstsein gehst, an dem deine Gaben dich in Form eines Potenzials erwarten. Öffne die Tür zu dieser Gabe, und nimm sie von ganzem Herzen an. Stelle dir dann vor, dass du diese Gabe mit dem Menschen teilst, der deine Hilfe braucht. Teile sie auf einer energetischen Ebene mit ihm, bis er von dieser Gabe erfüllt ist.

Wiederhole diese Übungen täglich, bis der Mensch, der eine Herausforderung für dich darstellt, vollkommen glücklich und frei ist. Du kannst ihm dabei jeden Tag eine neue, machtvolle Gabe bringen oder aber die Gabe vertiefen, die du ihm am Tag zuvor gebracht hast.

Kapitel 44

Verlorene Selbstanteile und Beziehungen

Manche Zeiten in unserem Leben waren in so hohem Maße traumatisch, dass wir Teile unserer selbst verloren haben. Dies ist ein Verteidigungsmechanismus, den man als Spaltung bezeichnet. In dem Bemühen, unseren Schmerz zu dissoziieren, spalten wir den schmerzerfüllten Teil unserer selbst ab. Während wir durchs Leben gehen und Teile unserer selbst abschneiden und preisgeben, bleibt jedoch immer weniger von uns selbst übrig, um das Leben zu bewältigen. Ich habe oft mit Menschen gearbeitet, die weniger als 1 % ihrer selbst zur Verfügung hatten, und manchmal sogar mit Menschen, deren Selbstanteile im negativen Prozentbereich lagen. Infolgedessen verlief auch ihr Leben spiralförmig in eine negative Richtung.

Stelle dir vor, wie es wäre, wenn ein viel größerer Teil deiner selbst Liebe geben und empfangen könnte. Stelle dir vor, wie es wäre, wenn dir ein viel größerer Teil deiner Geisteskraft zur Verfügung stünde.

Wenn du in einer Situation bist, in der du einen Prozentsatz deiner selbst verloren hast, dann ist dies ein Zeichen dafür, dass alle Menschen, die mit dir an dieser Situation beteiligt sind, diesen Prozentsatz ihrer selbst bereits verloren hatten. Wenn du deine eigenen verlorenen Selbstanteile wieder willkommen heißt, dann kannst du gleichzeitig auch den Prozentsatz wieder willkommen heißen, den sie verloren haben.

Nun ist es an der Zeit, dir einige intuitive Fragen zu stellen.

Wenn ich wüsste, welchen Prozentsatz meiner selbst ich im Mutterleib verloren habe, dann waren es, wenn überhaupt, vermutlich ____ %.

Wenn ich wüsste, in welchem Monat der Schwangerschaft es war, dann war es vermutlich im ______________ Monat.

Wenn ich wüsste, wer daran beteiligt war, dann war es vermutlich …

Wenn ich wüsste, was geschehen ist, dann war es vermutlich …

Wenn ich wüsste, welchen Prozentsatz meiner selbst ich bei der Geburt verloren habe, dann waren es vermutlich ____ %.

Wenn ich wüsste, wer daran beteiligt war, dann war es vermutlich …

Wenn ich wüsste, was geschehen ist, dann war es vermutlich …

Heiße diesen Prozentsatz wieder willkommen, und zwar für dich selbst und für alle Menschen, die an der Situation beteiligt waren.

Wenn ich wüsste, wie oft ich bis zu einem Alter von fünf Jahren einen Prozentsatz meiner selbst verloren habe, dann war es vermutlich ____-mal.

Wenn ich es wüsste, dann war ich vermutlich ____ Jahre alt.

Wenn ich wüsste, wer daran beteiligt war, dann war es vermutlich …

Wenn ich wüsste, was geschehen ist, dann war es vermutlich…

Wenn ich wüsste, welchen Prozentsatz ich bei diesem Vorfall verloren habe, dann waren es vermutlich ____ %.

Heiße jedes Mal den Teil deiner selbst wieder willkommen, den du verloren hast, und gleichzeitig den Prozentsatz, den alle anderen an der Situation beteiligten Menschen verloren haben.

Wiederhole diese Übung nun in Schritten von jeweils fünf Jahren, bis du in der Gegenwart angekommen bist, und heiße das, was verloren war, für dich selbst und für alle anderen Menschen wieder willkommen.

Kapitel 45

Die Antwort lautet Vergebung

Welches Problem wir auch immer mit einem Partner haben mögen, die Antwort lautet Vergebung. Sie führt uns zurück zu einem Zustand des Friedens, aus dem Liebe, Fülle und Antworten hervorströmen. Jede Antwort, die wir jemals brauchen, finden wir in uns selbst, wenn wir bereit sind, sie zu hören, oder unser Frieden groß genug ist, um sie hören zu können. Vergebung löst den Groll und die Werturteile auf, die für unsere Probleme verantwortlich sind. Sie löst die Schuld auf, die sich unter Groll, Urteilen und Problemen verbirgt. Sie verändert unsere Wahrnehmung, sodass wir uns selbst, andere Menschen und die Situation in einem anderen Licht sehen.

Vergebung beendet die Trennung, die unsere Angst und jedes Problem entstehen lässt. Sie nimmt uns aus unserer Opfer- und Gegnerhaltung heraus und verbindet uns noch einmal auf einer neuen Stufe. Dies bringt uns Sicherheit, neue Flitterwochen und Freundschaft.

Wenn du einen an einer Situation beteiligten Menschen nicht als deinen Freund betrachten kannst, dann hast du ihm entweder nicht vergeben oder die Situation nicht abgeschlossen, weil Vergebung *dich* verändert. Sie bedeutet, dass der Schmerz fort und Frieden gegenwärtig ist. Alle Menschen, von denen du glaubst, dass du ihnen vergeben musst, wurden gesandt, um dir zu helfen, Befreiung zu finden. Überzeugungen von dir selbst, die du auf den anderen Menschen projiziert hast, sind durch Vergebung einfach zu entdecken und zu besänftigen. Der andere Mensch ist hier, um dich zu retten, wenn du ihn deinerseits durch Vergebung rettest.

Vergebung birgt keine Selbstgerechtigkeit, denn dies wäre eine falsche Form der Vergebung, die nichts verändert, sondern dich in eine „moralisch überlegene" Position versetzt, in der du dich dazu herablässt, den betreffenden Menschen auf deine Stufe zu heben. Es ist noch immer ein Kampf, der dich nicht befreien wird, wie echte Vergebung es vermag. Du schreibst nach wie vor deine dunkle Geschichte, in der er der Schurke ist, aber in Wahrheit benutzt du ihn nur als Ausrede, um nicht weitergehen zu müssen. Er ist immer noch der „böse Junge". Nichts wird sich verändern, auch nicht die Tatsache, dass du noch immer die Position des Opfers einnimmst. Deine Situation wird sich nicht verbessern, und du versäumst es, das wichtige Prinzip der Heilung zu lernen, das dich glücklich machen kann.

Bist du glücklich und von einem Gefühl des Friedens erfüllt? Fühlst du dich frei und dankbar? Hast du dich verändert? Hat der andere Mensch sich verändert? Wenn nicht, ist die Vergebung nicht vollkommen.

Als Jesus gefragt wurde, wie oft man einem Menschen vergeben solle, antwortete er: „Siebzig mal sieben Mal." Zur damaligen Zeit drückte man mit dieser Redewendung eine unendlich große Zahl aus, die alle Schichten des Urteils widerspiegelt, das wir über einen anderen Menschen fällen können.

Höre erst auf, einem anderen Menschen zu vergeben, wenn du glücklich und frei bist. Höre erst auf, einem anderen Menschen zu vergeben, wenn du ihn in einem völlig anderen Licht siehst und die Situation sich positiv verändert hat. Das bist du dir selbst und den Menschen schuldig, die geschickt wurden, um dich vor deinem verborgenen Selbstangriff zu retten.

Hier sind einige Übungen der Vergebung, die dir immer eine Hilfe sein können, wenn du ein Problem mit einem anderen Menschen hast.

I. Ich werde dich nicht benutzen, um mich selbst zurückzuhalten. Ich werde dich nicht benutzen, um noch länger in der Hölle zu bleiben. Ich werde dich an der Hand nehmen und einen Schritt vortreten, damit wir beide gerettet werden können.
II. Ich vergebe dir, damit ich mir selbst vergeben kann und wir dort, wo es ein Problem gab, zu neuer Partnerschaft gelangen können.
III. Gott ist die Liebe, in der ich vergebe. Ich will diese Situation mit anderen Augen sehen, und Vergebung ist der Weg. Gott ist die Liebe, in der ich mir selbst vergebe.
IV. Blicke in den betreffenden Menschen hinein und erkenne die verwundeten Kinder und Erwachsenen in ihm. Durchströme sie mit deiner Liebe, bis sie erwachsen werden, sich wieder in den Menschen hinein integrieren und zu einem höheren Maß an Ganzheit führen.
V. Finde heraus, welche Hilfe er braucht. Welche Gabe hast du auf Seelenebene mitgebracht, um ihn und dich selbst zu befreien? Öffne in deinem Geist die Tür, die zu dieser Gabe führt. Nimm sie von ganzem Herzen an und teile sie mit dem betreffenden Menschen.

Denke an die Kriterien, an denen du erkennst, dass Vergebung vollständig ist. Du bist von einem Gefühl des Friedens erfüllt, fühlst dich glücklich und frei. Die Situation verändert sich. Du betrachtest den anderen Menschen und dich selbst als unschuldig. Höre erst auf, wenn die Vergebung vollständig ist. Du schuldest es dir selbst und allen Menschen, die du liebst. Du schuldest es der Welt.

Kapitel 46

Der Männerratgeber für Frauen

Entspannt euch, Ladies. Es gibt nicht viel, was man bei Männern beachten muss, aber einen Mann wirklich zu verstehen kann dennoch alle eure Fähigkeiten in Anspruch nehmen. Ich werde mich einiger Verallgemeinerungen bedienen müssen, um Männer zu erklären, und bereits Oscar Wilde hat gesagt: „Jede Verallgemeinerung ist unwahr, diese eingeschlossen."

Männer lassen sich am besten in dem Spruch zusammenfassen, den ich einmal auf einem T-Shirt gelesen habe:

Frauen sind von der Venus.
Männer sind vom Penis.

Ebenso gut beschrieben werden sie kurz und sehr treffend auf einer Karte, die ich meiner Frau einmal geschickt habe, als ich vor über zweiundzwanzig Jahren um sie geworben habe.

Die Karte zeigt eine Szene im Stil der fünfziger Jahre, in der ein kleines blondes Mädchen mit seiner Mutter in der Küche steht. Beide tragen Schürzen und bereiten das Abendessen vor. Das kleine Mädchen dreht sich zu seiner Mutter um und fragt: „Mom, stimmt es, dass Männer immer nur an Sex denken?" Seine Mutter lächelt ihm zu und erwidert: „Liebes, Männer können nicht denken."

Ein alter Witz drückt es so aus: „Männer haben zwei Köpfe, aber nicht genug Blut, um beide gleichzeitig in Betrieb zu halten."

Wenn du einen Schnellkurs im Verstehen von Männern machen willst, dann schau dir einmal den Film *Rocky* an. Er erklärt viele Dinge über die männliche Psyche. Schon als Jungen hat man uns beigebracht, dass wir Helden sein müssen. Manche Männer sind stärker davon überzeugt als andere, aber gleichwohl ist dies einer der Schlüsselaspekte, wenn es darum geht, Männer zu verstehen. In seinem Buch *I: six nonlectures* beschreibt der amerikanische Dichter E. E. Cummings sich selbst als Mann auf einem Drahtseil hoch über der Menschenmenge. Auf diesem Drahtseil balanciert er drei Stühle, die drei Tatsachen seines Daseins: „Ich bin ein Mann. Ich bin ein Künstler. Ich bin ein Versager. Ein Mann, ein Künstler und ein Versager müssen weitergehen. Auf den drei Stühlen hoch über der Menge balancierend, stoße ich die Stühle dann unter mir fort. Die Menge applaudiert, weil sie nicht versteht. Wenn ich aber sehe, dass dein nach oben gewandtes Gesicht mich sieht und versteht, dann ist es nicht sinnlos."

In der westlichen Literatur besteht das Schlüsselmerkmal des tragischen Helden nicht darin, dass er bei einem heroischen Unterfangen stirbt, sondern dass es niemanden gibt, der ihn versteht! Dies ist die Tragödie vieler Männer in ihren Beziehungen: Es gibt niemanden, der sie verstehen will. Genau dieses Verstehen aber fördert Verbundenheit und lässt Harmonie entstehen.

Männer sind von Natur aus „Macher". Deshalb versuchen auch so viele Männer, Dinge in Ordnung zu bringen, wenn du klagst oder emotional leidest. Sie betrachten es als Aufforderung, etwas zu verbessern. Wenn du sagst, dass etwas nicht funktioniert, dann glauben sie, du hättest sie aufgefordert, es in Ordnung zu bringen. In den seltenen Fällen, in denen es ihnen gelingt, wirklich etwas zu verbessern, fühlen sie sich zutiefst erfüllt. Männer verstehen nicht, dass die meisten deiner Probleme einfach nur ein Weg sind, um Liebe zu bitten. Hält das Missverständnis längere Zeit an, fühlt ein Mann sich irgendwann wie ein Versager. Weiter verschlimmert wird die Sache noch dadurch, dass ein Mann meistens innerhalb der ersten zwei Jahre nach der Hochzeit seine persönliche „tote Zone" erreicht. Wenn ihr in eurer Beziehung kompatibel seid und das Stadium des Machtkampfs bereits hinter euch gelassen habt, kann die „tote Zone" in eurer Beziehung etwa zur selben Zeit eintreten. Die Auswirkungen seiner in sich zusammenbrechenden Kompensationen werden dadurch wiederum verstärkt, verbunden mit all den negativen Emotionen, die zu tief verdrängten, aus seiner Herkunftsfamilie herrührenden und nun zutage tretenden Gefühlen des Versagens führen. Auch wenn jeder von uns durch seine persönliche tote Zone und durch die tote Zone in seiner Beziehung hindurchgelangen muss, scheinen aufgrund der Art und Weise, wie Männer „gebaut" sind, die tote Zone und die damit einhergehenden Gefühle des Versagens bei ihnen stärker ausgeprägt zu sein. Mit Ausnahme bestimmter Ereignisse, bei denen er glaubt, versagt zu haben, und die eine „Neuauflage" einer ähnlich einschneidenden Erfahrung aus der Kindheit sind, braucht ein Mann in dieser Phase die größte Unterstützung. Genau dann aber machen die meisten Frauen emotionale Schritte zurück in dem Versuch, Bedürfnisse erfüllt zu bekommen, die in ihrer Kindheit nicht erfüllt wurden. Dies kann zu einer ganzen Reihe von Auseinandersetzungen führen, wenn der Mann nicht versteht, was vor sich geht. Es kann auch dazu führen, dass der Mann zwar alles tut, um die Dinge besser zu machen, aber mit wenig Erfolg. Je stärker sein Gefühl des Versagens wird, umso mehr Zeit wird er seinem Beruf widmen, weil er dort in der Regel etwas tut, das er ziemlich gut kann. Wenn die Situation sich noch weiter verschlechtert, wird er in den Armen einer anderen Frau nach Erfolg und Verständnis suchen. Wenn du die Situation verstehst, dann kannst du sie auflösen, ehe sie in eine Abwärtsspirale gerät.

Männer wollen Fortschritt. Sie denken sehr linear. In der Beziehung legen sie den Schwerpunkt auf den rechten Arm des Erfolgs, während der linke Arm der Nähe deine Aufgabe ist. Sind beide im Gleichgewicht, befindet ihr euch in einem Fluss, der euch voranbringt, während die Beziehung sich vertieft und gleichzeitig auf eine höhere Stufe gelangt. Das wird euch beide erfüllen und euer Glück immer weiter wachsen lassen. In dem Maße, in dem eine Beziehung sich weiterentwickelt, gelangt sie auch stärker in ein Gleichgewicht. Wenn ihr beide an dem Punkt angelangt seid, an dem ihr zu Visionären auf höchster Ebene werdet, dann gibt es kein Gleichgewicht mehr, sondern ein immer höheres Maß an Integration zwischen Männlichem und Weiblichem, und die Beziehung erlangt einen immer stärkeren weiblichen Aspekt, der Nähe einen immer höheren Wert beimisst, bis sie mystische Stufen erreicht.

Ich hoffe, du hast diesen kurzen Ratgeber zum Thema Männer genossen. Weitere hilfreiche Tipps folgen in späteren Kapiteln.

Kapitel 47

Wie man einen Mann motiviert

Um einen Menschen in seinem Prozess der Veränderung zu unterstützen, musst du ihn motivieren. Ladies, um einem Mann zu helfen, die Aspekte eurer Beziehung zu lernen, die euch wichtig sind, müsst ihr ihn motivieren. Freiwillig wagen Männer sich nicht allzu oft ins Reich der Emotionen vor, und wenn sie es tun, dann sind sie entweder reaktiv oder ziehen sich zurück und warten, bis sie ihre Gefühle wieder unter Kontrolle haben. Für euch sind Gefühle das Herz der Beziehung, Emotionen sind das Abenteuer, und Verliebtsein ist das Beste von allem. Männer mögen Gefühle, weil sie positiv sind, aber Emotionen sind ein vollkommen anderes Paar Schuhe. Männer finden Emotionen beängstigend, und zwar nicht nur, weil sie unbekannt sind, sondern auch, weil sie unklar sind und sich nicht festnageln lassen. Um dorthin zu gelangen, wo sie heute sind, haben die meisten Männer ihre Emotionen dissoziiert. Sie hatten das Gefühl, es tun zu müssen, um zu überleben. Wir alle haben unsere Emotionen dissoziiert, um dahin zu gelangen, wo wir heute sind, aber die Männer haben einen Beruf daraus gemacht. Männer müssen motiviert werden, um sie dazu zu bringen, etwas über Beziehungen, Kommunikation, Emotionen und Sex zu lernen. Natürlich glaubt fast jeder Mann, dass er alles über Sex weiß, aber jede Frau kann dir sagen, dass Sex mehr ist als „nach Öl zu bohren". Es sind Gefühl und Nähe, die ihm seinen Sinn geben. Männer, wir haben viel zu lernen, und es ist wichtig, dass wir es lernen, weil unsere Beziehungen darüber bestimmen, ob wir im Himmel oder in der Hölle sind.

Du musst keine Raketenwissenschaftlerin sein, um herauszufinden, wie du einen Mann motivieren kannst. Wenn du Sex nicht als Waffe missbraucht hast – was Männer dazu bringt, sich von ihrer Lieblingsbeschäftigung abzuwenden, um nicht kontrolliert zu werden –, ist er die beste Möglichkeit, um einen Mann zu belohnen oder empfänglich zu machen. Wenn du diese Methode verloren hast, dann hast du ein gewisses Maß an Wiedergutmachung zu leisten, weil es meist bedeutet, dass deinen Willen durchzusetzen wichtiger für dich war als dein Partner und deine Beziehung. Wenn dein Partner nicht gerade der Typ von Mann ist, bei dem alles immer nach seinem Kopf laufen muss, dann hast du die Möglichkeit, ihn zu erziehen und zu lenken, sofern du dich nicht vor deiner eigenen Macht fürchtest. Wenn du vor deiner Aufgabe in eurer Beziehung keine Angst hast, wirst du in diesen grundlegenden Bereichen eurer Beziehung auf ganz natürliche Weise die Regie übernehmen. Gleichheit ist zwar der Schlüssel, und jeder übernimmt von Zeit zu Zeit die Führung, aber du als Frau bist dennoch die natürliche Führerin, wenn es um die Beziehung und ihre Fülle geht. Wenn du nicht in einen Machtkampf verwickelt bist oder sexuell verletzt bist, was bedeutet, dass du dich bereits im Krieg befunden hast, ehe du deinen Partner kennen gelernt hast, dann ist Sex als Motivation keine große Sache, sondern vielmehr eine gute Möglichkeit, einem Mann wirklich zu geben.

Meine Frau Lency hat es gegenüber den Teilnehmerinnen eines Seminars einmal so ausgedrückt: „Ladies, was sind schon zehn Minuten?"

Der Mann neben mir drehte sich zu mir um und fragte: „Aber was mache ich mit den restlichen fünf Minuten?"

Sex bedeutet alles für einen Mann. Eine Ehetherapeutin, die ich kenne, hat die Bedeutung, die Sex für einen Mann hat, einmal damit verglichen, dass er im Lotto den Hauptgewinn kassiert, es ihm aber nicht gestattet ist, irgendjemandem diese Neuigkeit zu verraten.

Natürlich lässt diese Intensität nach, wenn ein Mann älter wird, und sie stirbt ab, wenn ihr im Machtkampf oder in der toten Zone gefangen seid. Allgemein ist es jedoch ganz sicher der beste Weg, wenn es darum geht, einen Mann glücklich zu machen und ihm das Gefühl zu geben, dass er geliebt wird.

Die zweite große Kraft, die einen Mann zu motivieren vermag, ist Humor. Er lernt etwas über beängstigende Dinge wie Emotionen, wenn du sie lustig präsentierst. Wenn du es so darstellst, dass er darüber lachen kann, dann lernt er sogar, über seine Gefühle zu reden und dir mutig und ohne Abwehrreaktion zuzuhören, wenn er einmal etwas getan hat, das nicht ganz perfekt war. Ein Mann lacht sehr gerne, vor allem über Dinge, die ihn ängstigen. Mit Humor bringt man ihn dazu, fast alles zu lernen. Solange dein Mann lächeln kann, wird er ein bereitwilliger Schüler sein.

Verpflichte dich, deinem Mann auf eine humorvolle Weise den Weg zu weisen. Verpflichte dich, gemeinsam mit ihm zu lernen, und du wirst entdecken, dass es ganz einfach ist und noch dazu Spaß macht, deinen Mann zu motivieren. Bitte dein kreatives Bewusstsein darum, dir zu zeigen, wie du alles problemlos meistern kannst, um deine Beziehung mit Wahrheit,

Leidenschaft und Liebe zu erfüllen. Wenn du gelernt hast, wie du deinen Partner motivieren kannst, wird er ein bereitwilliger und glücklicher Schüler sein.

Kapitel 48

Es ist niemals zu spät

Die Muster der Kindheit bestimmen, mit welchen Dingen wir uns in den Bereichen von Beziehung, Erfolg, Geld, Familie oder Gesundheit als Erwachsene auseinandersetzen müssen. In einer der letzten Ausgaben der Zeitschrift *O, The Oprah Magazine*[6] las ich etwas über einen Arzt, der ein Buch mit dem Titel *It's Never Too Late to Have an OK Childhood*[7] geschrieben hat. Ich las auch den Artikel, den dieser Arzt verfasst hatte, und war der Meinung, dass er einen ausgezeichneten ersten Schritt darstellt. Er sagt, dass der einzige Weg zur Freiheit darin besteht, zum Schmerz der Kindheit zurückzukehren und durch den Schmerz hindurchzugehen, bis der Prozess der Trauer abgeschlossen ist. Du weißt vielleicht, dass auch Lency und ich wiederholt über dieses Thema gesprochen haben. Es gibt allerdings einen ganz entscheidenden Unterschied. Wir bleiben hier nicht stehen. Im jetzigen Stadium unserer Arbeit und schon seit langer Zeit gilt für uns nach wie vor: „Es ist niemals zu spät für eine *glückliche* Kindheit." Das bedeutet, dass wir die Geschichte unseres Lebens neu schreiben können. Wir tun es nicht, um unser Leben in eine Phantasievorstellung zu verwandeln und unseren Schmerz schönzufärben. Wir tun es, um die Phantasievorstellung unseres Leidens in Freude zu verwandeln. Dies ist auf den ersten Blick ein sehr radikaler Gedanke. So viele Menschen haben in ihrer Kindheit gelitten. Eines steht aber fest, dass nämlich das Maß unseres Leidens dem Maß unserer Schuldzuweisung entspricht. Das Maß unseres Leidens und unserer Schuldzuweisung entspricht dem Maß unserer Schuld. Um uns zu befreien, hegen wir im Hinblick auf die Vergangenheit noch immer Gefühle des Grolls. Auch du hältst an deinem Leiden fest, wie sehr du es auch immer kompensieren magst, und infolgedessen bist du unfreiwillig Teil eines gegenwärtigen Problems, für das du sehr wahrscheinlich auch einem anderen Menschen die Schuld gibst,

---

6 Anm. der Übersetzerin: *O, The Oprah Magazine* ist eine Zeitschrift, die von der berühmten und äußerst einflussreichen amerikanischen Talkshow-Moderatorin Oprah Winfrey herausgegeben wird.

7 Anm. der Übersetzerin: „Es ist niemals zu spät für eine zufriedenstellende Kindheit."

der an der gegenwärtigen Situation beteiligt ist. Es gibt ganz offensichtlich eine Lektion, die wir lernen müssen, um das gesamte Muster zu heilen. Diese Lektion kann gelernt werden. Hier sind zwei verschiedene Wege: ein Weg à la Chuck und ein Weg à la Lency.

Lency würde vorschlagen, dass du dich mit einem anderen Menschen verbindest, indem du beispielsweise dein Problem zwischen dich und ihn stellst und dich dann mit ihm verbindest, bis ihr beide Freude erfahrt. Deine Trauer löst das Negative und sogar das „Zufriedenstellende“ auf, bis nur noch Freude übrig bleibt. Eine meiner Methoden bestünde einfach darin, die Gabe zu finden, gegen die dein Trauma oder dein Problem dich schützen soll. Sobald du die Gabe erkannt und von ganzem Herzen angenommen hast, schenkt sie dir den Schlüssel, mit dem du euch beide befreien kannst. Das löst den Schmerz auf, führt zur Umkehrung der Wahrnehmung und zu einer Ermächtigung, die uns von unserem Opfersein befreit. Darüber hinaus bringt es Erfolg, wo es zuvor nur Versagen oder Hindernisse gegeben hat.

Wo wir an den unglücklichen Erfahrungen unserer Kindheit festgehalten haben, dort haben wir dies aus einem bestimmen Grund getan. Das heißt, dass unser jetziges Problem und die Wurzel, die es hervorgerufen hat, zu einer Tagesordnung unsererseits passen. Wir benutzen sie aus einem bestimmten Grund, und dazu gehört nicht zuletzt unsere Angst, die Kontrolle zu verlieren, die auch der Grund dafür ist, dass wir uns vor unseren Gaben fürchten.

Eine Möglichkeit, diese Tagesordnung einer Prüfung zu unterziehen, besteht darin, dass du dir folgende Fragen stellst:

Zu welchem Zweck benutze ich sie?

Welche Ausrede liefert sie mir?

In welcher Hinsicht bewirkt sie, dass ich Recht habe?

Welche Schuld soll diese Selbstgerechtigkeit verbergen?

Worin besteht meine Angst vor dem nächsten Schritt, die dieses Problem versteckt und schützt?

Ein Kurs in Wundern sagt, dass wir nur zwei Zielsetzungen kennen: Wir benutzen etwas entweder zur Sünde oder zur Heiligkeit. Wie wir ein Ereignis wahrnehmen, wird durch unsere Zielsetzung bestimmt. Ist Heiligkeit das Ziel, werden wir auch einen Weg finden, der uns aus unserem Schmerz führt und uns zu Freude, Freiheit und Begabung gelangen lässt.

Unterziehe ein bestimmtes Beziehungs- oder Familienproblem nun einmal einer näheren Prüfung.

Wozu benutzt du es?

Wozu möchtest du es jetzt benutzen?
Welche Ausrede hat es dir geliefert?
In Beziehung worauf lässt es dich Recht haben?
Welche Schuld hat deine Selbstgerechtigkeit verborgen?
Worin besteht deine Angst vor dem nächsten Schritt?
Mache folgenden Satz zu deinem Mantra für das Problem: „Ich werde diese Sache nur zur Heiligkeit benutzen."

Entscheide dich, ob du den Weg des Fühlens einschlagen willst, auf dem du dich mit einem anderen Menschen verbindest und den Weg gehst, der von der Trauer zur Freude führt, oder ob du intuitiv die Gabe finden willst, der du aus dem Weg gegangen bist, um sie anschließend mit den Menschen sowohl in der gegenwärtigen Situation als auch in der vergangenen Situation, in der die Wurzel des Problems liegt, zu teilen und den Weg zur Heiligkeit einzuschlagen.

Kapitel 49

Dränge einen anderen Menschen nicht dazu, sich zu ändern

Denke einen Moment lang nach. Gibt es jemanden, den du dazu drängst, sich zu ändern – vielleicht deinen Mann oder einen Elternteil, oder deinen Mann oder dein Kind oder deinen Mann? Fällt dir auf, dass er sich umso mehr dagegen wehrt, je mehr du ihn dazu drängst, sich zu ändern? Auch wenn du selbst ein wenig außerhalb einer Situation stehst und nur *denkst*, dass doch alles besser wäre, wenn er nur dieses oder jenes täte, tut er es trotzdem nicht. In Wahrheit sähe es aber auch dann, wenn er es wirklich täte, so aus, als würde er es nur widerwillig tun.

Wenn du einen anderen Menschen dazu drängst, sich zu ändern, dann ist dies ein sicheres Zeichen dafür, dass *du derjenige bist, der aufgefordert ist, sich zu ändern*. Etwas steckt in dir fest, das geheilt werden muss. Dies kann ein tief vergrabenes Erlebnis aus der Kindheit sein, aber auch etwas, das noch nicht so lange zurückliegt. *Jede schlechte Zeit, die wir in der Vergangenheit erlebt haben, war in Wirklichkeit unsere Investition in die Weigerung, uns zu ändern.* Nun können wir die Veränderung vornehmen, die wir schon damals hätten vornehmen sollen. Zuerst müssen wir allerdings erkennen, dass *wir* diese Veränderung herbeiführen müssen.

Lass mich dir sagen, wie schwer es ist, sich zu ändern. Wenn du die Veränderung willst, kommt sie. Wenn du sie von ganzem Herzen willst, kommt sie sofort, und zwar ungeachtet dessen, wie sehr du mit dir selbst oder einem anderen Menschen feststeckst. Auf der tiefsten Ebene haben Kampf und Leblosigkeit in einer Beziehung mit Angst vor Veränderung zu tun, auch wenn du diese Veränderung angeblich willst. Wegen unserer Angst, unserem Mangel an Bewusstheit und manchmal auch Mangel an emotionaler Ehrlichkeit setzen wir andere Menschen unter Druck, sich zu ändern. Wir alle tun es ab und zu, aber so mancher steckt wirklich fest in dem Versuch, einen anderen Menschen dazu bringen zu wollen, sich zu ändern – vor allem den eigenen Mann.

Er ist ein so leichtes Ziel und sich dessen, was der Veränderung bedarf, meist gar nicht bewusst. Deine brennende Eindringlichkeit, mit der du forderst, dass ein anderer Mensch sich ändern muss, ist in Wahrheit jedoch dein eigener Aufruf zur Veränderung, den du einem anderen Menschen aufzuzwingen versuchst. Er wird sich nicht ändern, wie sehr du ihn auch dazu drängen magst. Diese Veränderung – und vielleicht fast jede Veränderung der Menschen in deiner Umgebung – ist davon abhängig, dass du selbst dich änderst. Vielleicht hat deine Seele dir die Aufgabe gestellt, eine führende Rolle zu übernehmen, wenn es um Veränderung geht, und so verlockend es auch scheinen mag, deinen Mann zu drängen, kann nur deine eigene Veränderung die Dinge voranbringen. Und wenn wir einmal ganz ehrlich sind, dann zieht der Mann es eindeutig vor, dass die Frau den Schritt nach vorne geht und er selbst automatisch mitgenommen wird. Er wird dafür sorgen, dass die Erde nicht von außerirdischen Eindringlingen angegriffen wird, und eine Liste aller Fernsehsender aufstellen. Das sind zwar unangenehme Aufgaben, aber irgendjemand muss sie ja schließlich erledigen.

Wenn du dich also darüber beklagst, dass ein anderer Mensch sich nicht ändern will, dann nimm all deinen Sinn für Humor zusammen und gehe mit kühnen Schritten voran in die Zukunft. Dies wird alle Menschen glücklicher machen – nicht zuletzt dich selbst.

Kapitel 50

Selbstsucht

Selbstsucht rührt von Gier her, und unsere Gier wird durch Bedürfnisse genährt, die scheinbar nicht erfüllt werden können. Unsere Selbstsucht ist eine hässliche Narbe der Habgier, die sich durch unser Leben zieht. Wir versuchen, einen Ort der Leere in uns zu füllen, indem wir nehmen und bekommen, aber es ist niemals genug. Unsere innere Leere rührt von verlorener Verbundenheit her. Wo eine Beziehung war, dort gab es auch Verlust, Bedürfnisse und scheinbar unersättlichen Hunger.

Selbstsucht hinterlässt in Beziehungen eine Spur der Niederlage. Sie ist abstoßend und führt zu größerer Distanz in unseren Beziehungen, wo Verbundenheit anderenfalls das ausfüllen könnte, was eine klaffende Wunde war. Unsere Selbstsucht ist eine Wunde, die wir kompensieren. Sowohl die Wunde als auch die Kompensation verhindern, dass wir empfangen können. So entsteht ein Teufelskreis aus Bedürfnis und der Unfähigkeit, wirklich zu empfangen. Ein Teufelskreis ist eine Falle, die immer größer wird und sich spiralförmig nach unten bewegt, während die beiden Seiten der Falle sich gegenseitig ausspielen.

Es ist an der Zeit, den Verlauf umzukehren. Der erste Aspekt, der dazu beitragen kann, ist Bewusstheit. Wo wir feststecken, dort bringt Bewusstheit die Dinge wieder in Fluss. Überlege einmal, wo du unter Umständen selbstsüchtig bist. Welche Form nimmt deine Selbstsucht an? Welcher Verlust, den du im Leben erlitten hast, nährt sie? Kann es sein, dass du deine Selbstsucht verurteilt hast und sie kompensierst, indem du entweder übermäßig großzügig bist oder dich aufopferst? Wenn du sie kompensierst, dann bitte dein höheres Bewusstsein einfach darum, neuen Frieden und neue Ganzheit entstehen zu lassen, indem es die Selbstsucht oder die Schattenfigur des „Selbstsüchtigen" und die Abwehr beziehungsweise Kompensation integriert. Ansonsten kannst du üben, dort zu geben, wo du bisher zu nehmen versucht hast, und zwar nicht als Abwehr, sondern als Prinzip, das dich erfüllen und gleichzeitig heilen kann.

Kehre zu den Orten zurück, an denen du glaubst, deine Verbundenheit verloren zu haben. Stelle sie wieder her, indem du allen Menschen, die an der Situation beteiligt waren, Liebe und Licht sendest. Wenn es den Menschen in diesen Situationen an Liebe und Licht gefehlt hat, stelle dir außerdem vor, wie Licht aus deiner Seele und Liebe aus deinem Herzen hervorströmt, bis alle Menschen in einen Zustand des Friedens und der Freude gelangt sind. Dasselbe kannst du bei den Menschen tun, von denen du nehmen wolltest. Wenn du versucht hast, die Leere mit bestimmten Dingen zu füllen, gib dieses Licht und diese Liebe den Menschen, die dir am nächsten stehen. Das füllt die Leere in deinem Inneren, und du kannst von der Selbstsucht zur Großzügigkeit gelangen. Ist die Verbundenheit groß genug, tritt die Gabe zutage, die unter deiner Selbstsucht verborgen liegt, und lässt deine Erfüllung noch größer werden. Dann kannst du diese Gabe nicht nur in der Vergangenheit geben, in der dein Bedürfnis begonnen hat, und sie umkehren, sondern auch in der Gegenwart, um dir selbst und anderen Menschen ein höheres Maß an Glück zu bringen.

Kapitel 51

Keine Grenzen

Das Konzept der „Grenzenlosigkeit“ ist entweder eine psychologische Falle oder eine Erfahrung des reinen Geistes. Wenn es eine Erfahrung des reinen Geistes ist, dann ist es eine Erfahrung des Einsseins. Wenn es eine Falle ist, dann weist es auf einen Ort hin, an dem wir emotional gehemmt sind. Ich möchte mich in diesem Kapitel auf den Aspekt der Falle konzentrieren.

Unsere psychologische Entwicklung hängt davon ab, dass wir die Individuation verwirklichen können. Dies ist ein Zustand, in dem wir uns selbst auf gesunde Weise definiert haben. Sobald wir diesen Zustand erreicht haben, können wir weitergehen, um unsere Gehemmtheit zu überwinden und zu noch größerer Kreativität zu gelangen. Wir sind in einer Aufwärtsspirale der Freude, wenn wir Grenzen beseitigen, indem wir uns mit anderen Menschen verbinden.

Als Falle weist „Grenzenlosigkeit“ auf einen Ort hin, an dem wir eine emotionale Verletzung erlitten haben, von der wir uns nicht erholt haben. Diese Verletzung, die von Angst erfüllt ist, weil wir unsere Bedürfnisse erfüllt bekommen wollten, versuchen wir nun zu kompensieren. Indem wir dies tun, missachten wir jedoch die Grenzen anderer Menschen in unserer blinden Hast, unsere Bedürfnisse erfüllt zu bekommen. Dadurch geben wir ihnen das Gefühl, dass wir über sie herfallen und auf ihnen herumtrampeln. Wenn wir auf Nehmen eingestellt sind, dann erkennen wir nicht, welche Wirkung wir auf andere Menschen haben. Fast alle unsere Machtkämpfe sind Kämpfe, bei denen ein anderer Mensch uns nicht erlauben will, unter Missachtung seiner eigenen Bedürfnisse und Grenzen unseren Willen durchzusetzen. Ein Kampf ist per Definition der Versuch, einen anderen Menschen durch Aggression, Rückzug oder Kontrolle dazu zu zwingen, dass er unsere Bedürfnisse erfüllt.

Wenn wir wütend auf jemanden sind, weil er unsere Grenzen verletzt hat, dann lebt dieser betreffende Mensch nur aus, wie wir selbst einmal waren, als wir versucht haben, jemanden zu besitzen, damit er unsere Bedürfnisse erfüllt. Obwohl zudringliche Menschen äußerst nervtötend sein können, wenden wir uns denen, die ein so großes Bedürfnis zum Ausdruck bringen, nur deshalb zu, weil wir selbst einmal ganz genauso gehandelt haben. Weil wir es selbst getan haben, legen wir in unserem Bewusstsein eine Prägung an, die Situationen herbeiführt, in denen andere Menschen sich uns gegenüber ganz genauso verhalten. Es kann von großem Nutzen sein, wenn es jemanden gibt, der deine Grenzen überschreitet, weil es dich wissen lässt, dass du diesen Teil deiner selbst nicht angenommen, ihm nicht vergeben und ihn nicht integriert hast. Wenn du es getan hättest, dann wäre die Situation entweder überhaupt nicht eingetreten oder du hättest den „Eindringling" dazu zu bewegen vermocht, sich in einer Weise zu verhalten, die dich nicht verletzt.

Taucht ein solcher Eindringling in unserer Welt auf, so ist dies meist ein Hinweis auf die Vergangenheit. Vielleicht haben wir einem anderen Menschen nicht verziehen, dass er versucht hat, von uns zu zehren. Dabei kann es sich um unsere Eltern, frühere Geschäftspartner oder eine frühere Beziehung gehandelt haben. Weil wir ihn verurteilt haben, statt ihm zu helfen, haben wir seine Verletzungen übernommen und leben sie durch unser eigenes Verhalten und das Verhalten der Menschen in unserer Umgebung nun erneut aus. Wenn wir ihm jetzt vergeben, dann sind wir beide frei. Wenn wir ihm die Gabe geben, die wir auf einer Seelenebene mitgebracht haben, dann verhindern wir, dass wir in dieser Hinsicht selbst ausgenutzt werden.

Ein solcher Eindringling kann aber auch auf Situationen hinweisen, in denen wir versucht haben, von anderen Menschen wie Eltern, Geschwistern, Liebespartnern oder Kollegen zu nehmen. Später haben wir unser Verhalten dann abgelehnt und vergraben, statt es zu integrieren.

Das Maß, in dem du wütend auf einen Menschen bist, der sich dir aufdrängt, ist auch das Maß, in dem du das innere Selbst, das Grenzen nicht achtet, nicht aufgelöst hast.

Wenn du es wüsstest, wie viele Selbstanteile trägst du in dir, die Grenzen anderer Menschen nicht achten?

Wenn du es wüsstest, lebst du die „Grenzenlosigkeit" dann einfach nur aus oder kompensierst du sie oder beides?

Integriere diese Selbstanteile und alle Kompensationen mit Hilfe deines höheren Bewusstseins.

Nun wollen wir zur Wurzel des Schmerzes zurückkehren, die dieses Muster der „Grenzenlosigkeit" in Gang gesetzt hat.

Wenn du wüsstest, wann es begonnen hat, dann war es vermutlich im Alter von ____ Jahren.

Wenn du wüsstest, wer daran beteiligt war, dann war es vermutlich ________________________.

Wenn du wüsstest, was damals geschehen ist, dann war es vermutlich so etwas wie ___________________________.

Was hat das Ego dir dafür versprochen, dass du den Weg gehst, den es dir damals angeboten hat? (Wenn du Schmerz erfährst, dann musst du dich damals für den Weg deines Egos entschieden haben.)

Was hat dein höheres Bewusstsein dir angeboten, wenn du stattdessen seinen Weg gehst?

Nachdem du dich für den Weg deines Egos entschieden hattest und nun erkannt hast, welche Folgen es für dich hatte, möchtest du vielleicht mit dem, was du jetzt weißt, eine neue Entscheidung treffen?

Wenn du eine neue Entscheidung triffst und den Weg des höheren Bewusstseins wählst, dann stelle dir das Selbst vor, das du damals warst, nimm seine Hand und gehe den Weg des höheren Bewusstseins hinauf. Nimm an, was dir angeboten wird, und teile diese Gabe mit den Menschen, die an der Situation beteiligt waren. Gehe den Weg, den das höhere Bewusstsein dir anbietet, bis du im gegenwärtigen Augenblick angekommen bist.

Kapitel 52
Wut und Ärger

In den über zwei Jahrzehnten unserer Ehe ist es vielleicht ein halbes Dutzend Mal vorgekommen, dass ich offen wütend auf Lency war. Wirklich interessant war, dass es so schien, als sei Lency gerade in diesen Zeiten außerordentlich liebevoll. Ich hatte stets die Wahl, entweder meinem Ärger freien Lauf zu lassen und mit Nachdruck auf meiner Meinung zu beharren oder ihn loszulassen und die außergewöhnlich liebevolle Energie zu genießen, die sie mir anbot. Fast immer traf ich die richtige Entscheidung und ließ meinen Ärger sofort los. Einige Male, die ich jetzt der Forschung zuschreiben will, ließ ich meinem Ärger allerdings freien Lauf. Lency war offen, empfänglich und einfühlsam, aber nach meinem fünfminütigen Vortrag musste ich feststellen, dass ihre wunderbare Liebesenergie fort war. Heute erkenne ich, dass mein Zorn eine Strategie meines Egos war, das sich dagegen wehrte, so sehr geliebt zu werden.

Ärger ist eine Emotion der Abwehr. Seine Aufgabe besteht darin, tiefere Emotionen zu schützen, die wir nur ungern fühlen wollen, weil wir glauben, dass wir die Kontrolle verlieren würden, wenn wir es täten. In Wahrheit ist Ärger sowohl eine Übertragung aus alten, unerledigten Erfahrungen wie auch eine Projektion für etwas, das wir selbst getan oder kompensiert haben und noch immer in uns tragen.

Auf einer tieferen, unterbewussten Ebene haben wir die Situation herbeigeführt, um wütend auf unseren Partner sein zu können. Im Wilden Westen nannte man diese Verhaltensweise „sich ins eigene Knie schießen". Du könntest die vergebene Chance zu einer neuen Stufe der Nähe mit deinem Partner wahren, indem du bewusster wirst, dir einige Fragen stellst und bessere Entscheidungen triffst.

Der erste Schritt besteht darin, dass du dich dabei ertappst, dass du wütend bist, statt einfach zu reagieren. Dann könntest du dich fragen: Welchem Zweck dient mein Ärger?

Wozu benutze ich meinen Ärger genau jetzt?

Welcher Schwäche kann ich weiterhin nachgeben, indem ich an meinem Ärger festhalte?

Mit wem kämpfe ich in Wirklichkeit, indem ich meine Wut an diesem Menschen auslasse?

Was verberge ich durch meine Wut?

An wem räche ich mich, indem ich jetzt an diesem Kampf festhalte?

Welche meiner Regeln hat dieser Mensch gebrochen?

Wer hat diese Regel noch gebrochen?

In welcher Hinsicht will ich Recht haben?

Welche Schuld verbirgt es in mir?

Was hat das Ego dir angeboten, damit du dich für seinen Weg der Wut und des Ärgers entscheidest?

Welche Gabe bietet dein höheres Bewusstsein dir an, wenn du dich stattdessen für seinen Weg entscheidest?

Würdest du diese Gabe nun annehmen?

Würdest du sie mit dem Menschen teilen, auf den du wütend bist, und auch mit dem Menschen, der die Regel in einer vergangenen Situation gebrochen hat, damit du nun frei sein kannst?

Kapitel 53

Deinen Platz als Frau einnehmen

Bei meiner Arbeit mit Menschen überall auf der Welt, zuerst als Eheberater und nun als Trainer und Coach, habe ich immer wieder erlebt, dass es geschieht. Wenn eine Frau ihren Platz in der Beziehung einnimmt, dann läuft die Beziehung gut. Um dies zu erreichen, muss sie emotionales Schwelgen, ihre Abhängigkeit und ihren Wunsch nach Beherrschung aufgeben. Sie muss ihren Wunsch aufgeben, etwas nur für sich selbst zu bekommen, indem sie ihrem Partner und ihrer Beziehung einen höheren Wert beimisst. Wenn sie sich für Gleichheit statt für Konkurrenz oder „etwas Besonderes sein wollen" entscheidet, dann nimmt sie ihren Platz als natürliche Regisseurin ein und konzentriert ihre Energie auf die pädagogische Seite, die Emotionen, die Kommunikation und mitunter sogar die sexuellen Aspekte der Beziehung. Dies geschieht natürlich ungeachtet dessen, dass jeder Mann glaubt, Gottes Geschenk an die Frauen zu sein.

Nimmt eine Frau ihren Platz ein, dann reagiert der Mann nicht unbesonnen oder dumm, weil er in so hohem Maße dissoziiert und unabhängig ist. Der unaufhaltsame Zug des Gleichgewichts richtet die Beziehung aus und bringt sie auf gesunde Weise in Fluss, wenn die Frau den Mut hat, ihren Platz einzunehmen. Sie kann mit ihrem Mann auf eine Weise kommunizieren, die bewirkt, dass er sie hört und wirklich auf sie selbst, die Beziehung und die Kinder eingeht. Wenn eine Frau ihren Platz einnimmt, wird sie einen dankbaren Mann vorfinden, denn sie wird zu einer Quelle praktischer Weisheit, die sein Leben beträchtlich einfacher macht. Der Mann findet seinerseits eine attraktive und gleichrangige Partnerin, deren oberstes Ziel nicht darin besteht, ihre Bedürfnisse erfüllt zu bekommen, sondern darin, die Beziehung aufzubauen. Die Frau nimmt ihre natürliche Stellung der Macht ein, hindert ihren Mann daran, törichte und eigensinnige Fehler zu machen und erntet ihrerseits als Dank eine große Fülle an Anerkennung und Liebe.

Damit sie ihren Platz wirklich einnehmen kann, muss eine Frau dies von ganzem Herzen tun wollen und sich ihm verpflichten. Ein Mann, der über ein gewisses Maß an Bewusstheit verfügt, kann umgekehrt diese

Verpflichtung für seine Frau eingehen. Dies stärkt die Beziehung auf jeden Fall. Um eine Analogie aus dem American Football zu benutzen: Frauen sind die *Quarterbacks*, die geborene Führerin. Sie müssen geplante Spielzüge umsetzen und an die jeweilige Situation anpassen, sie müssen dafür sorgen, dass ihre Mitspieler den Ball bekommen, und sie müssen gutes Passspiel beherrschen. Männer sind von Natur aus das, was man im American Football als *End* bezeichnet: der Spieler, der den Pass des *Quarterbacks* fängt. Wo Liebe und Verbundenheit herrschen, dort wird die Beziehung zu einem Kunstwerk, bei dem der Mann – der *End* – allen Widerständen zum Trotz den Ball auf heldenhafte Weise fängt. Es ist inspirierend, eine solche Partnerschaft zu sehen, sei es nun auf dem Spielfeld oder in einer Beziehung. Die Stellung der Frau macht sie nicht zu etwas Besserem. Sie hat ganz einfach die wichtigste Aufgabe in der Beziehung für die Beziehung. Wenn die Frau beherrschen oder abhängig bleiben will, weil sie Angst hat, oder wenn sie versucht, vergangene Bedürfnisse in der Gegenwart erfüllt zu bekommen, dann wird die Beziehung schon bald auf eine steinige und gefährliche Straße geraten.

Frauen, nehmt euren Platz ein. Tut es um euretwillen, eures Mannes willen, eurer Kinder willen, eurer Beziehung willen und eurer Familie als Ganzes willen. Damit gebt ihr euch und eurer Familie die größte Gabe, die es gibt.

Vor kurzem habe ich mit einer jungen Frau und ihren Eltern gearbeitet. Die junge Frau hatte einen Nervenzusammenbruch erlitten. Ihre Mutter hatte niemals ihren Platz in der Beziehung zu ihrem Mann eingenommen. Sie hatte sich davor gefürchtet, weil er starrköpfig und eigensinnig war und glaubte, das Beste für seine Kinder zu tun, indem er sie unermüdlich zur Perfektion antrieb. Er war harsch und fordernd, und schließlich war seine Tochter unter dem großen Druck zusammengebrochen. Ihr Zusammenbruch war sowohl ein Ruf nach Liebe als auch ein Wunsch nach Rache. Die Situation und die damit verbundenen Dynamiken waren entsprechend schmerzhaft und verworren. Am Schluss brach der Vater, der einen eisernen Willen hatte, unzählige Male in Tränen aus, als er erkannte, welche Wirkung sein Verhalten auf seine Familie hatte. Die Aktion der Tochter war ein sehr drastischer Versuch, die Familie in ein Gleichgewicht zu bringen. Sie hätte mühelos vermieden werden können, wenn die Frau gewagt hätte, ihren Platz einzunehmen und ihren Mann zu zügeln. Damit hätte sie ihren starrköpfigen Mann in ein Gleichgewicht gebracht und ihnen allen viel Schmerz erspart.

Die meisten Frauen bringen ihr ganzes Leben damit zu, etwas über Beziehungen und darüber zu lernen, was notwendig ist, um sie erfolgreich zu machen. Wenn sie ihren Platz ein- und ihre natürliche Aufgabe übernehmen, dann nimmt auch der Mann seinen natürlichen Platz in der Beziehung und in der Welt ein und zerrt seine Familie nicht um den Preis eines dummen Traums willen hinter sich her.

Ladies, nehmt euren Platz ein. Männer, unterstützt eure Frau. So kann eure ganze Beziehung sich zusammenfügen und auf eine vollkommen neue Stufe der Mühelosigkeit und des Flusses gelangen.

Kapitel 54

Was du tun kannst, wenn es in deiner Beziehung nicht gut läuft

Wenn es in deiner Beziehung nicht gut läuft, dann geht es auch dir nicht gut. Je schlechter es in deiner Beziehung läuft, umso schlechter fühlst du dich, es sei denn, du dissoziierst, was aber eine schlechte Idee ist, weil du dann nicht spüren oder erkennen kannst, was in Ordnung gebracht werden muss.

Zuerst einmal musst du die Verantwortung für das übernehmen, was mit dir und deinem Partner geschieht. Wenn du keine Verantwortung übernimmst, wird es dir auch nicht gelingen, etwas zu ändern. Wenn du nichts ändern kannst, neigst du schnell dazu, Schuld zuzuweisen. Wenn du Schuld zuweist, neigst du schnell dazu, anzugreifen oder dich zurückzuziehen. Deinem Partner, dir selbst, dem „verdammten Karma" oder Gott die Schuld zu geben ist einfach eine Strategie, um keine Verantwortung übernehmen zu müssen. Einem anderen Menschen die Schuld zu geben, einschließlich dir selbst, ist einfach eine Ausrede, um dich nicht ändern zu müssen. Langfristig – und kurzfristig – kann nur Verantwortung dich befreien.

Der zweite Schritt ist die Erkenntnis, dass alles, was du fühlst, deiner Heilung und deinem Wachstum dient und deshalb in deinem ureigenen Interesse liegt. Es ist besser, dich damit zu beschäftigen, was du verändern solltest, als darüber zu jammern, was du fühlst. Alles, was du in einer gegenwärtigen Situation fühlst, hat eine frühere, ähnliche Erfahrung ausgelöst. Die Emotionen, die zur Oberfläche drängen, können zu Gefühlen von Depression, Hoffnungslosigkeit oder Qual führen. Es kann sogar sein, dass du viel stärkere Emotionen erfährst, als es die Situation eigentlich rechtfertigt. Was auch immer in dir zur Oberfläche drängt, muss geheilt werden. Es ist in deinem eigenen Interesse, es nicht länger in dir schwelen zu lassen, denn es wird nur zu Krankheiten oder noch größeren Herzensbrüchen in der Zukunft führen. Zukünftige Niederlagen könnten sich als noch weit verheerender herausstellen. Nimm die angebotene Chance wahr und gib die Versuchung auf, der Situation aus dem Weg zu gehen, die dazu geführt hat, dass du dich so schlecht fühlst.

Wenn du die volle Verantwortung übernimmst, dann kannst du sie dem heiligen Geist übergeben, damit er sie für dich auflöst.

Wenn du die volle Verantwortung übernimmst, kannst du den Prozess der Heilung in Gang setzen. Finde den Weg, der diesmal am besten geeignet ist, um die Situation zu transformieren. Auf dem gemeinsamen Weg zum Einssein wirst du mit deinem Partner noch unzählige Male vor derselben Situation stehen. Daher wäre es am besten, wenn du herausfindest, was euch am besten hindurchbringt.

Bitte als Nächstes um Gnade und Wunder und darum, dass die Situation sich auf mühelose Weise entfalten möge. Widme deine Beziehung der Ganzheit für euch beide, sodass sie zu einer Himmelsleiter werden kann. Jede schmerzhafte Situation ist nur eine weitere Stufe, die euch zu größerer Ganzheit führen will.

Gehe in die Emotion hinein, statt vor ihr davonzulaufen. In dem Maße, in dem du den Mut hast, durch sie hindurchzugehen, wirst du Teile deiner selbst zurückgewinnen, die du in früheren Situationen verloren hast. Wenn du alle dunklen Emotionen hinter dir gelassen hast, bist du in der großartigen Position, deinen Partner in Liebe durch alle Situationen begleiten zu können, die er durchmacht.

Lass jede Verhaftung an eine bestimmte Position los. Loslassen schenkt dir Ideen und die Fähigkeit, auf andere Menschen einzugehen, und außerdem hilft es dir, nicht in irgendeiner dunklen Emotion stecken zu bleiben. Lass alle dunklen Emotionen los, denn jede von ihnen weist auf einen Ort hin, an dem du verhaftet bist. Manche Menschen sind so gut darin, dass sie mehr gar nicht tun müssen, um den Rückweg zu ihrem Partner zu finden und den liebenden Raum einnehmen zu können, in dem sie ihn durch die letzten Schichten seines Schmerzes ziehen können. Wenn du loslässt, sei dir bewusst, dass die nächste Schicht innerhalb von Sekundenbruchteilen zur Oberfläche drängen und noch schlimmer sein kann, dass du nun aber durch genau die Situation hindurchgehst, durch die du hindurchgehen musst. Wenn du über ein gewisses Maß an Bewusstheit verfügst, wirst du wahrnehmen, dass das Gefühl kurzzeitig besser wird, ehe die nächste Schicht dich trifft. Wenn du erkennst, wie groß die Chance ist, die sich dir bietet, dann kannst du Dinge klären, die tief in dein Unbewusstes hinabreichen. Manche Menschen – meist Kinästheten, „fühlende“ Menschen – müssen sich durch jedes Gefühl hindurchfühlen. Sie sind sehr mutig. Obwohl dies ein sehr langsamer Prozess sein kann, ist er tief und äußerst effektiv. Wenn er auch deine Methode ist, dann bitte um die Hilfe des Himmels und springe kopfüber hinein.

Hab Vertrauen. Sei vertrauensvoll. Setze dein Vertrauen ein, das die Kraft deines Geistes ist, um zu erkennen, dass diese Sache ein glückliches Ende haben wird, und um darauf zu vertrauen, dass ihr beide, dein Partner und du selbst, sie großartig bewältigen werdet. Vertraue dem Prozess. Es gibt nichts, was dein Vertrauen nicht heilen könnte. Auf irgendein Ziel musst du die Kraft deines Geistes richten. Warum richtest du sie also nicht auf den Erfolg? Worauf du die Kraft deines Geistes richtest, so wird es sein. Sieh das erfolgreiche Ende vor dir und wisse, dass alles, was geschieht, nur etwas ist, das auf dem Weg zu deinem Happyend liegt.

Gehe auf deinen Partner ein, wenn du mit ihm kommunizierst, und teile dich ihm auf eine liebevolle und wahre Weise mit. Ihr seid beide verantwortlich, aber keiner trägt die Schuld. Sei mitfühlend, wenn du deinem Partner deine Erfahrungen mitteilst. Bitte ihn, ehrlich zu sein, wenn er seine Erfahrungen mit dir teilt.

Der Weg zum Glück liegt darin, dass du dich mit deinem Partner verbindest, und zwar unabhängig davon, worin das Problem besteht. Dies lässt Verbundenheit auf einer neuen Stufe entstehen und erlaubt es dir, deine Beziehung als machtvolles Werkzeug im Dienst der Heilung zu nutzen. Du kannst dich emotional mit deinem Partner verbinden, bis du erneut die Erfahrung machst, dass du ein Herz und ein Geist mit deinem Partner bist.

Verpflichte dich deinem Partner. Verpflichte dich der Gleichheit. Verpflichte dich dem nächsten Stadium, denn Probleme treten nur auf, weil sie eine Strategie des Egos sind, die dich daran hindern soll, den nächsten Schritt zu gehen. Auf deinem Weg zum Einssein wirst du viele zehntausend Schritte hinter dich bringen. Du kannst mehrere hundert, wenn nicht gar tausend Schritte sparen, wenn du dich in deiner Verpflichtung rückhaltlos gibst.

Beziehungen können der schnellste Weg zu persönlichem Wachstum sein. Gib also nicht auf, wenn du in einem Abwärtszyklus bist oder die Ellipse der Umlaufbahn, in der eure Beziehung sich befindet, die Distanz zwischen dir und deinem Partner größer werden lässt. Dein Heilungsprozess und deine Selbstverpflichtung kürzen den Weg der Umlaufbahn immer wieder ab und bringen dich zu deinem Partner und zu dir selbst zurück. Wenn du dich deinem Partner verpflichtest, wird die Umlaufbahn kürzer, und zwar auch dann, wenn du dich mit Angelegenheiten auseinandersetzt, die in deinem Unbewussten verborgen liegen.

Betrachte deinen Partner als Pforte zu Wachstum und Heilung und erkenne, dass jede negative Wahrnehmung ein falsches Urteil auf dem Weg zu größerer Liebe und zu der Freude ist, die daraus entsteht.

Kapitel 55
Rache

Sie sagte mir, sie sei glücklich, dass sie und ihr Mann am Tag zuvor beschlossen hätten, sich zu trennen, und er sei ebenfalls glücklich. Ihre Körpersprache las sich wie eine Geschichte, die von Leugnung, Kontrolle, Unabhängigkeit und Machtkampf erfüllt war.

Ich sprach mit ihr über den Machtkampf zwischen ihr und ihrem Mann. Sie sagte mir, dass dieses Stadium vorüber sei und sie sich nun im nächsten Stadium befänden, in dem sie es mit Leblosigkeit zu tun hätten. Ich fragte sie, wann sie durch das Stadium des Machtkampfs mit ihrem Mann hindurchgegangen sei, und sie sagte: „Gestern Abend!“ Ich dachte: „Junge, Junge! Heute Nachmittag werde ich alle Hände voll zu tun haben.“ Abgesehen davon, dass ihre Abwehr extrem stark war, war sie außerdem nämlich auch noch die zwanzigste Fokusperson des Seminars, und die Zahl zwanzig symbolisiert die heilende Gabe der Führungskraft in Beziehungen. Wir hatten einen sehr weiten Weg zu gehen.

Sie sagte immer wieder: „Muss ich dir wirklich sagen, was er so Schlimmes getan hat?“

Ich sagte ihr, das sei nicht notwendig, denn wir alle wüssten, was für ein Mistkerl er sei. An dieser Stelle lächelte sie zum ersten Mal. Ich fuhr fort und sagte: „Unabhängig davon, was er getan hat, weißt du aber, dass du daran mitgewirkt hast, diese Situation herbeizuführen, weil du damit einen Vorwand hattest, unabhängig zu sein und zu tun, was du wolltest.“

Sie konnte nicht anders. Sie hob die Hand zum Mund und lachte ihr „erwischtes“ Lachen. Dieses Lachen ist ein klares Zeichen dafür, dass eine verborgene unterbewusste Wahrheit aufgedeckt wurde. Wenn ich den Nagel wirklich auf den Kopf getroffen habe, dann ist die Reaktion darauf nicht nur ein Lächeln, sondern ein richtiges Lachen. Mehr brauchte ich nicht, um einen Einstieg zu haben. Dann sprach ich über etwas, von dem ich wusste, dass es sie berühren würde. Ich sprach über die vielen Herzensbrüche, die sie als Kind erfahren hatte, und wie schwer es für sie gewesen war. Sie hatte Tränen in den Augen, als ich fortfuhr, dass alle Verletzungen und Herzensbrüche, die wir nicht heilen, sich zu einem Muster der Rache entwickeln und dass ihr Leben nun von Rache erfüllt war. Ich erklärte ihr, dass alle diese Verletzungen und die damit einhergehenden Herzensbrüche und Rachemuster entstanden waren, lange bevor sie ihren Mann kennen gelernt hatte. Sie bestrafte ihn für ihre alten Wunden.

Dann bat ich sie, sich daran zu erinnern, wie todunglücklich sie als Kind gewesen war, weil ihre Eltern sich ständig gestritten hatten. Sie nickte wieder mit Tränen in den Augen. Ich sagte: „Stell dir vor, wie deine Tochter sich fühlen muss, wenn du und dein Mann euch dauernd streitet. Wenn du deinen Mann triffst, dann triffst du auch immer deine Tochter. Jeder Angriff, den dein Mann gegen dich führt, greift auch deine Tochter an. Du kannst diese Sache heute Nachmittag ändern und sowohl deinen Mann als auch deine Tochter – und sogar deine Eltern – befreien."

Zum ersten Mal sah ich in ihren Augen so etwas wie Bereitschaft und die Reife, die sagte, dass sie nun so weit war, mit ihrer heilenden Übung zu beginnen. Ich fragte sie, wie viele Teile ihres Bewusstseins an ihrem Muster der Rache beteiligt seien, und sie erwiderte: „Viele."

Ich erklärte ihr, dass wir, wenn wir uns rächen wollen, entweder einen anderen Menschen angreifen (dem Angriff, den wir gegen einen anderen Menschen führen, aber selbst nicht entkommen) oder zum Opfer werden, um es den Menschen heimzuzahlen, die uns nahe stehen. So oder so verlieren wir ebenso viel wie die Menschen in unserer Umgebung. Wenn wir verletzt werden – was in Wirklichkeit eine Form von Rache ist –, dann setzen wir ein Muster aus Opferrolle und Rache in Gang, das so lange andauert, bis wir es vollständig geheilt haben. Dann bat ich sie, einen Teilnehmer zu bestimmen, der die Rolle ihrer Rache übernehmen sollte, und einen zweiten, der die Rolle ihrer alten Wunden spielen sollte. Auf der positiven Seite bestimmte sie einen Teilnehmer, der die Führungskraft verkörperte, die sie in Beziehungen zeigen sollte, und einen zweiten, der die Gabe der Bewusstheit verkörperte – eine mächtige Gabe, die sich unter ihrer Rache und ihren alten Wunden verbarg. Sie wählte außerdem Teilnehmer aus, die ihre Eltern, ihren Mann und ihre Tochter darstellen sollten.

Dann traf sie die Entscheidung, ihre Führungskraft in Beziehungen und ihre Gabe der Bewusstheit anzunehmen, die ein hohes Maß an Fluss im Leben entstehen lässt und sie mühelos davon abbringen würde, wieder in alte Muster der Rache und in die Falle alter Wunden zu fallen. Nachdem sie ihre neu entdeckten Gaben von ganzem Herzen angenommen hatte, ging sie weiter, um mit ihrer Hilfe die Teile ihres Geistes zu retten, die in Verletzung und Rache gefangen waren. Sie teilte die Gaben mit ihren Eltern und gab sie durch die Eltern weiter, um auch ihre Ahnen von diesem furchtbaren Muster zu befreien. Schließlich befreite sie auch ihre Tochter und ihren Mann sowie die Familie ihres Mannes.

Als sie ihren Mann erreichte, sprangen alle im Raum jubelnd auf und gingen zu ihr hin, um einen Kreis um sie und die anderen Teilnehmer der Aufstellung zu bilden. Das Problem von Kampf und Rache war bei ihnen allen auf Resonanz gestoßen, und sie jubelten, weil sie sahen, dass es jemandem gelungen war, einen Weg hindurch zu finden und damit dem gesamten Gruppenbewusstsein ein Muster der Heilung zur Verfügung zu stellen.

Kapitel 56

Heiße dich selbst wieder willkommen

Wenn wir in der Vergangenheit eine große Enttäuschung, ein schweres Trauma oder einen schlimmen Herzensbruch erfahren haben, dann waren wir immer in Gefahr, einen Teil unserer selbst zu verlieren oder preiszugeben. Wir haben es getan, um den Schmerz zu lindern, ihn stattdessen aber lediglich verdrängt. Die Spaltung in unserem Bewusstsein führt zu einem andauernden Konflikt. Sie führt auch dazu, dass uns immer weniger von uns selbst zur Verfügung steht, um unser Leben meistern zu können. Diese Abwehrstrategie ist eindeutig selbstschädigend, und irgendwann werden wir zu einem Gespenst unseres früheren Selbst, sind verschlossen und unfähig, ein Leben zu leben, das von Begeisterung erfüllt ist. Leidenschaft scheint der Vergangenheit anzugehören, und wir sind ständig müde und weltverdrossen.

Die Zeit ist gekommen, nicht länger ein „Gespenst deines früheren Selbst" zu sein. Sobald du zu einem Gespenst geworden bist, lautet die einzige interessante Frage, die sich noch stellt, ob du ein wohlmeinendes oder ein unfreundliches Gespenst bist. Es ist an der Zeit, dich selbst aus all den Zeiten wieder willkommen zu heißen, in denen du dich verloren hattest. Das rettet dich vor einem Leben, in dem du „irgendwas" fühlst. Du bringst dich ein, und weil du dich gibst, erfährst du die Freude und den Erfolg, die damit einhergehen, dass du dich vorbehaltlos gibst.

Es ist an der Zeit, dich selbst wieder willkommen zu heißen. Diese Reintegration wird dich zu neuer Ganzheit führen. Alle Emotionen aus der Vergangenheit kannst du einfach loslassen oder deinem höheren Bewusstsein übergeben, damit es sie heilen kann. Gehe gedanklich durch dein Leben und schreibe die Vorfälle nieder. Wo du Teile deiner selbst verloren hast, stelle dir die Frage, welchen Prozentsatz deiner selbst du verloren hast.

Frage dich dann, welche Auswirkungen der Verlust deiner Selbstanteile auf dein Leben hatte. Das Trauma war schlimm genug. Einen Teil deiner selbst zu verlieren macht es noch schlimmer. Stelle dir vor, welche Auswirkungen es auf dein Leben hätte, wenn du diesen Teil deiner selbst nun wieder willkommen heißen würdest.

Ereignis	Verlorener Prozentsatz	Welche Auswirkungen es auf mich hatte	Welche Auswirkungen es hat, wenn ich mich wieder willkommen heiße

Kapitel 57

Wahre Vergebung

Jedes Problem, das du hast, und sei es noch so schlimm, kann durch Vergebung geheilt werden. Wenn du nun einmal über dein allerschlimmstes Problem nachdenkst, dann erkenne, dass alter Groll an der Wurzel dieses Problems liegt. Vergebung löst den Groll und damit das Problem auf. Wenn du die Tiefen deines Geistes kennen würdest, dann würdest du erkennen, dass Vergebung keine Form der Herablassung ist, sondern etwas, das uns von unseren Urteilen befreit, die bewirken, dass wir anderen Menschen die Schuld an etwas geben, das auf unseren eigenen verborgenen inneren Dynamiken beruht.

Stelle dir vor, dass der Mensch, gegen den du diesen Groll hegst, vor dir steht. Die nachstehende Übung der Vergebung wird dich von allen verborgenen Dingen befreien. Wiederhole die Worte aufrichtig, und fühle sie, während du sie sprichst:

Es tut mir leid, dass ich dich benutzt habe, um mich selbst zurückzuhalten.

Es tut mir leid, dass ich dich als Ausrede benutzt habe, um nicht weitergehen zu müssen, weil ich Angst davor habe.

Es tut mir leid, dass ich dich als Ausrede benutzt habe.

Es tut mir leid, dass ich dich benutzt habe, um mein Ego zu stärken.

Es tut mir leid, dass ich dich benutzt habe, um mich selbst zu bestrafen.

Es tut mir leid, dass ich dich nicht gerettet habe und dass ich schließlich deine Verletzung davongetragen habe.

Es tut mir leid, dass ich dich benutzt habe, um mich zu verstecken und meinen eigenen Willen durchzusetzen.

Es tut mir leid, dass ich mich zu deinem Opfer gemacht habe, damit ich mich an anderen Menschen rächen konnte.

Es tut mir leid, dass ich dich als Teil meines Autoritätskonflikts mit Gott benutzt habe.

Damit ich diesen Schmerz nicht an die Menschen weitergebe, die ich liebe, will ich die Gabe, die in mir liegt, öffnen, um sie mit dir zu teilen und auf diese Weise uns beide zu befreien.

Ich bringe dir nun die Gabe …

Teile die Gabe, die dir in den Sinn kommt, mit dem betreffenden Menschen. Wenn du ihm rückhaltlos vergibst, werdet ihr beide befreit.

Kapitel 58

Wenn ein Bedürfnis entsteht

Ich war unterwegs, als mich der Anruf meines Freundes Spencer erreichte. Da ich gerade keinen dringenden Termin hatte, konnte ich sofort mit ihm sprechen. Er war so wütend auf seine Frau Diana, dass er sogar von Scheidung redete. Die beiden waren auf der Hochzeit eines Freundes gewesen, und nach ihrer Rückkehr war er angeregt, wie es bei Künstlern oft der Fall ist, und träumte von einer romantischen Nacht im Bett. Ihr kleiner Sohn schlief bereits, aber Diana hatte ihn abblitzen lassen. Sein Anruf erreichte mich am nächsten Morgen, und er kochte vor Wut. Ich sagte, er solle sich erst einmal wieder ein wenig beruhigen. Er sagte: „Wenn ich in unserer Beziehung noch nicht mal mehr die grundlegenden Dinge haben kann, dann habe ich keine Lust mehr, überhaupt noch weiterzumachen."

Ich wies ihn darauf hin, dass er in einem starken Bedürfnis gefangen war, das sich als Bedürfnis nach Romantik und Sex äußerte, dass er sich, als Diana ihm eine Abfuhr erteilte, zurückgewiesen gefühlt hatte und dass dies ein ausgeprägtes Muster in seinem Leben war. Er stimmte zu, und ich schlug ihm vor, sein Bedürfnis zu nutzen, indem er es auf seine bildhauerische Arbeit übertrug, denn ich wusste, dass er gerade an einem größeren Werk arbeitete.

Er war einverstanden, weil es sich wie ein Weg anfühlte, den er gehen konnte und der ihn voranbringen würde. Ich schlug vor, er solle mich am nächsten Tag noch einmal anrufen, und nannte ihm eine Zeit, zu der er mich erreichen konnte. Als er am nächsten Tag anrief, war er ein anderer Mann. Er sagte, er habe die Leidenschaft für seine Frau in eine Leidenschaft für die Kunst verwandelt und sei über sein Bedürfnis hinausgelangt. Das hatte wiederum dazu geführt, dass seine Frau, nachdem er einen kreativen Tag in seiner Werkstatt verbracht hatte, von einer Woge des Schmerzes überrollt worden war, auf die er äußerst bereitwillig eingegangen war. Dies hatte eine große Veränderung bei beiden bewirkt, und sie hatten eine romantische Liebesnacht miteinander verbracht. Da Spencer nun zugänglich war, wies ich ihn darauf hin, dass Diana in der Nacht zuvor für seinen Annäherungsversuch deshalb nicht empfänglich gewesen war, weil diese Schicht des Schmerzes bei ihr – und bei ihm – im Aufsteigen begriffen war. Er hatte ihn einfach in ein romantisches und sexuelles Bedürfnis verwandelt und nicht als Schmerz erkannt, bis er zurückgewiesen worden war.

Wenn dein Partner ein Bedürfnis, das du hast, nicht erfüllen will, dann deshalb, weil er sich mit einem eigenen Bedürfnis oder eigenem Schmerz auseinandersetzt. Meist dissoziiert er sich von seinem eigenen Bedürfnis und seinem eigenen Schmerz, sodass er dein Bedürfnis und deinen Schmerz nicht erkennt. Wenn dies der Fall ist, dann passiert es sehr schnell, dass wir uns zurückziehen, unseren Partner zurückweisen und wütend werden. Es führt aber nur zu einem Kampf oder zu Leblosigkeit, wenn du dich einfach zurückziehst. Wenn du die Situation und dein Bedürfnis erkennst und nicht in die Falle tappst, sie abzulehnen, dann kannst du die Energie des Bedürfnisses, das irgendeinen Schmerz verbirgt, auf kreative Weise nutzen. Du kannst sie stattdessen in eines deiner Projekte investieren. Das bringt dein Projekt voran und gibt dir deine Anziehungskraft zurück. Du könntest dich sogar entscheiden, energetisch auf deinen Partner zuzugehen und eine neue Stufe der Verbundenheit entstehen zu lassen. Wenn du deine „bedürftige Energie“ nicht direkt einsetzt, um die Beziehung aufzubauen, dann wird das Bedürfnis deines Partners sehr wahrscheinlich bald in irgendeiner Form aus ihm heraussprudeln. Da du erfolgreich auf dein eigenes Bedürfnis eingegangen bist, wird es dir leicht fallen, auch auf das Bedürfnis deines Partners liebevoll einzugehen, was euch beide auf eine neue Stufe des Erfolgs bringen wird.

Kapitel 59
Eifersucht

Es gibt ein paar wichtige Dinge, die du über Eifersucht wissen solltest, wenn du hoffst, dieser Falle jemals zu entkommen. Die erste Sache, die dir klar werden muss, ist die Tatsache, dass es nur eines gibt, was schlimmer ist als ein eifersüchtiger Partner, und das ist, wenn du selbst eifersüchtig bist. Eifersucht hilft dir, die Bedeutung von Leiden wirklich am eigenen Leib zu erfahren. Wenn du also einen eifersüchtigen Partner hast, dann gib ihm Sicherheit und verpflichte dich ihm immer wieder auf eine Weise, die ihn wissen lässt, dass er geliebt wird.

Darüber hinaus solltest du wissen, dass Eifersucht in einer Beziehung bei beiden Partnern immer gleich stark ausgeprägt ist. Es mag so aussehen, als seist du oder als sei dein Partner nicht eifersüchtig, aber das ist nur Dissoziation. Wenn du deine Eifersucht und die Eifersucht deines Partners addierst, dann ergibt dies das Maß an Eifersucht, das ihr beide habt.

Der Ursprung von Eifersucht liegt in Verhaftung und im Bedürfnis unseres Egos, etwas Besonderes zu sein. Diese beiden Dinge sorgen unweigerlich dafür, dass Schmerz entsteht. Sie rühren von Ereignissen aus alten Beziehungen oder aus der Kindheit her, die nicht geheilt wurden, und ihre Wurzeln können sogar bis zu Problemen auf Ahnen- oder Seelenebene zurückreichen. Unabhängig davon, woher sie kommt, ist Eifersucht, die sich bei uns oder unserem Partner zeigt, immer unsere Verantwortung. Unabhängig davon, wer sie auslebt, ruft Eifersucht stets Leid hervor. Eifersucht ist nicht vernünftig, der Vernunft im Laufe der Zeit aber zugänglich.

Eifersucht verbirgt, wie wankelmütig wir sind. Aufgrund vergangener Probleme haben wir Bedürfnis mit Liebe verwechselt. Das Maß unserer Eifersucht ist in Wahrheit ein Spiegel unseres Mangels an Selbstverpflichtung, den wir dann auf unseren Partner projizieren. Seine Eifersucht weist auch auf einen Ort hin, an dem ihr beide ein höheres Maß an gegenseitiger Verpflichtung eingehen könntet.

Ich hatte einmal einen Freund, der stundenlang bei mir hockte, weil er sehr unter seiner Eifersucht litt, und über seinen Schmerz und seine

Ängste redete. Nicht einmal sechs Monate später war er derjenige, der eine Affäre mit einer anderen Frau anfing, die schließlich die Ehe zum Scheitern brachte. Dieses Muster zog sich durch sein gesamtes Leben.

Um Eifersucht zu heilen, übernimm also zuerst die volle Verantwortung für jedes Maß an Eifersucht, das es in deiner Beziehung gibt, und integriere sie mit dem Maß an Dissoziation, das vorhanden zu sein scheint. Lege diese Wahrnehmung, die du von dir selbst und von deinem Partner hast, anschließend in die Hände des Himmels, damit sie transformiert werden kann. In dem Maße, in dem deine Wahrnehmung transformiert wird, wird auch das Bedürfnis transformiert, das die Eifersucht antreibt.

Wenn du es möchtest, kannst du dich fragen, wie alt deine eigenen eifersüchtigen Selbstanteile und die eifersüchtigen Selbstanteile deines Partners sind. Liebe sie, bis sie erwachsen geworden, reif und einfühlsam sind. Wahrscheinlich hast du in dieser Zeit einen bestimmten Prozentsatz deiner selbst verloren. Dasselbe gilt für die eifersüchtigen Selbstanteile deines Partners. Nun liebst du dich selbst und gewinnst das zurück, was du verloren hattest. Daran anschließend kannst du deinem Partner die Liebe schenken, nach der er sich so sehr sehnt, und ihm helfen, ebenfalls ein höheres Maß an Ganzheit zurückzugewinnen.

Verpflichte dich zum Schluss deinem Partner, der Gleichheit und der Beziehung. Je höher das Maß an Selbstverpflichtung ist, umso sicherer fühlt ihr euch und habt das Gefühl, in einer guten Partnerschaft zu sein.

Kapitel 60

In einer Beziehung gilt alles immer in gleichem Maße

Dies ist ein äußerst machtvolles Prinzip, das eingesetzt werden kann, um dich zu ermächtigen und um dich über den verborgenen Aspekt eines gespaltenen Bewusstseins hinauszuführen. Wenn unser Bewusstsein gespalten ist, dann übernehmen wir in einer Situation nicht die volle Verantwortung. Wir sind uns nur einer Hälfte bewusst, haben die andere Hälfte jedoch vergraben, und unser Partner lebt sie aus. Das heißt, dass wir, wenn unser Partner zum Beispiel die Beziehung beenden will, dies – ungeachtet unserer schmerzhaften Bedürfnisse – im selben Maße wollen. Unser Bewusstsein will ihn, aber unser Unterbewusstsein misst einer anderen Sache, einem anderen Traum mehr Wert bei. Wir verbergen den weniger positiven, weniger akzeptablen Teil unseres Bewusstseins und fühlen uns als Opfer, wenn eine unerwünschte Situation eintritt. Dabei erkennen wir nicht, dass sie nicht hätte eintreten können, wenn wir es nicht gewollt hätten. Dass wir nicht glücklich sind, wenn etwas geschieht, ist ein Zeichen dafür, dass es eingetreten ist, weil nur ein Teil unseres Bewusstseins es wollte.

Wenn in einer Beziehung ein Partner also gehen möchte, dann wollen beide es in gleichem Maße. Wenn ein Partner abhängig ist oder einer Schwäche nachgibt, dann sind beide Partner in diesem Maße abhängig und geben einer Schwäche nach. Ein Partner mag es besser kontrollieren können, dissoziiert oder verborgen haben, aber dennoch gilt es für beide Partner in gleichem Maße.

Wenn ein Partner eifersüchtig ist, dann tragen beide das gleiche Maß an Eifersucht und mangelnder Verpflichtung in sich, auch wenn ein Partner unabhängiger sein und es deshalb in höherem Maße dissoziiert haben mag.

Wenn ein Partner den anderen angreift, weil dieser mit ihm verschmolzen ist oder an ihm festhält, dann ist er selbst in gleichem Maße mit jemandem aus der Vergangenheit verschmolzen oder hält an ihm fest. Wenn ein Partner sich nicht binden will, dann gilt dieser Mangel an Verpflichtung gleichermaßen für beide Partner, obwohl Bedürfnisse den Anschein von Liebe und Bindung erwecken können.

Unser Partner lebt die verborgenen Aspekte unseres Bewusstseins aus. Wir können es anerkennen, herausfinden, was wir vergraben haben, und es ändern, falls es uns nicht gefällt. Sonst opfern wir uns entweder auf oder haben das Gefühl, durch das, was unser Partner tut oder nicht tut, zum Opfer gemacht zu werden.

Auf der positiven Seite bedeutet dies, dass unser Partner, wenn wir einen Schritt vorwärtsgehen, es ebenfalls tut, solange wir diesen Schritt nicht in Konkurrenz zu ihm gegangen sind, um unsere Überlegenheit zu beweisen. Das Maß, in dem wir uns ändern, ist auch das Maß, in dem er sich ändern wird. Das Maß, in dem wir uns ihm hingeben, ist das Maß, in dem er sich uns hingibt. Das Maß, in dem wir uns ihm verpflichten, ist das Maß, in dem er sich uns verpflichtet. Nimm dich aber in Acht vor Aufopferung, die sich als Verpflichtung zur Schau stellt.

Wenn wir aufhören, unseren Partner verantwortlich zu machen und seine Fehler aufzudecken, dann wird uns bewusst, dass wir es nur getan haben, um unsere eigenen Fehler in einem Bereich zu verbergen, in dem wir nicht bereit sind, uns zu ändern, weil wir an etwas festhalten oder einer Schwäche nachgeben. Wenn wir uns ändern wollen, dann helfen wir ihm und blicken in unser eigenes Inneres, um herauszufinden, was der Veränderung bedarf. Sobald wir es entdeckt haben, wird der Himmel uns helfen, es zu ändern, wenn wir ihn darum bitten. Mitunter lebt unser Partner unsere Schattenfiguren für uns aus, kann dies jedoch nur in dem Maße tun, in dem wir diese Schattenfiguren in uns tragen.

In dem Maße, in dem wir nicht erkennen, dass die Dinge in unserer Beziehung in gleichem Maße gelten, greifen wir entweder an oder werden zum Opfer gemacht, was einem verborgenen Angriff gleichkommt. Der Ursprung all dessen ist das, was *Ein Kurs in Wundern* unser „eingebildetes Bedürfnis, anzugreifen“ nennt. Es entsteht, weil wir die Wirklichkeit angreifen und zurückweisen. Die Hilfe, die für uns verfügbar ist, wollen wir nicht haben, und deshalb greifen wir unseren Partner an und weigern uns, den nächsten Schritt unserer geistigen Entwicklung zu gehen. Wir wollen sogar lieber im Elend leben als die Wirklichkeit als das zu sehen, was sie ist – ein Ort der Unschuld und ein Ort, an dem wir glücklich sind. Dies ist die Alternative zum Plan unseres Egos, der in Schwelgen und wieder einmal in einem der vielen Träume besteht, die uns glücklich machen sollen, während er uns gleichzeitig weiter in Richtung Tod führt. Alles könnte sich jedoch in eine positive Richtung verändern, wenn wir bereit wären, uns zu ändern. Es wäre ein geistiger Aufstieg, in dem wir uns dem nächsten Schritt in der Wirklichkeit oder im Sein nicht länger widersetzen würden. Unser Leben würde eine andere geistige Dimension annehmen. Wir wären in höherem Maße zentriert und von einem Gefühl des Friedens erfüllt. Es gäbe ein höheres Maß an Liebe, die unserem Inneren entspringt, sodass wir sie nicht länger im Außen zu suchen bräuchten.

Kapitel 61
Kummer

Unser Kummer rührt von unseren Verlusten her. Wenn wir die Trauer um einen Verlust voll und ganz verarbeitet und abgeschlossen haben, dann findet ein Neuanfang statt. Wenn wir den Kummer aber unbetrauert mit uns herumtragen, dann verwandelt er sich in Bedürfnis, Angst, Verhaftung und allgemeinen Widerstand gegen das Leben. Manchmal dissoziieren wir unseren Kummer und unsere Verluste, die sich daraufhin in Phantasievorstellungen verwandeln können oder uns vorantreiben in der Hoffnung, dass Bedürfnisse erfüllt werden. Sie können sich auch in Erwartungen, Forderungen oder gar in Perfektionismus verwandeln. Anderenfalls lässt unser innerer Kummer uns traurig und melancholisch, ablehnend und sogar depressiv werden. Wenn wir unsere schweren Verluste nicht überwinden, dann halten wir daran fest, und unser Kummer führt dazu, dass wir in Richtung Tod gehen. Kummer ist eine Bürde und eine Mauer, die zwischen uns und anderen Menschen steht. Wenn wir an unserem Kummer festhalten, dann ist dies ein Zeichen dafür, dass wir an der Vergangenheit festhalten und dort verbunden bleiben wollen, statt in der Gegenwart und offen für die Menschen zu sein, von denen wir umgeben sind.

Kummer ist eine Verhaftung, und wir benutzen ihn letztlich als Abwehr. Wenn wir ihn vollkommen loslassen würden, dann wäre unser Leben jetzt besser als vor unserem Verlust. Die Menschen, die verloren und losgelassen haben, können dies bestätigen. In unserem Kummer trauern wir nicht nur um einen Menschen oder eine Situation, sondern auch um einen verlorenen Traum. Das macht es so schwer, ihn loszulassen. Wenn wir an unserem Kummer festhalten, dann kämpfen wir gegen Gott. Wenn ich mit Menschen arbeite, die in vielen Bereichen ihres Lebens große Probleme haben, dann ist Kummer – meist in Verbindung mit dem Tod eines geliebten Familienmitglieds – die erste Sache, mit der wir uns auseinandersetzen müssen. Ohne den wichtigen Prozess des Loslassens ist die Heilung aller anderen Probleme viel schwieriger.

Du kannst dich von deinem Kummer lösen, indem du ihn fühlst, bis er vollständig verschwunden ist, ohne dich von ihm abzuwenden oder ihn zu dissoziieren. Wenn du deinen Kummer dissoziiert hast, dann kannst du zu einem späteren Zeitpunkt zu dem Teil zurückkehren, den du abgespalten hast, und die Emotion fühlen, bis sie vollständig verschwunden ist.

Das Loslassen alter Emotionen ist nicht nur eine Frage des Weinens. Ich habe in meinen Seminaren viele tausend Menschen weinen sehen und erkenne den Unterschied zwischen denen, die aufrichtig trauern, und denen, die hysterisch sind und damit das Loslassen umgehen. Sie weinen nicht wirklich, sondern jammern, um Aufmerksamkeit zu bekommen, und fürchten sich vor ihrem wahren inneren Gefühl. Man erkennt es am Klang des Weinens.

Um Emotionen zu heilen, musst du wirklich loslassen, und dieser Prozess ist mit Weinen verbunden. Loslassen ist der Mut, die Vergangenheit in der Vergangenheit sein zu lassen und neu zu beginnen. Das, woran du mit jeder Faser deines Seins festgehalten hast, schmilzt dahin, wenn du loslässt. Unser menschliches Bewusstsein ist in so hohem Maße gespalten und dissoziiert, dass unser Hang, Dinge vor uns selbst zu verbergen, uns viele Probleme verursacht.

Ein Prinzip, das ich im Laufe der Jahre über Kummer gelernt habe, besteht darin, dass Dinge in unserem Leben so lange Bestand haben, wie wir ihnen Wert beimessen. Angesichts eines Verlustes können wir die Tatsache, dass wir vor dem Verlust aufgehört hatten, einen bestimmten Menschen oder eine Sache wertzuschätzen, natürlich vergessen oder verbergen. Wir können einen anderen Menschen niemals wirklich verlieren, ohne die Entscheidung getroffen zu haben, dass es so sein soll. Wenn ein Mensch stirbt, der uns nahe steht, dann sind wir manchmal emotional an einem toten Punkt angekommen und wissen nicht, wie wir uns entscheiden sollen.

In Beziehungen treffen wir diese Entscheidung sehr oft auf der Grundlage einer Tagesordnung, die das Ego aufgestellt hat. Selbst wenn der Beziehung nur eine gewisse Dauer vorherbestimmt war, muss sie nicht im Leiden enden, weil es immer einen von größerer Gnade erfüllten Weg gibt, den wir gehen können. Unser Leiden spiegelt die Tagesordnungen unseres Egos, die in Unabhängigkeit, in Rache, im Autoritätskonflikt mit Gott oder darin bestehen können, unserer Lebensaufgabe oder einer bestimmten Gabe aus dem Weg zu gehen, uns zu verstecken oder unseren Willen durchzusetzen, um nur einige wenige zu nennen.

Das Maß an Kummer, das wir loslassen, ist gleichzeitig das Maß, in dem die neue Geburt in unserem Leben stattfinden kann. Die Zeit für diese Geburt ist nun gekommen. Übernimm die Verantwortung für deine Verluste, aber ohne Schuldgefühle, denn damit würdest du durch ein Hintertürchen trotzdem an deinem Verlust festhalten. Sobald du die Verantwortung für deine Verluste übernimmst, kannst du sie in die Hände deines höheren Bewusstseins legen, damit es das Loslassen für dich vollbringt. Gehe zu deinen schlimmsten Verlusten zurück. Frage dich, zu welchem Prozentsatz du noch an ihnen festhältst. Lege diese Verluste dann in Gottes Hände. Gib Gott die Menschen zurück, an denen du festgehalten hast, und benutze sie nicht länger, um dich zurückzuhalten. Wiederhole den Vorgang mit allen Situationen oder Orten, die du verloren hast. Segne die Vergangenheit, aber lass sie los. Öffne dich der neuen Phase, die nun zu dir kommt, weil du die Vergangenheit loslässt.

Kapitel 62

Zerbrochene Träume

Zerbrochene Träume können den größten emotionalen Schmerz hervorrufen, den wir in unserem Leben erfahren. Zu den Gründen, die dazu führen können, zählen zum Beispiel der Tod eines geliebten Menschen, das Auseinanderbrechen unserer Familie in der Kindheit oder die Geburt eines Geschwisters. Auch das Scheitern einer Beziehung kann ein Grund sein. Wir haben nicht nur das Gefühl, dass unsere Träume zerbrochen sind, sondern dass wir selbst daran zerbrechen, und es kann eine ganze Weile dauern, bis wir uns von einem solchen Herzensbruch erholt haben. Oft gelingt es uns gar nicht, uns von diesem hohen Maß an emotionalem Schmerz zu erholen, und wir versuchen stattdessen einfach, ihn zu dissoziieren, und lassen zu, dass er uns weiterhin emotional erdrückt.

Unsere zerbrochenen Träume können dazu führen, dass wir uns vom Leben und von Beziehungen zurückziehen, aber erfolgreich können wir nur sein, wenn wir uns mit dem Leben und in Beziehungen verbinden.

Schreibe nun einmal die Zeiten in deinem Leben nieder, in denen Träume, die du hattest, zerbrochen sind. Notiere daneben, wie viele Schritte du dich aufgrund deiner zerbrochenen Träume vom Leben zurückgezogen hast und welchen Prozentsatz deiner selbst du preisgegeben hast.

Zerbrochene Träume	**Schritte zurück**	**Verlorener Prozentsatz**
1.		
2.		
3.		

Heiße den Prozentsatz deiner selbst wieder willkommen, den du damals verloren hattest. Stelle dir vor, dass du in den vergangenen Situationen die Schritte zurückgehst, die dich wieder in Berührung mit dem Leben und mit Beziehungen bringen. Lass sowohl deine zerbrochenen Träume als auch das zerbrochene Selbst los. Vertraue dich deinem höheren Bewusstsein an, um zu neuer Ganzheit zu gelangen, und nimm von ganzem Herzen die Gabe an, die es dir anbietet. Teile diese Gabe mit allen Menschen, die an der Situation beteiligt waren. Nimm dann die Energie deines neu verbundenen Selbst und seine Gaben, und gehe den Weg zurück, bis du im gegenwärtigen Moment angekommen bist. Teile diese Gabe mit allen Menschen, die an der gegenwärtigen Situation beteiligt sind.

Kapitel 63

Noch ein Traum, den wir träumen

Eine der Verschwörungen, die wir gegen uns selbst richten, ist die Verschwörung des Träumens. Diese Verschwörung richtet sich nicht nur gegen unsere Lebensaufgabe, sondern arbeitet auch gegen unser Erwachen und die Erkenntnis des Einsseins. Einen Traum zu leben bedeutet, dass wir glauben, etwas bekommen zu können, das außerhalb von uns selbst und nicht in uns selbst liegt. Wir suchen immer weiter nach äußerem Glück, und das ebnet den Weg für das größte Problem, das uns am Erwachen hindert – dass wir in Beziehungen etwas Besonderes sein wollen. Wenn wir in unserer Beziehung etwas Besonderes sein wollen, dann schauen wir darauf, was wir von unserem Partner bekommen können, statt darauf zu schauen, was wir ihm geben können. Wir träumen, dass wir von unserem Partner und von unserer Beziehung etwas bekommen können. Natürlich können unser Partner und unsere Beziehung uns glücklich machen, aber mit einer Einstellung des „Bekommens" und des „Nehmens" verletzt du die Beziehung und vergisst ihre Aufgabe, die darin besteht, uns als Mittel der Heilung und des Wachstums zu helfen, gemeinsam in den Himmel zu gelangen.

Wir alle haben Träume. Unsere Träume sind das, was wir verwirklichen wollen, indem wir uns ihnen hingeben. Haben wir einen Traum verwirklicht, dann träumen wir einen anderen, höheren Traum. Auf diese Weise entwickeln wir uns bis zu einem Punkt, an dem wir erkennen, dass kein Traum – auch wenn er in Erfüllung geht – uns voll und ganz zu erfüllen vermag.

Die Kraft des Manifestierens hatte ich bereits gelernt, als ich jung, alleinstehend und permanent auf der Suche nach jungen Damen war, mit denen ich mich verabreden konnte. Ich manifestierte wechselnde Freundinnen, um meine Woche auszufüllen. Ich stellte ganze Listen exotischer Eigenschaften auf, die jede dieser Frauen haben sollte, und dank der Kraft meines Geistes tauchte die entsprechende Frau zwei Monate später auf und brachte alle zwanzig exotischen Eigenschaften mit, die ich manifestiert hatte. Diese Frauen waren zwar wunderbar, aber ich selbst besaß nicht die notwendige Reife, um eine dauerhaft erfolgreiche Beziehung führen zu können.

Ich manifestierte immer Dinge, von denen ich glaubte, dass ich sie brauchte oder wollte. Trotzdem machte es mich nicht glücklich. Ich suchte immer weiter nach etwas, das außerhalb von mir selbst lag, stellte aber fest, dass es mich nur kurzzeitig glücklich machen konnte. Erst später, nachdem ich es durch meine dissoziierte Unabhängigkeit geschafft hatte, erkannte ich ganz allmählich, dass nicht etwas, das außerhalb von mir lag, mich glücklich machen würde. Ich verstand, dass mich, wenn ich eine erfolgreiche Beziehung haben wollte, *das glücklich machen würde, was ich selbst in die Beziehung einbrachte*.

Es ist schön, wenn deine Träume wahr werden, denn es trägt dazu bei, dass du dich erfüllt, erfolgreich und zuversichtlich fühlst. Wenn ein Traum wahr wird, dann ist das Maß, in dem er dich glücklich gemacht hat, immer das Maß, in dem er etwas damit zu tun hatte, dass du deine Lebensaufgabe erfüllst, eine glückliche Beziehung erschaffst und eine stärkere geistige Verbindung herstellst. Diese Dinge erhalten immer nur durch das einen Sinn, was du – insbesondere von dir selbst – gibst. Was du gibst, öffnet die Tür zum Empfangen. Der Himmel braucht das, was wir geben, nicht, aber *wir* brauchen das, was wir dem Himmel geben. Unser Geben ist unsere Liebe. Sie baut nicht nur ein besseres Leben für uns auf, sondern auch eine bessere Welt, und sie öffnet uns, damit wir empfangen können, was wir brauchen.

Träume können uns am Leben erhalten und uns Sinn geben. Sie können uns aber auch enttäuschen und desillusionieren, weil sie zerbrechen oder, wenn sie wahr werden, uns nicht so erfüllen, wie wir es uns vorgestellt hatten.

Welche zerbrochenen Träume aus deiner Vergangenheit kannst du jetzt loslassen? Sie nicht loszulassen bedeutet, dass sie als zerstörerische Kraft von Verlust, Schuld und Enttäuschung in deinem Leben weiter bestehen.

Welche deiner Träume sind wahr geworden, haben dich aber nicht erfüllt oder glücklich gemacht? Du kannst jede Illusion, die du diesbezüglich noch hast, und jede Enttäuschung, die du noch spürst, loslassen.

In vielen Beziehungen wird das, was in der Beziehung fehlt, zu einer Quelle des Hungers und zum Geburtsort von Phantasievorstellungen und Träumen. Es ist schwer, jemandem, dem etwas fehlt, zu erklären, dass das, was nicht vorhanden ist, ein Mangel ist, den er unterbewusst erleben will. Nur wenn er dies erkennt, kann er das verändern, was er hat, oder mehr von dem haben, was er sich wünscht. In Beziehungen geschieht es oft, dass wir immer genau dann von etwas außerhalb der Beziehung in Versuchung geführt werden, wenn wir in der Beziehung kurz davor stehen, auf eine neue Stufe zu gelangen und genau das zu bekommen, was uns in der Beziehung zu unserem jetzigen Partner fehlt. Es scheint fast undenkbar, dass unser Partner oder unsere Beziehung die fehlende Eigenschaft entwickeln kann, aber es ist wirklich so, wenn wir unsere Energie auf unseren Partner und unsere Beziehung ausgerichtet halten, ohne auf einen weiteren Traum hereinzufallen.

Was du gibst, das verleiht deiner Beziehung eine Bedeutung. *Was du gibst*, das lässt deinen Partner und deine Beziehung wachsen. Ich habe oft erlebt, dass Menschen eine Beziehung genau dann beendeten, wenn ihr Partner für meine geschulten Augen kurz davor stand, genau die Eigenschaft zu entwickeln, die sie außerhalb der Beziehung gesucht hatten.

Dein Glück liegt in deinen Händen, und es ist nicht darauf angewiesen, dass deine Träume wahr werden. Gewiss ist es besser, wenn deine Träume wahr werden, als wenn sie es nicht tun, aber weshalb willst du Zeit damit verschwenden, auf einen anderen Traum hinzuarbeiten, von dem du glaubst, dass er dich glücklich machen wird? Wenn du die Verhaftung an deine Träume loslässt, hast du eine weit größere – und schnellere – Chance, dass sie erfüllt werden oder dass du zumindest das Glück erfährst, von dem du glaubtest, dass sie es dir geben würden. Deine Träume werden auf ganz natürliche Weise wahr, wenn du nicht gegen dich selbst arbeitest. Loslassen (nicht zu verwechseln mit preisgeben) löst ganz einfach die Verhaftung an oder das Bedürfnis nach etwas auf. Verhaftung arbeitet immer gegen dich, und etwas preiszugeben bedeutet nur, dass du deine Verhaftung dissoziierst. Sie ist nach wie vor da. Wenn du deine Träume loslässt, dann werden sie in die richtige Perspektive zu deinem Leben gerückt und nehmen nicht deine gesamte Aufmerksamkeit in Anspruch. Du musst nicht warten, bis du glücklich sein kannst. Glücklichsein ist nicht nur das Ziel, sondern auch der Weg, der zu diesem Ziel führt. Wenn es dir immer nur um ein weit entferntes Ziel geht, dann betrügst du dich selbst um das große Maß an Glück, das auf deinem Weg liegt, und sehr oft bist du enttäuscht, wenn du dein Ziel endlich erreicht. „Ist das alles?“, ist die so häufig gehörte Hymne derer, die Träumen nachlaufen.

Jede Beziehung beginnt mit einem Traum, der irgendwann zu einem Kampf und schließlich zu Enttäuschung führen kann, wenn er nicht erkannt und verstanden wird. Durch Reife und Geben könnt ihr beide, du und dein Partner, eure Träume aber wahr werden lassen und seid dann nicht in der Enttäuschung gefangen, die aufkommt, wenn eure Träume euch nicht vollkommen glücklich machen. Du selbst machst dich glücklich. Du trägst dazu bei, dass ihr beide, dein Partner und du, glücklich seid, indem du ihm gibst. Die Wahrscheinlichkeit ist groß, dass dein Partner, wenn du ihn glücklich machst, sich einbringt, um dich glücklich zu machen. Wenn du deine Träume loslässt, werden sich andere, höhere Träume einstellen. Wenn du alle deine Träume konsequent loslässt, tritt dein *Sein* in Erscheinung. Dies ist der Teil deines Bewusstseins, der auf natürliche Weise glücklich und von Liebe und Gnade erfüllt ist. Es ist ein großer Schritt, deinen Partner und die Welt loszulassen und sie nicht länger als die Quelle deines Glücks zu betrachten, aber wenn du nicht nur diesen Traum, sondern auch deine anderen Träume loslässt, dann wird deine Suche nach dem Glück durch das wahre Glück ersetzt. Versuche nicht länger, deine Träume durch deinen Partner erfüllt zu bekommen. Mache deinen Partner und dich selbst glücklich durch das, was du selbst in die Beziehung einbringst. Gib das Träumen zugunsten des *Seins* auf.

Kapitel 64

Die Mauern niederreißen

Jill war eine erfolgreiche Frau, die mit ihrem Mann gerade an Problemen arbeitete, wie sie für die tote Zone typisch sind. Beide waren selbstständig. Bill, ihr Mann, hatte sich aber hin und wieder über ihre Geschäftsreisen beklagt. Als wir anfingen, der Sache auf den Grund zu gehen, entdeckten wir, dass Jill insgeheim verbittert war. Weil sie selbst erst vor zehn Jahren in den Beruf zurückgekehrt war, nachdem Bills berufliche Laufbahn bereits gesichert war und er den Löwenanteil des Geldes nach Hause brachte, hatte Jill das Gefühl, dass Bill ihrer beider Arbeit nicht als gleich wichtig behandelte. Es war auch offenkundig, dass Bills Klage nach ihrer letzten Reise mit einer tieferen Unzufriedenheit seinerseits verbunden war. Jedes Mal, wenn Jill sich mit ihm verbinden wollte, um ihre Rückkehr nach zweiwöchiger Abwesenheit zu genießen, schien Bill fester entschlossen, ihr zu zeigen, wie unglücklich er war. Jill war ratlos, dass er es nicht überwinden wollte und nicht zuließ, dass sie ihn rückhaltlos liebte.

Ich fragte Jill, ob sie sich an eine Zeit in ihrer Beziehung erinnern könne, in der sie genau so gehandelt hatte, wie Bill es nun tat. Nach langem Überlegen erinnerte sie sich, dass sie kurz nach dem Stadium der Flitterwochen das zweite Stadium der Sexualität – oder das Stadium der Nähe in der Sexualität – erreicht hatten. In dieser Phase beharrt ein Partner – meist die Frau – darauf, dass der andere Partner sein inneres Wesen finden und verstehen soll. Er will nicht nur allgemein, sondern ausdrücklich und innig geliebt werden. Als Jill sich daran erinnerte, hatte sie das Gefühl, dass es Bill nicht gelungen war, ihr inneres Wesen zu finden. Obwohl er damals sehr frustriert gewesen war und sich wie ein Versager gefühlt hatte, hatte Jill trotzdem das Gefühl gehabt, dass er sich nicht sonderlich bemüht hatte, sie zu verstehen und sich mit ihr zu verbinden. Folglich war sie einfach unabhängiger geworden und zu der Überzeugung gelangt, dass, wenn Bill es ihr nicht gab, sie es nicht brauchte. In Verbindung mit dieser Erinnerung konnte sie sein Beharren darauf, dass sie sich wieder und wieder emotional mit ihm verbinden sollte, besser verstehen. Jill erkannte, wie groß das Maß ihrer eigenen Unabhängigkeit war, das die ganze Situation widerspiegelte.

Ich bat sie, sich vorzustellen, dass sie zwischen sich und Bill eine Mauer errichtet hatte. Dann fragte ich sie, wie hoch diese Mauer war, wie dick sie war und woraus sie bestand. Sie antwortete, dass die Mauer zwei Stockwerke hoch war und die Dicke von zwei Ziegelsteinen hatte. Jill war schnell bereit, diese Mauer zwischen sich und ihrem Mann niederzureißen. Nachdem sie es getan hatte, sagte sie, sie fühle sich viel besser und empfinde ein stärkeres Gefühl der Partnerschaft. Dann führte ich sie in die Zeit zu Beginn ihrer Ehe zurück, in der Jill das Gefühl gehabt hatte, von Bill im Stich gelassen worden zu sein. Ich fragte sie, wie viele Stockwerke hoch sie ihre Mauer damals gebaut hatte. Sie sagte, die Mauer sei drei Stockwerke hoch und so dick wie drei Ziegelsteine gewesen. Als sie ihre Mauer einriss und ihre verborgene Bedürftigkeit losließ, konnte sie das Gefühl von Vergnügen und Kraft in ihrer Beziehung spüren. Dann führte ich sie in die Zeit zurück, in der sie zum ersten Mal von zu Hause fortgegangen war, um die Schule zu besuchen, und ebenfalls eine hohe Mauer errichtet hatte. Als sie diese Mauer niederriss, spürte sie ein Gefühl großer Befreiung und Offenheit. Dann kehrten wir in ihre Kindheit und zu einem Missverständnis mit ihrem Vater zurück, das ebenfalls dazu geführt hatte, dass sie eine hohe Mauer errichtete, weil sie sich infolge seines Verhaltens ungeliebt fühlte. Als sie diese Mauer niederriss, spürte sie, wie golden und wie mühelos sich das Leben nun für sie anfühlte. Sie sah, dass mit jeder Mauer, die sie einriss, auch Bill eine seiner Mauern niederzureißen schien.

Jill verspürte nun ein so hohes Maß an Lebenskraft und Glück, dass sie vor Freude schier zu sprühen schien. Noch Tage später hörte ich, dass ihre Hochstimmung und ihre Begeisterung alle berührten, die mit ihr zu tun hatten.

Betrachte einmal dein eigenes Leben, und reiße die Mauern nieder, die du gebaut hast. Es ist natürlich deine Entscheidung, ob du deine Mauern einreißt oder nicht, aber wenn du mehr Liebe, Mühelosigkeit und Spaß am Leben haben willst, dann musst du es tun.

Kapitel 65

Die Liebe bringen

Denke einmal an die Menschen, die du liebst, und stelle dir vor, dass du – *whoosh* – einen Schauer der Liebe auf sie herabregnen lässt.

Das fühlt sich ziemlich gut an, nicht wahr? Stelle dir nun vor, dass du dasselbe mit deinen Arbeitskollegen und Freunden tust. Das ist noch besser? Dann stelle dir nun vor, dass du ein Abgesandter der höchsten Liebe bist und einen Schauer der Liebe – *whoosh* – auf alle Menschen herabregnen lässt, denen du begegnest. Du gehst die Straße entlang und lässt Schauer der Liebe auf alle Menschen herabregnen. Du hilfst ihnen, erleichterst ihre Bürde, vertreibst ein wenig Dunkelheit und verbindest einige Drähte wieder neu, die in ihrem Geist und in ihrem Herzen durchschnitten waren. Es ist eine aus deinem Herzen kommende Gabe an die Menschheit, wenn du ihr auf diese Weise deine Liebe sendest. Denke an jemanden, der deine Hilfe braucht. Lass einen Schauer der Liebe – *whoosh* – auf ihn herabregnen. Denke an einen der führenden Politiker der Welt. Lass auch auf ihn – *whoosh* – einen Schauer der Liebe herabregnen! Er kann ihn ganz gewiss brauchen. Alles, was du gibst, wird dir gegeben, und die Welt wird zu einem besseren Ort.

In einem kleinen und von Kanälen durchzogenen Dorf, das ein wenig außerhalb von Shanghai liegt, wurde ich einmal von einer Frau angesprochen, die mir anbot, mir aus der Hand zu lesen. Die Energie fühlte sich irgendwie richtig an, und so stimmte ich zu. Meine Freunde und unsere Übersetzerin standen im Kreis um uns herum und waren natürlich neugierig. Die Frau betrachtete meine Hand, sah mich dann mit ihrem offenen Blick an und erklärte mir, dass meine Lebenslinie schon vor langer Zeit abgelaufen sei. Ich musste an ein T-Shirt denken, das mein Bruder mir einmal geschenkt hatte und auf dem stand: „I'm dead in dog years."[8]

Sie sagte, der einzige Grund, warum ich noch am Leben sei, sei die Tatsache, dass ich den Menschen fortwährend mein Herz schenkte. Darauf-

8 Anm. der Übersetzerin: „Nach Hundejahren gerechnet bin ich schon tot." Dies ist eine Anspielung darauf, dass man normalerweise davon ausgeht, dass ein Jahr im Leben eines Hundes in etwa sieben Jahren im Leben eines Menschen entspricht.

hin machte ich in meinen Vorträgen und Seminaren, die nur drei Wochen später in München und in Hamburg stattfanden, den Vorschlag, dass die Menschen ganz bewusst ihr Herz für die Menschen in ihrer Umgebung öffnen und – *whoosh* – einen Schauer der Liebe auf sie herabregnen lassen sollten.

In *Ein Kurs in Wundern* wird gesagt, dass wir, wenn wir die wirkliche Welt sehen wollen – die vollkommene Welt, die sich hinter der Welt verbirgt, die wir sehen –, mit umfassender Liebe für alle Dinge auf die Welt blicken müssen. Dieses Ziel mag dir sehr groß erscheinen, aber wie wäre es mit einer besseren Welt? Wenn es eine bessere Welt sein soll, dann muss sie damit beginnen, dass wir beide, du und ich, einen Schauer der Liebe – *whoosh* – auf die Menschen herabregnen lassen.

Ein Kurs in Wundern spricht davon, dass diese Welt eine Illusion ist, ein Traum, und dass „das einzig Wertvolle darin jene Teile sind, die DU mit Liebe ansiehst. Das verleiht ihr die einzige Wirklichkeit, die sie je haben wird."

Wir wollen der Welt einen Wert geben durch die Liebe, die wir ihr schenken. Auf wen willst du heute – *whoosh* – einen Schauer der Liebe herabregnen lassen? Du kannst weiter ein ernstes Gesicht machen, aber es wird dir schwer fallen, nicht zu lächeln, wenn du Schauer der Liebe auf die Welt herabregnen lässt. Du kannst weiter dein gesetztes Benehmen an den Tag legen, aber deine Augen werden funkeln. Du kannst nach außen hin so tun, als seist du so wie immer, aber tief im Inneren bist du ein Verrückter, der – *whoosh* – einen Schauer der Liebe auf andere Menschen herabregnen lässt, bist eine ungezähmte Frau, die – *whoosh* – einen Schauer der Liebe auf die Welt herabregnen lässt.

Und euch allen habe ich ein letztes Wort zu sagen: *Whoooooosh*!!

Kapitel 66

Die Welt ist unsere Lehrerin

Die Welt zeigt uns stets ein Spiegelbild unserer selbst. Sie gibt uns viele Chancen zur Heilung. Nehmen wir einmal an, dass eine Stelle in einem Buch uns berührt, dass ein Film eine psychoaktive Wirkung auf uns hat oder dass einer unserer Freunde krank ist. Dies ist immer eine Gelegenheit für uns, etwas über uns selbst zu lernen und einen bestimmten Teil unserer selbst zu heilen. Jedes Mal, wenn wir ein Stück unserer selbst zurückgewinnen, erlangen wir ein höheres Maß an Ganzheit und an Frieden. Damit die Welt unsere Lehrerin sein kann, brauchen wir eine Geisteshaltung der Dankbarkeit und der Heilung. Wenn wir eine solche Geisteshaltung hätten, dann würden wir nicht aus der Fassung geraten, wenn etwas gegen uns läuft, sondern wären stattdessen dankbar, dass uns eine Gelegenheit geboten wird, ein höheres Maß an Ganzheit zu erlangen. Die Person oder Situation, die uns aus der Fassung gebracht hat, zeigt uns nur, was bei uns selbst der Heilung bedarf. Wir können in der Welt auf alles blicken, was unseren Frieden stört, und es nutzen, um uns selbst zu heilen. Es bringt Erfüllung, wenn wir es tun, weil Heilung zu den wichtigsten Aufgaben gehört, die wir auf dieser Erde zu vollbringen haben.

Ein Film kann nur deshalb eine emotionale Reaktion in uns auslösen, weil wir uns in irgendeiner Weise mit ihm identifizieren. Wir können diese Emotion als Weg nutzen, um zu dem Ort zurückzugelangen, an dem die Wurzel der Emotion ihren Ursprung hat. Wenn wir zum Beispiel in einem Film etwas sehen, das uns wütend oder traurig macht, dann können wir uns fragen, wenn wir es wüssten, wann diese Emotion begonnen hat, wer daran beteiligt war und was geschehen ist. Dadurch können wir zur ursprünglichen – oder zumindest einer früheren – Wurzel des gegenwärtigen Problems zurückgelangen. Manchmal erlangen wir sogar über unser persönliches Leben hinaus Zugang zu Dingen, die auf einer karmischen Ebene, einer kollektiven Ebene oder einer Ahnenebene liegen. Wir können auch Zugang zu einer unbewussten Geschichte oder einem unbewussten Lebensdrehbuch erlangen, das wir in uns tragen, ohne uns seiner bewusst zu sein, und das wir Kapitel um Kapitel geschrieben haben.

Vor kurzem habe ich zum Beispiel mit einer Frau gearbeitet, die keine Beziehung hatte und von zwei Filmen sprach, die ihr im Gedächtnis haften geblieben waren. Der erste Film war *Die Rache der Sith*, der sechste Film in der Reihe „Star Wars", in dem es fast ausschließlich um Verrat geht. Sie hatte sich den Film immer wieder angeschaut, entsetzt und fasziniert zugleich. Der zweite Film war eine ausländische Produktion, in der es um zwei unglückliche Liebende ging, die sich zum falschen Zeitpunkt begegnet waren und deren unterschiedliche Kulturen ihre Liebe nicht zuließen. Mit Hilfe dieser beiden Filme gelang es uns, Zugang zu Geschichten zu erlangen, die sie seit ihrer frühen Kindheit schrieb und die davon handelten, dass sie ihre Mutter verraten hatte, damit sie ihrem Vater näher sein konnte, den sie sich aber natürlich auch nicht wirklich zugestand. Die Szenen aus ihrer Kindheit deckten tiefere *Geschichten des Verrats* und *Geschichten des Herzensbruchs* zu, die unbewusste Lebensmuster darstellten. Als wir untersuchten, warum sie diese Geschichten mit sich herumtrug, entdeckten wir eine noch viel tiefere Ebene, nämlich ihren Kampf mit Gott. Rebellion verhinderte, dass sie die wahre Liebe erfahren konnte. Wir fanden heraus, dass ihr im Austausch gegen dieses Egomuster des Mangels eine Wiedergeburt in Beziehungen angeboten wurde.

Wenn wir die Welt als unsere Lehrerin benutzen wollen, dann müssen wir zuerst erkennen, dass jede Emotion, die in uns hochkommt und uns aus der Fassung bringt, ein Hinweis auf das ist, was der Heilung bedarf.

Wenn dich etwas aus der Fassung bringt, bleibe immer der Heilung verpflichtet. Versprich dir selbst, dass du die Situation nicht als Hindernis für den Frieden, sondern als Mittel zum Frieden benutzen wirst. Wenn du darum bittest, wird immer eine Schicht des Konflikts aufgelöst, und Frieden kehrt ein.

Du kannst deine Intuition benutzen, um zur Wurzel der Dinge zu gelangen, die dich emotional aus der Fassung bringen. Die Situation verbirgt Gaben auf Seelenebene, die du in deinem Herzen, deinem Geist und deiner Seele öffnen kannst, um dich selbst und alle Menschen zu heilen, die an der alten Situation beteiligt waren. Es wird dir auch in der gegenwärtigen Situation helfen.

Nimm wahr, welche Geschichten du erzählst, die sich in dieser Situation zeigen. Dies kann eine *Geschichte des Mangels*, eine *Geschichte der Rache*, eine *Geschichte des Machtkampfs* oder eine *Jemand-hat-mich-im-Stich-gelassen-Geschichte* sein. Sei bereit, diese Geschichten loszulassen, und nimm wahr, welche positiven Geschichten dir an ihrer Stelle gegeben werden.

Frage dich, zu welchem Prozentsatz diese Situation einen Autoritätskonflikt zeigt, den du mit den Menschen in deiner Umgebung hast. Stelle dir dieselbe Frage auch im Hinblick auf Gott. Wenn du dazu bereit bist, dann kannst du diesen Autoritätskonflikt aufgeben zugunsten von Frieden, der Lösung für dein Problem und einer Seelengabe, die dir an seiner Stelle angeboten wird.

Kapitel 67
Sie war nicht glücklich

Sally hatte eine ziemlich gute Beziehung, eine Familie und einen guten Job, aber sie war einfach nicht glücklich. Dieses Problem brachte sie vor der Gruppe vor. Ich schlug vor, der Sache ein wenig auf den Grund zu gehen, und zwar mit Hilfe einer Methode, die ich in den 70er Jahren entwickelt habe, um unterbewusste Dynamiken zu entdecken. Weil alles Kommunikation und Unglücklichsein einfach nur eine nonverbale Form von Kommunikation ist, fragte ich Sally nach den Botschaften, die sie wichtigen Menschen in ihrem Leben durch ihr Unglücklichsein gab.

Die Botschaft, die Sally durch ihr Unglücklichsein ihrer Mutter zu verstehen gab, lautete: Ich bin wie du, will es aber nicht sein.

Die Botschaft, die Sally durch ihr Unglücklichsein ihrem Vater zu verstehen gab, lautete: Es ist deine Schuld.

Ihrem früheren Mann, der ihrem Vater sehr ähnlich war, vermittelte Sally dieselbe Botschaft.

Sallys Botschaft an sich selbst lautete: Du bist es nicht wert.

Die Botschaft, die Sally ihrem Mann zu verstehen gab, lautete: Du machst mich nicht glücklich.

Die Botschaft an Gott lautete: Du hast mich vergessen.

Die Botschaft, die Sally ihrem Geschäftspartner zu verstehen gab, lautete: Du wirst erst dann zulassen, dass ich glücklich bin, wenn ich mir ein Bein ausreiße, um etwas zu erreichen.

Während ich mir die Botschaften anhörte, die Sally für die wichtigen Menschen in ihrem Leben hatte, erklärte ich ihr, dass sie in eine der größten Fallen getappt war, die es in einer Beziehung gibt – in die Falle der Erwartung, dass das Glück außerhalb ihrer selbst zu suchen war. Ich erklärte ihr, was ich damit meinte, indem ich sagte, dass Glück, das von außen kommt, verloren gehen kann, während Glück, das von innen herrührt, weder verloren gehen noch durch äußere Umstände beeinträchtigt werden kann. Dies gab uns mehr als genug Stoff, mit dem wir arbeiten konnten. Um ihre Heilung jedoch in eine Richtung zu lenken und auf den Punkt zu bringen, suchten wir nach den Gaben, die sie unter ihrem Unglücklichsein verborgen hatte. Wir entdeckten, dass es Gaben der Nähe und der Hingabe waren. Ich wagte ein Experiment und fragte sie, was geschehen würde, wenn sie diese Gaben erst sich selbst schenkte und dann mit ihrem Mann teilte. Als sie sich vorstellte, dass sie diese Gaben der Nähe und der Hingabe auf eine tief empfundene Weise weitergab, konnte sie eine glückliche Veränderung sowohl für sich selbst als auch für ihren Mann sehen.

Ich bat sie, Teilnehmer auszuwählen, die ihre Gaben der Hingabe und der Nähe – die perfekten Katalysatoren des Erfolges für alle ihre Beziehungen – verkörpern sollten. Danach wählte sie Teilnehmer, die für ihre Eltern, sie selbst, ihren jetzigen Mann, ihren früheren Mann, ihren Geschäftspartner und Gott stehen sollten. Nachdem sie ihre Gaben von ganzem Herzen angenommen hatte, teilte Sally sie mit allen Menschen, denen sie ihre unterbewussten Botschaften gesandt hatte, und veränderte dadurch von Grund auf ihr Gefühl für sich selbst und für diese Beziehungen. Als sie ihre Gaben mit Gott teilte, erkannte sie, dass nicht Gott sie, sondern sie Gott vergessen hatte. Bei diesen Worten konnte Sally spüren, dass Gnade in sie einströmte.

Betrachte einmal die Bereiche deines Lebens, in denen du nicht glücklich bist. Was gibst du nicht? Welche inneren Gaben wollen angenommen werden, sodass dein tief empfundenes Geben die Situation transformieren kann?

Du selbst kannst die Veränderung bewirken, die erforderlich ist, damit die Dinge sich zum Besseren wenden können, und brauchst dein Glücklichsein nicht von äußeren Gegebenheiten abhängig zu machen.

Kapitel 68

Deine sexuelle Energie

Bei meiner Arbeit mit Paaren und Singles habe ich im Laufe vieler Jahre immer wieder festgestellt, dass die sexuelle Energie der meisten Menschen in sehr hohem Maße blockiert ist. Viele Menschen haben die Verbindung zwischen ihrem Herzen und ihren Genitalien und sogar zwischen ihrem Verstand und ihrem Herzen abgeschnitten, was dazu führt, dass sie sich noch stärker als üblich von ihrer sexuellen Energie dissoziieren. Wegen falscher Glaubenssätze, Schuld, Scham, Angst, religiöser Überzeugungen, Rache, Bedürftigkeit, Kontrolle, Herzensbruch, Mangel an Würdigkeit, Forderungen, Scheu und der Tatsache, dass sie Sex keinen Wert beimessen, wird Sex außerdem in hohem Maße verdrängt oder mitunter auch stark übertrieben.

Das zweite Chakra oder Energiezentrum des Körpers, das etwa drei Fingerbreit unterhalb des Nabels an der Wirbelsäule liegt, steht in Beziehung zu unserem Selbstbild und ist eines der beiden Sexualchakras. Das erste Chakra befindet sich an der Basis der Wirbelsäule und steht für Vitalität, Gesundheit und Lebensenergie. Von allen Chakras ist das zweite Chakra am stärksten beschädigt.

Wenn Sex dazu dient, Liebe zu kommunizieren, dann bereichert er nicht nur das Paar und die Menschen, die Teil dieses Paares sind, sondern kann außerdem zu einer Ausdrucksform der Liebe werden. Einer Beziehung kann dies viele zusätzliche Vorteile bringen, zu denen Verliebtheit, Zuneigung, Erfüllung, Spiel, Humor, Zärtlichkeit, Nähe, Abenteuer, Entspannung, Feste, Mitgefühl, Verbindung, Großzügigkeit, Freundlichkeit, Gastlichkeit und Spannung gehören. Religiöse und gesellschaftliche Einschränkungen haben viel dazu beigetragen, Sex und den Fluss, der mit ihm einhergeht, zu beschneiden. Folglich haben wir die Natürlichkeit im Umgang mit Sex und sogar mit unserem Körper verloren. Wir sind befangen oder verlegen oder schämen uns, unseren Körper nackt zu zeigen, oft sogar bei den Mitgliedern unserer eigenen Familie. Wir haben Selbstkonzepte aufgebaut, die zu Befangenheit führen. Sex wird entweder noch stärker eingeschränkt oder verdrängt, oder aber das genaue Gegenteil geschieht. Der verbotene Aspekt führt zu einer Vorliebe für Pornographie oder Sex „der anderen Art“. Entweder bekommen wir Angst vor sexuellen Phantasievorstellungen, oder wir suchen danach. Wir behandeln unseren eigenen Körper wie einen Verräter und dissoziieren uns noch stärker von uns selbst. Dies kann dazu führen, dass wir uns antreiben oder Schwächen nachgeben, und es kann Krankheiten und Fettleibigkeit hervorrufen.

Ich habe herausgefunden, dass die meisten Menschen auf etwa zwanzig Prozent und begabte Menschen[9] auf etwa dreißig Prozent ihrer sexuellen Energie „laufen“. Bei Menschen, die durch Missbrauch oder falsche Glaubenssätze verletzt wurden, beträgt dieser Prozentsatz nur etwa fünf bis fünfzehn Prozent. Es gibt weltweit ein derart hohes Maß an Selbstangriff, dass das zweite Chakra stark beschädigt ist. Das heißt, dass Sex seine natürliche Aufgabe der Kommunikation und der Fortpflanzung und seine geistige Aufgabe der Liebe nicht wahrnehmen kann.

Jeder Aspekt des Körpers kann für Machtkämpfe missbraucht werden, und Sex ist einer der beliebtesten Orte für einen solchen Kampf. Er kann für Aggression, Rückzug, Rache oder Kontrolle eingesetzt werden. Wir können ihn sogar benutzen, um uns selbst zu erniedrigen. Dadurch wird Sex zu einem Kriegsgebiet, und selbst wenn du gewinnst, wirst du letztlich verlieren, weil es ein Kampf ist. Wenn Sex in einen Krieg verwandelt wird, dann können zwar Schlachten gewonnen werden, aber der Krieg selbst ist bereits verloren, denn Sex kann nicht gleichzeitig Krieg und erfolgreich sein. Viele Menschen ziehen sich von ihrem Partner zurück, um ihn nicht zu verlieren. Dies trägt noch weiter zur sexuellen Leblosigkeit bei.

Wenn Sex erfolgreich ist, dann ist nichts weiter dabei. Wird er dagegen benutzt, um Bedürfnisse erfüllt zu bekommen oder einen anderen Menschen anzugreifen, dann wird er zu einem großen Problem. Wenn er benutzt wird, um seine natürliche Aufgabe der Kommunikation zu erfüllen, dann wird er zu einem Prinzip der Heilung, und wenn eine wahre Verbindung hergestellt wird, dann kann er benutzt werden, um Menschen aus Depression und Gefühlen des Verlustes zu befreien und sie in den Fluss des Lebens zurückzubringen.

Es ist an der Zeit, dich dem Sex zu verpflichten und ihn wieder natürlich werden zu lassen. Es ist an der Zeit, dass du jeden Zweck aufgibst, bei dem Sex nicht der Liebe und der Kommunikation dient. Es ist an der

9 Anm. der Übersetzerin: Damit sind Menschen gemeint, die imstande sind, ihre Gaben zu verwirklichen (siehe Glossar am Ende des Buches).

Zeit, dass du alle negativen Assoziationen in Bezug auf Sex loslässt, wie etwa Verlust, Herzensbruch, Angst, Schuld oder Scham. Du bist dazu fähig, solange du Sex nicht als Mittel benutzt, um dich selbst oder andere Menschen zurückzuhalten. Wenn du Gefühle von Schmerz, Mangel oder Leblosigkeit in Bezug auf Sex empfindest, dann benutzt du Sex auf eine negative Weise. Um deine Sexualität sorgenfrei und liebevoll ausleben zu können, musst du für den Sex in deinem Leben die Verantwortung übernehmen, und zwar unabhängig davon, wie er vorher war, und ihn in eine Ausdrucksform der Verbindung und der Gemeinsamkeit verwandeln. Tust du es nicht, dann wirst du im Hinblick auf deine Beziehungen, deine Gesundheit und dein Glück einen sexuellen und emotionalen Preis bezahlen. Du kannst etwas über Sex lernen und die falschen Überzeugungen und dunklen Lektionen in Bezug auf Sex wieder „verlernen". Der Himmel wird dich mit seiner Gnade unterstützen, denn er will ganz gewiss nicht, dass du dich selbst oder andere Menschen in dieser Falle gefangen hältst. Lass Sex unschuldig sein. Lass zu, dass du selbst im Hinblick auf Sex unschuldig, glücklich und frei bist. Sex ist ein wunderbares Mittel, um Vertrauen und Freude nicht nur in deiner Beziehung, sondern auch in deinem Leben aufzubauen.

Kapitel 69

Sie war verloren, noch ehe sie begonnen hatte

Emily war eine attraktive Frau von etwa fünfunddreißig Jahren. Als Fokusperson symbolisierte sie Glücklichsein und Frühling für die gesamte Gruppe, aber dies stand wie üblich im Widerspruch zu dem Problem, das sie vorbrachte. Sie berichtete, dass ihre sexuelle Energie gleich null sei. Ich fragte sie, wenn sie es wüsste, ob ihre sexuelle Energie dann vor, während oder nach ihrer Geburt abgeschnitten worden sei. Sie sagte: „Kurz vor und während meiner Geburt."

Als ich sie fragte, wer vor und während ihrer Geburt daran beteiligt gewesen sei, antwortete sie: „Mein Vater kurz vor meiner Geburt und, wie es scheint, Gott während meiner Geburt."

Als wir der Geschichte auf den Grund gingen, entdeckten wir, dass Emilys Vater von Gefühlen des Kummers und der Wertlosigkeit erfüllt war. Er hatte als Soldat im Zweiten Weltkrieg gedient und sich niemals wirklich davon erholt. Weil Emily ihrem Vater nicht geholfen hatte, seine emotionalen Verletzungen zu heilen, hatte sie folglich seinen Kummer und seine Gefühle der Wertlosigkeit geerbt. Sie sagte, sie habe sechzig Prozent ihrer selbst vor ihrer Geburt verloren.

Emily berichtete von einem Kampf mit Gott während ihrer Geburt. Sie hatte nicht geboren werden oder auf die Welt kommen wollen, weil sie sich im Hinblick auf ihren Vater bereits wie eine Versagerin fühlte. Sie hatte sich völlig gesperrt und hatte neunzig Prozent ihrer restlichen Energie verloren. Dann überlegte sie, dass dies während ihres gesamten Lebens so geblieben war.

Emilys Leben war ganz offensichtlich in einer Verschwörung gefangen, die nicht nur ihre Gaben des Glücklichseins und des Frühlings verbarg, sondern auch die Gabe der Wertschätzung. Alle drei stellten ein perfektes Gegenmittel gegen den Zustand ihres Vaters dar. Während ich neben Emily saß, hatte ich plötzlich intuitive und empathische Empfindungen. Ich nahm wahr, dass ihr Halschakra verengt war und dass mein eigenes Halschakra empathisch darauf reagierte. Ich begann sie ein wenig zu necken und sagte, dass nicht nur ihr „unterer Mund" zugeschnürt sei, sondern auch ihr oberer Mund. Ich erklärte, dass sie sich immer zurückgehalten und niemals wirklich ihre Meinung gesagt hatte. Sie schien verblüfft, dass es mir gelungen war, ihre Blockade auf dem Gebiet der Kommunikation so präzise zu beschreiben. Ich begann meiner Intuition zu folgen, wie ich es meist tue, aber was jetzt kam, war etwas völlig Neues. Ich erklärte ihr, dass das gesamte Problem mit ihrem Vater daher rührte, dass sie Angst vor ihrer Lebensaufgabe hatte, weil sie ihr zu groß erschien. Ihre Blockade im Hinblick auf Kommunikation und Sex sollte lediglich von einer noch größeren Sache ablenken. Sie hatte versprochen, die Botschaften Gottes und des Himmels zu den Menschen zu bringen. Ihre Aufgabe bestand darin, eine Prophetin zu sein und glückliche Botschaften weiterzugeben, die Hoffnung vermitteln sollten, aber aus ihrer Angst heraus hatte sie ihrem gesamten Leben einen Riegel vorgeschoben.

Dann las ich ihr aus meinem Buch *Erfolg kommt von innen* die Lektion 36 vor. Sie trägt den Titel „Gebet: Gott, ich will das, was du für mich willst“ und handelt von dem Plan, den Gott für uns hat und der meist nicht dem Plan entspricht, den wir selbst für uns haben.

Gehe einen Augenblick in die Stille, um selbst dieses Gebet zu sprechen:

> Allzu lange habe ich meine eigenen Pläne gemacht. Manchmal sind meine Pläne zwar in Ordnung gewesen, manchmal sogar gut, aber sie hatten immer auch Opfer für mich oder andere Menschen zur Folge.
>
> Gott, ich weiß, dass Dein Plan für mich besser ist als mein Plan für mich selbst. Ich hatte Angst, auf Dich zu hören. Ich habe meinen Verbindungskanal zu Dir geschlossen, weil ich befürchtete, ich könnte etwas verlieren. Heute will ich keine Angst mehr haben, die Dinge könnten nicht so laufen, wie ich es will. Dein Plan hat mehr Erfolg. Dein Plan wird mich glücklich machen. Es wird mehr Liebe und Freude geben, und Dein Plan wird keine Aufopferung und kein Schwelgen für mich selbst oder andere Menschen zur Folge haben.
>
> Ich will Deinen Weg. Heute will ich ihn von ganzem Herzen. Ich bin meines Weges überdrüssig. Zeige mir Deinen Weg. Ich gebe Dir mein Herz, meinen Geist und meine Bereitschaft. Zeige mir den Weg. Lasse ihn so klar erscheinen, dass selbst jemand, der so starrköpfig ist wie ich, sofort erkennen kann, dass es Dein Weg ist und dass er viel, viel besser ist.

Heute bin ich bereit, mein Leben transformieren zu lassen. Es muss einen Weg zum Erfolg geben, der sowohl mühelos als auch sorgenfrei ist. Ich will diesen Weg. Ich will heute Deinen Weg. Für diesen Weg bete ich von ganzem Herzen.

Ich bat Emily, ihre Gaben des Glücklichseins, des Frühlings und der Wertschätzung von ganzem Herzen anzunehmen, um sie zuerst den Teilen ihrer selbst zu geben, die sie preisgegeben hatte, dann ihrem Vater und schließlich Gott. Ein hohes Maß an Kraft zeigte sich, als sie ihre Gaben von ganzem Herzen annahm und sie mit ihrem Vater und Gott teilte. Sie weinte aus tiefstem Herzen, als sie sich selbst gebar und sich und ihrem Vater das Leben zurückgab. Höhere Energien und Einsichten öffneten das Bewusstsein der gesamten Gruppe. Viele Teilnehmer weinten, während sie sich in Emily erkannten und sich selbst und ihre Väter wiederfanden.

Emily beendete den Prozess siegreich und offen. Sie fühlte sich wie neugeboren. Ihr erstes Chakra, das zu ihrer Sexualität und zu ihrer Vitalität in Beziehung stand, und auch ihr zweites Chakra, das zu ihrer Sexualität und zu ihrem Selbstbild in Beziehung stand, waren frei. Ihr Halschakra, das Kommunikation und Kraft verkörperte, war klar. Wir alle waren zutiefst bewegt von ihrer Geschichte und von ihrer Heilung, und alle Teilnehmer schlossen sich ihr an, als sie Gott ihre Gaben zurückgab und sich damit für die Kommunikation und die zahllosen Gaben öffnete, die Gott ihr geben wollte. Emily war lebendig geworden, und damit hatte sie allen Teilnehmern des Workshops diese Gabe gebracht.

Kapitel 70
Die besonders wertvolle Perle

Bert war ein attraktiver junger Mann, der eine sehr starke persönliche Ausstrahlung hatte. Er hatte vor kurzem die Beziehung zu seiner Freundin beendet, mit der er sieben Jahre lang zusammen gewesen war. Zwischenzeitlich ging er bereits mit einer anderen Frau, wollte sich am liebsten aber mit möglichst vielen Frauen gleichzeitig verabreden. Ich sprach aus tiefstem Herzen zu ihm und erzählte ihm aufrichtig von meinen eigenen Erfahrungen aus der Zeit, in der ich unabhängig gewesen war und mich jahrelang mit mehreren Frauen gleichzeitig verabredet hatte. Ich sagte ihm, dass er in diese Richtung weitergehen, sich mit mehreren Frauen verabreden und Spaß haben könne, erklärte ihm aber auch, dass dieser Weg eine ganze Reihe von Fallen barg. Ich war nicht sicher, ob er erkannte, in welche Richtung er tatsächlich ging, oder ob er den Preis dafür bezahlen wollte. Ich erklärte ihm, dass er umso weniger Spaß haben würde, mit je mehr Frauen er ausging, weil seine Dissoziation und seine Unabhängigkeit immer mehr zunehmen würden. Ich machte ihm klar, dass seine Fähigkeit, Dinge mehr als nur oberflächlich zu genießen, von seiner Fähigkeit abhing, eine Partnerschaft eingehen zu können und zu wechselseitiger Abhängigkeit zu gelangen. Dies würde es ihm ermöglichen, wirklich zu empfangen und zu genießen. Weil er gegenwärtig jedoch immer unabhängiger wurde, würden seine Partnerinnen zunehmend abhängiger werden, und ohne Gleichheit würde er immer unzufrieden sein.

Bert hörte an dieser Stelle aufmerksam zu, weil ich ganz genau zu wissen schien, was in ihm vorging. Ich fuhr fort und schilderte, wie er als kleiner Junge eine Reihe von Herzensbrüchen erlitten hatte, die mit seiner Mutter zusammenhingen und die ihn dazu gebracht hatten, unabhängig zu werden, dass er ganz tief in seinem Inneren aber immer noch beweisen wollte, dass er liebenswert war. Die beste Möglichkeit, diese Sehnsucht zu befriedigen, schien für ihn darin zu bestehen, sich mit vielen Frauen gleichzeitig zu verabreden. Ich erzählte ihm, wie ich derselben Versuchung erlegen und in hohem Maße unabhängig geworden war. Im Laufe der Zeit war mir jedoch bewusst geworden, dass ich nicht glücklich war und dass mein Herz immer mehr einem Narbengewebe ähnelte. Als ich heiratete, glich mein Herz der Haut eines Brandopfers. Ich hatte die Wüste der Unabhängigkeit persönlich erforscht. Schließlich konnte ich erkennen, dass ich die Partei meines Egos ergriffen hatte und in die falsche Richtung gegangen war. Ich erklärte Bert, dass dies einen großen Beziehungsfehler verstärkt hatte, der bereits mit meiner Mutter begonnen hatte: Ich suchte nach einem Menschen außerhalb meiner selbst, der sich um meine Bedürfnisse kümmern und mich glücklich machen sollte. Erst als mir klar wurde, dass nur das, was *ich* in einer Beziehung gab, mich glücklich machen würde, kehrten Beziehungen sich für mich um. Der Versuch, unsere Bedürfnisse durch einen anderen Menschen erfüllt zu bekommen, ist gleichbedeutend damit, dass wir ihn benutzen. Das kann immer nur eine gewisse Zeit funktionieren und lässt uns in Unkenntnis darüber, wie eine Beziehung wirklich so funktioniert, dass sie uns selbst und unseren Partner glücklich macht. Was wir einem Partner geben, das gibt ihm sowohl einen Wert als auch Gleichheit, und diese Eigenschaften sind notwendig, um eine glückliche und erfolgreiche Beziehung führen zu können.

Ich sagte Bert, wie schwer es mir gefallen war, meine Unabhängigkeit aufzugeben, weil ich auf dem falschen Weg bereits so weit gegangen war. Ich erklärte ihm, dass die Kontrolle aufzugeben zu den beängstigendsten Dingen gehörte, die ich je getan hatte, weil es bedeutete, dass ich mich den zahllosen Herzensbrüchen und Bedürfnissen stellen musste, die ich zugedeckt hatte. Trotzdem hatte es auch zu den besten Dingen gehört, die ich für mich selbst und mein Glücklichsein je getan hatte. Ich erklärte ihm, dass ich es nie bereut hatte, den Weg der Unabhängigkeit aufgegeben zu haben, denn dies hatte mich von meiner Dissoziation befreit und mir mein Herz zurückgegeben, das mich für die Liebe öffnete und mir uneingeschränkte Freude und uneingeschränktes Vergnügen ermöglichte.

Bert hatte geweint, als ich seine Kindheit beschrieb, aber ich erklärte ihm, dass die gute Nachricht darin bestand, dass sich unter seiner unabhängigen Haltung die Gaben der wahren Liebe und der Hingabe verbargen. Die „wahre Liebe" war in der Tat eine *besonders wertvolle Perle*[10]. Es war eine Gabe, die es ihm ermöglichen würde, sein Herz zurückzugewinnen.

---

10 Anm. der Übersetzerin: Dies ist eine Anspielung auf das biblische Gleichnis von der Perle (Matthäus 13,45–46).

Als Bert mich fragte, was er denn nun mit seiner ehemaligen Freundin tun solle, mit der er sich nach wie vor traf, mit der neuen Frau, die er kennen gelernt hatte, und mit seinem Wunsch, auch mit anderen Frauen auszugehen, schlug ich vor, er solle sich ganz einfach der wahren Liebe und dem nächsten Schritt verpflichten. Wenn er wahre Liebe und Partnerschaft von ganzem Herzen wollte, dann würde sich alles energetisch entfalten, ohne dass er sich Gedanken machen musste.

Als ich geendet hatte, waren Berts Schritte von neuer Elastizität erfüllt. Er wählte Teilnehmer für die Rollen des *Benutzens*, der *Unwissenheit* und der *Unabhängigkeit*, denn dies waren die Fallen, die ihn gefangen gehalten hatten, um ihn von seinen Gaben abzulenken. Sie standen am Rand und forderten lautstark, er solle auf den Weg seines Egos zurückzukehren, aber Bert spazierte entschlossen vorwärts, um seine Gaben der Hingabe, der Partnerschaft und der wahren Liebe von ganzem Herzen anzunehmen. Er ging an den Teilnehmerinnen vorbei, die für seine ehemalige und seine neue Freundin standen, um nicht in dem Dilemma festzustecken, eine Entscheidung treffen zu müssen, sondern in dem Wissen, dass seine wahre Partnerin sich im Stadium der wahren Liebe mit ihm verbinden würde. Berts trauriger, mürrischer Gesichtsausdruck war zu einem Strahlen geworden, als er die Teilnehmerin umarmte, die seine wahre Liebe verkörperte. Er hatte den Mut besessen, auf die besonders wertvolle Perle zuzusteuern, statt in der Unabhängigkeit herumzutrödeln.

Kapitel 71

„Mein Mann liebt mich nicht", sagte sie

Ellen war die letzte Fokusperson in einem Workshop über die Liebe, und das war auch das Problem, das sie vortrug. Ellen war eine schöne Frau Ende dreißig und besaß die Empfindsamkeit einer Künstlerin. Ihr Mann war ein ganz normaler Typ, der viel Zeit auf der Arbeit verbrachte. Sie nahm zum ersten Mal an einem Workshop der *Psychology of Vision* teil. Das Problem, das sie vorbrachte, lautete: „Mein Mann liebt mich nicht. Ich kann nicht spüren, dass er Liebe für mich empfindet."

Ich fragte Ellen, wo ihr Mann sei, und erwartete, dass sie antworten würde: „Zu Hause." Sie überraschte mich jedoch, als sie sagte: „Er sitzt gleich da hinten, neben dem Platz, auf dem ich gesessen habe."

Ihr Mann lächelte und winkte mir zu. Ich sagte: „Ellen, du glaubst, dass dein Mann dich nicht liebt, aber ein Mann, der seine Frau nicht liebt, würde niemals mit ihr zu so einem Workshop kommen!" Bei dieser Aussage johlten und applaudierten alle Männer im Raum laut, um ihre Zustimmung kund zu tun. Ich sagte: „Normalerweise kommen Männer nicht zu einem solchen Workshop. Die einzige Ausnahme sind die Männer, die ihre Beziehungen wirklich verbessern wollen. Für Männer sind solche Workshops sehr schwierig. Der einzige Grund, warum sie mich als Coach hinnehmen, ist die Tatsache, dass ich sie ständig zum Lachen bringe. Männer fangen gerade erst an zu verstehen, wie wichtig es für ihre Partnerin, für ihre Beziehung und sogar für sie selbst ist, dass sie etwas über Beziehungen lernen."

Als wir unser Gespräch fortsetzten, fanden wir schnell heraus, an welchem Punkt Ellen sich geirrt hatte. Sie trug ein Missverständnis aus ihrer Kindheit mit sich herum, das in Gang gesetzt worden war, als sie Angst vor ihrem Vater bekommen hatte. Als ich Ellen ansah, konnte ich mühelos erkennen, was nicht stimmte. Sie war ein seltener Typ von Mensch, schön und andersweltlich, und sie machte auf dieser irdischen Ebene eine schwere Zeit durch.

Ich sagte ihr, dass ihr Mann alles getan hatte, was in seiner Macht stand, um ihr das Gefühl zu geben, dass sie geliebt wurde (was er durch heftiges Kopfnicken aus dem Hintergrund des Raums bestätigte). Dass er sogar ganze Lastwagenladungen mit Liebe herangeschafft hatte, um sie in ihren Sumpf des Sichungeliebtfühlens hineinzukippen. Irgendwann hatte sie angefangen, nicht nur die Liebe, sondern auch noch die Lastwagen zu verschlingen. Das hatte wiederum dazu geführt, dass er anfing, sich wie ein Versager zu fühlen, und mehr und mehr Zeit in seiner kleinen Firma verbrachte, um das Gefühl, ein Versager zu sein, zu kompensieren. Seine abnehmende Aufmerksamkeit verstärkte wiederum ihr Gefühl, nicht geliebt zu werden.

Ich erklärte ihr, dass er alle typischen Fehler gemacht hatte, die ein Mann macht, wenn er versucht, seine Frau zu retten und die Sache in Ordnung zu bringen. Als aber nichts funktionierte, gab er es einfach auf, sie lieben zu wollen, und das war genau das, was sie wirklich wollte.

Ellen konnte mir nicht glauben, als ich sagte, dass die wichtigste Sache im Leben ihres Mannes darin bestand, sie zu lieben und glücklich zu machen. Ihr Mann nickte wieder energisch, um meine Worte zu bestätigen. Er wusste ganz einfach nicht, wie er sie effektiv lieben sollte. Alle seine Versuche waren uneffektiv gewesen. Er wusste ganz einfach nicht, dass sie nicht sortiert, repariert oder gerettet, sondern einfach nur geliebt werden wollte.

Ich sagte Ellen, dass diese Falle zu einer Verschwörung geworden war, als sie die Entscheidung getroffen hatte, dass es in ihrer Beziehung nur um sie selbst und nicht um ihren Partner und um die Beziehung insgesamt gehen sollte. Sie war in die Falle getappt, etwas Besonderes sein zu wollen und ihre Bedürfnisse erfüllt bekommen zu wollen, und so sehr ihr Mann es auch versucht hatte, es war ihr nie genug gewesen, bis er schließlich den Versuch aufgegeben hatte, es richtig machen zu wollen. Ich wies auf die Geschenke hin, die er ihr gemacht hatte, und die heroischen Höhen, in die er sich aufgeschwungen hatte, um seine Liebe zu ihr unter Beweis zu stellen. Weil sie aber vor allem verstanden und geliebt werden wollte, hatte sie sich von ihm nicht geliebt gefühlt, denn es war ihm nicht gelungen, ihr inneres Wesen zu finden. Von mir fühlte Ellen sich verstanden und geliebt, weil ich sie so gut verstand und sie in so hohem Maße wertschätzte, und daher hörte sie mir zu, als ich sie auf die Fallen hinwies. Ich erklärte ihr, sie würde die Liebe niemals finden, wenn sie versuchte, sie von ihrem Mann zu *bekommen*. Nur die Liebe, *die sie ihm gab*, würde es ihr ermöglichen, seine Liebe zu spüren. Mittlerweile hatte ich das Vertrauen und die Dankbarkeit beider gewonnen. Ellens Mann hatte ganz sicherlich nicht erwartet, dass seine Liebe auf diese Weise verteidigt werden würde. Ellen konnte die Wahrheit meiner

Worte spüren und war bewegt, dass jemand imstande war, auf ihr tiefstes Bedürfnis nach Verständnis einzugehen.

Sie war deshalb überrascht, als ich ihr sagte, dass ihre Beziehungsverschwörung nur eine Tarnung für das war, was *wirklich* im Gange war. Ich sagte ihr, dass sie nicht nur die Liebe ihres Mannes blockierte, sondern in weit stärkerem Maße auch die Liebe, die der Himmel für sie empfand. Ich sagte Ellen, dass sie in Wirklichkeit eine Mystikerin war, dass sie aber davor weggelaufen war in ihrem Bestreben, jedem zu beweisen, dass sie nicht liebenswert war. Als ich ihr die tiefere Dynamik schilderte, die dieser Situation innewohnte, dämmerte ein Licht der Erkenntnis in ihren Augen auf, und ihr wurde klar, dass sie vor ihrer Bestimmung davongelaufen war.

Ellen nahm ihre Gaben der Führungskraft in der Liebe, des Glücklichseins und der Mystik von ganzem Herzen an und teilte sie mit ihrem Mann. Der ganze Workshop freute sich über die Tatsache, dass eine Beziehung, die scheinbar so festgefahren war, so schnell von so viel Liebe und Verständnis erfüllt war.

Welche Verschwörungen hast du benutzt, um durch diese Falle dich und deinen Partner von der Liebe des jeweils anderen abzuschneiden und dich selbst von deiner Bestimmung abzulenken? Ist es nicht an der Zeit, diese Verschwörungen loszulassen und nicht nur deine Bestimmung, sondern auch deine Verbindung zum Himmel aus ganzem Herzen anzunehmen? Du könntest sowohl die Liebe Gottes als auch die Liebe deines Partners jetzt spüren, es sei denn, dass du falsches Verstehen benutzt, um deine Angst davor zu verbergen, wer du wirklich bist.

Kapitel 72
Ihr autoritärer Vater

Mirandas autoritärer Vater machte ihr Angst. Als sie ein Kind gewesen war, hatte er einen Aufkleber auf ihren Kleiderschrank geklebt, der eine Gans zeigte und auf dem stand: „Du bist dumm!“ Ihr empfindsames Wesen war zutiefst verletzt gewesen. Ihren jüngeren Bruder hatte ihr Vater ähnlich behandelt, aber der hatte nur darüber gelacht. Obwohl sie in ihrem Beruf mittlerweile sehr erfolgreich war, hatte sie immer an ihrer Intelligenz gezweifelt.

Sie hatte schließlich einen Mann geheiratet, der ihrem Vater sehr ähnlich war, und die Ehe war eine Katastrophe gewesen. Sie hatte sich scheiden lassen und war eine neue, glückliche Ehe eingegangen, aber die Vergangenheit beunruhigte sie nach wie vor. Ich wies sie darauf hin, dass es noch eine Lektion gab, die sie lernen musste, und einen Teil ihres Herzens und Geistes, der nicht geheilt war. Ihr Vater und ihr erster Mann lieferten den Beweis dafür. Ich sagte ihr auch, dass unter den emotionalen Verletzungen, die auf ihren Vater und ihren ersten Mann zurückgingen, Gaben verborgen lagen, die darauf warteten, geöffnet zu werden.

Während unseres Gesprächs wurde deutlich, dass Mirandas Vater in Konkurrenz zu seinen eigenen Kindern gelebt hatte, weil er – insbesondere im Hinblick auf seine Intelligenz – sehr unsicher gewesen war. Miranda erkannte allmählich, dass sie die Gabe der Führungskraft in der Liebe besaß und dass sie ein Seelenversprechen gegeben hatte, ihren Vater und ihren ersten Mann vor sich selbst zu retten. Sie erzählte, wie dickköpfig und festgefahren beide damals und auch heute noch waren. Ich weiß, dass du niemals in eine Situation gestellt wirst, ohne die erforderlichen Mittel zu haben, dich selbst und alle an der Situation beteiligten Menschen zu befreien. Als wir der Sache weiter auf den Grund gingen, entdeckten wir, dass Miranda auch die Gabe der Wunder besaß. Es war eine Gabe, die ihren Vater und ihren ersten Mann ganz gewiss befreien würde. Das war aber noch nicht alles. Sie besaß die Gabe der Offenbarung – eine Gabe, die sie durch die schmerzhaften Erfahrungen ihrer Kindheit blockiert hatte. Im Laufe unseres Gesprächs wurde klar, dass Miranda auch eine Gabe der Prophezeiung besaß. Dies waren seltene und profunde spirituelle Gaben, die Miranda durch den Konflikt mit ihrem Vater und ihrem ersten Mann verborgen hatte. Miranda war bereit, alle diese Gaben von ganzem Herzen anzunehmen. Sie teilte sie mühelos und freudig mit den Teilnehmern, die ihren Vater und ihren ersten Mann verkörperten. Nachdem dieser Prozess abgeschlossen war, konnte sie die Gaben ihrem jetzigen Mann bringen, der gemeinsam mit ihr an diesem Workshop teilnahm. Bald war der ganze Workshop in Feierlaune, wobei Miranda ihren Mann im Arm hielt und die Führung übernahm. Miranda war unsere erste Fokusperson – eine Führerin in der Liebe. Sie hatte die Gaben der Wunder, der Offenbarung und der Prophezeiung zur Erde gebracht, und sie war endlich bereit, ihre Bestimmung für sich selbst und für die Welt von ganzem Herzen anzunehmen. Dieser starke Beginn verhieß einen kraftvollen Workshop, der den passenden Titel „Das Fest der Liebe“ trug.

Kapitel 73
Eiskalt

Margaret, eine alleinerziehende Mutter, klagte über den Mangel an „verfügbaren" Männern in ihrem Leben. Wir konnten dieses Muster relativ schnell zu ihrer eigenen Mutter zurückverfolgen und fanden heraus, dass Margarets Mangel an Männern eine Form von Rache an ihrer Mutter darstellte, weil sie eine so schlechte Mutter gewesen war.

Margaret schilderte ihre Mutter als „eiskalt". Sie beklagte sich darüber, dass sie schon im Mutterleib keinerlei nährende oder mütterliche Liebe gespürt hatte. Margaret war das erste Kind gewesen, und sie beschrieb ihre Mutter als eine Perfektionistin, der es erst gelungen war, ihre Mutterrolle besser auszufüllen, nachdem sie mehrere Kinder bekommen hatte. Margaret hatte an ihrem eigenen Mangel an emotionaler Zuneigung arbeiten müssen, hatte jedoch nur ein geringes Maß ihrer Lebendigkeit zurückgewinnen können.

Im Laufe unseres Gesprächs erzählte ich Margaret von einigen anderen Klienten, mit denen ich gearbeitet hatte und deren Mütter auch nicht imstande gewesen waren, ihnen Fürsorge angedeihen zu lassen, weil ihnen selbst keine Fürsorge zuteil geworden war. Ich wies Margaret darauf hin, dass, wenn ihre Mutter ihr keine Fürsorge angedeihen lassen konnte, weil es ihr selbst an Verbundenheit mangelte, Margaret möglicherweise diejenige war, die diese Gabe für ihre Mutter mitgebracht hatte. Wenn Margarets Mutter keine Liebe von ihrer eigenen Mutter empfangen hatte, dann konnte sie diese Liebe von ihrer Tochter empfangen. Das würde der Sache ein vollkommen neues Gesicht geben. Margaret blickte in ihr Inneres hinein und stellte fest, dass sie tatsächlich die Gabe der Verbundenheit besaß, die alles veränderte.

Margaret stellte sich vor, dass sie wieder im Mutterleib war und ihre Mutter mit dieser Liebe und Verbundenheit durchströmte. Dies brachte das Eis in ihrer Mutter zum Schmelzen und veränderte die Erfahrung, die Margaret von ihr hatte, grundlegend. Als Margaret bei dieser Rückkehr in ihre Kindheit ihrer Mutter ihre Fürsorge zuteil werden ließ, stellte sie fest, dass sie im Gegenzug auch die Liebe spüren konnte, die ihre Mutter für sie empfand. Margaret sagte, dass sich dadurch emotionale Quellen der Zärtlichkeit und der weiblichen Gnade in ihr öffneten. Sie sagte, sie empfinde ein Gefühl tiefer Liebe und habe zum ersten Mal in ihrem Leben endlich das Gefühl, für eine Beziehung bereit zu sein.

Wonach hast du dich so verzweifelt gesehnt, und deine Eltern haben es dir nicht gegeben?

Blicke nach innen und erkenne, dass du diese Seelengabe sehr wahrscheinlich mit dir gebracht hast, um dem betreffenden Elternteil zu helfen, indem du deine Gabe mit ihm teilst. Unter deiner Unabhängigkeit, deinem Groll und deinem Schmerz hat diese Gabe auf diesen Moment der Erkenntnis gewartet. Öffne sie, und nimm sie aus ganzem Herzen an. Kehre nun in deine Kindheit zurück und teile sie dort mit dem betreffenden Elternteil. Wenn deine Eltern die Gabe nicht besessen haben, um sie dir zu geben, dann hast du sie auf einer Seelenebene mitgebracht, um sie ihnen zu geben. Sobald du eine solche Gabe mit einem Mitglied deiner Familie geteilt hast, gibt es keinen Menschen, mit dem du sie nicht teilen kannst. So kannst du deine Vergangenheit heilen, deinen Eltern helfen und die Gaben erkennen, die du für deine Lebensaufgabe brauchst.

Kapitel 74

Wie man einen Mann motiviert – Teil II

Du musst keine Raketenwissenschaftlerin sein, um herauszufinden, wie du deinen Mann motivieren kannst. Ein alter Witz drückt es so aus: „Gott gab Adam zwei Köpfe, aber nur genug Blut, um jeweils einen in Betrieb zu halten.“ Die meisten Männer lieben Sex. Sex ist nicht eine ihrer Lieblingsbeschäftigungen. Er ist ihre Lieblingsbeschäftigung. Natürlich gibt es auch Ausnahmen, aber schon das alte schweizerische Sprichwort sagt: „Die Ausnahme beweist die Regel.“

Ein Mann, der sexuell erfüllt ist, ist glücklich und zufrieden. Er wird dir überall hin folgen. Wenn du Sex allerdings benutzt, um zu manipulieren oder zu kontrollieren, dann setzt er den Wert, den Sex für ihn hat, herab, um sich der Kontrolle zu entziehen. Wenn du deinem Mann den liebevollen Sex gewährst, den er sich wünscht (du solltest damit rechnen, dass du eine Zeitlang nicht geradeaus von A nach B gehen können wirst), dann gibt er dir in der Regel die liebevolle Romantik, die du dir wünschst. Es sei denn, du hast eine andere Tagesordnung.

Du solltest Sex nicht für irgendwelche Machtspiele benutzen, denn das macht ihn zu einem Schlachtfeld, das von Rache und Rückzug erfüllt ist. Da Sex eine Möglichkeit liebevoller Kommunikation sein kann, ist es ein großer Fehler, ihn zu anderen Zwecken zu benutzen und die Möglichkeit, einen Mann zu motivieren, dadurch zu verschenken. Dein Mann möchte dein Held sein, und wenn er ein Held ist, dann hofft er, „belohnt“ zu werden. So weiß er, dass er es in deinen Augen richtig gemacht hat. Er will dich auch in sexueller Hinsicht glücklich machen. Wenn du für ihn sexuell unerreichbar bist, weil er emotional unerreichbar ist, dann befindet ihr euch in einem Kampf und habt eine der Möglichkeiten verloren, mit deren Hilfe ein Mann sich emotional öffnen kann. Eine sehr gute Zeit, um über Gefühle zu sprechen, ist der Moment unmittelbar vor einer sexuellen Begegnung. Wenn ein Mann weiß, dass seine Belohnung unmittelbar bevorsteht, bringt er unter Umständen sogar Geduld auf. Vielleicht hört er ausnahmsweise sogar einmal zu. Auch „danach“ ist eine gute Zeit für ein Gespräch – vorausgesetzt, dass dein Mann dann noch wach ist. Du solltest, was immer du tust, in diesem Augenblick jedoch nicht deinen

Emotionen nachgeben, denn andernfalls wird er das Gefühl haben, bestraft zu werden, und anfangen, Sex mit dieser Form von Bestrafung in Verbindung zu bringen. Du bist die Lehrerin, wenn es um Emotionen geht, ob du es nun willst oder nicht, und wenn deine emotionale Kommunikation auf Integrität gründet, wird sie ihn aus seiner Dissoziation herauslocken.

Wenn du gegen den lockeren Ton dieses Kapitels etwas einzuwenden hast, dann ist dies ein Hinweis darauf, dass du dir „ins eigene Knie schießt". Unbeschwertheit und Humor sind perfekte Mittel, um einen Mann etwas über wichtige Dinge wie Emotionen, Kommunikation, Beziehungen, was Frauen wollen und Sex zu lehren. Einem Mann etwas über Sex beibringen zu wollen ist allerdings eine heikle Sache, weil die meisten Männer glauben, Gott habe sie den Frauen zum Geschenk gemacht. Die beste Methode besteht wahrscheinlich darin, dass du ihm beibringst, *auf welche Art* du Sex am liebsten magst. Das Risiko, ihn zu kränken, wenn du versuchst, ihn in Bezug auf Sex zu erziehen, ist so am geringsten. Vergiss nicht, dass er es richtig machen will. Für dich ist es in Ordnung, sofern du nicht in Abhängigkeit oder im Machtkampf gefangen bist. Wenn du sexuell abhängig bist oder Sex als Waffe benutzt, dann bringst du deinen Mann dazu, dem Sex mit dir geringeren Wert beizumessen. Wenn du sexuell abhängig bist, dann glaubst du, dass du nicht genug Sex bekommst. Deine Bedürftigkeit stößt deinen Partner ab. Es gibt zwei mögliche und effektive Wege, dich von deiner Bedürftigkeit zu befreien. Der erste Weg besteht darin, dein *Bedürfnis* nach Sex loszulassen. Sobald du es tust, gewinnst du paradoxerweise deine sexuelle Anziehungskraft zurück. Dass du Erfolg hattest, wirst du daran erkennen, dass dein Partner auf dich zukommt. Es funktioniert für beide, Mann und Frau. Bedürftigkeit ist äußerst unattraktiv. Werde nicht noch unabhängiger als dein Partner, indem du dissoziierst, um deine Attraktivität zurückzugewinnen, denn das ist nur Teil eines Machtkampfs. Du magst eine Schlacht gewinnen, wenn du es tust, aber deine Beziehung bringst du damit nicht voran, sondern erhöhst die Wahrscheinlichkeit, dass es zu weiteren Kämpfen kommt.

Der zweite Weg besteht darin, dass du, wenn du nicht genug Sex bekommst, dich mit Papier und Stift hinsetzt und im Bewusstseinsstrom niederschreibst, weshalb du in Wahrheit keinen Sex willst. Wir wissen, dass es nicht so ist, aber wenn Mangel herrscht, dann müssen wir deinem Unterbewusstsein einen Besuch abstatten, um Antworten zu finden. Wenn du den verborgenen Grund entdeckt hast, aus dem du keinen Sex willst, dann überlege, wie du diesen Teil deiner selbst durch Kommunikation, Integration oder Annehmen wertschätzen kannst. Das heilt dein gespaltenes Bewusstsein und bringt dich voran.

Wenn sich in deiner Beziehung „alles immer nur um dich" drehen soll, dann hat dein Mann nur wenige Möglichkeiten, zu dir durchzudringen. Nach einer Weile gibt er auf und verbringt immer mehr Zeit auf der Arbeit oder findet eine andere Frau, bei der er nicht das Gefühl hat, ein so großer Versager zu sein. Sein Hingezogensein zu jemand anderem weist stets auf einen Ort hin, an dem auch du Angst vor dem nächsten Schritt im Hinblick auf Nähe und möglicherweise Sex hast. Es kann ein Ort sein, an dem dein Partner dieselben Ängste hat, aber wenn du seine Schwächen hervorhebst, dann benutzt du seinen Anteil an dieser Angelegenheit, um deinem eigenen Anteil aus dem Weg zu gehen. Wenn du deine Seite der Angelegenheit vollständig bewältigt hast, geht er durch seinen Teil automatisch hindurch. Wenn du es nicht tust, dann werden deine Kontrolle und Manipulation, deine Klagen und dein Angriff auf ihn irgendwann zu Schüssen, die nach hinten losgehen.

Lass Abhängigkeit und Kontrolle los, und übernimm die Führung. Dein Mann wird dir dankbar sein, dass du die Führung in diesem Bereich übernimmst. Deine Führung wird er zu schätzen wissen, sich aber mit Händen und Füßen wehren, wenn du drängst, forderst, nörgelst oder angreifst. Je mehr du in emotionaler Hinsicht deinen Schwächen nachgibst, umso dissoziierter ist seine Reaktion.

Zeige deinem Mann, dass er etwas richtig gemacht hat. Belohne ihn. Meine Frau hat es vor etwa hundertachtzig Teilnehmern eines Workshops in der Schweiz einmal mit den Worten ausgedrückt: „Ladies, was ist denn schon dabei? Es sind nur zehn Minuten, und es bedeutet ihm so viel."

Daraufhin drehte der Mann neben mir sich zu mir um und fragte: „Was mache ich mit den restlichen fünf Minuten?"

Wenn du dich mit deinem Partner in einem Machtkampf befindest, dann bist du vom Weg abgekommen, und es ist an der Zeit, einige Reparaturen vorzunehmen. Du kannst es tun. Der Himmel wird dir helfen. In einer Beziehung geht es um Gleichheit und darum, deinem Partner zu geben. Es ist wirklich erstaunlich, wie sehr ein Mann im Hinblick auf die Vergangenheit unter Gedächtnisschwund leidet, sobald sein Sexleben erfolgreich ist.

Alle möglichen unterbewussten Fallen warten auf dich, wenn du im Hinblick auf Sex in einer toten Zone gelandet bist. Wenn du dich jedoch deiner Partnerschaft, deiner Gleichheit und dem nächsten Schritt immer wieder neu verpflichtest, dann wird es dir gelingen, diese Fallen und Machtkämpfe zu umgehen, die zu sexueller und emotionaler Leblosigkeit führen.

Geh locker damit um. Belohne ihn. Gib ihm. Es wird euch beide glücklich machen, und es wird ihn immer wieder neu motivieren, dich zu lieben, zu lernen und zu einem wunderbaren Partner, einem wunderbaren Kommunikator und einem wunderbaren Liebhaber zu werden.

Kapitel 75

Der Tennisprofi

Hans wechselte den Beruf und wurde von einem auf der Rangliste ziemlich weit unten stehenden Tennisprofi zum Fernsehproduzenten. Die Frauen lagen ihm zu Füßen. Sein Lebensmotto lautete frei nach Oscar Wilde: „Ich kann allem widerstehen, außer der Versuchung.“ Das trug wenig dazu bei, die Beziehung zu seiner Frau zu verbessern, die ihre gemeinsamen Kinder erzog und sich geduldig mit seinem Verhalten abfand. Als er endlich kurz davor stand, sie und ihre Beziehung so sehr wertzuschätzen, dass er sich ihr rückhaltlos verpflichten konnte, da nahm sie plötzlich die unabhängige Rolle in der Beziehung ein.

So war die Situation seit etwa einem Jahr, als Hans zu einem fünftägigen Seminar kam. In diesem Workshop wurde er dreimal als Fokusperson nach vorne gerufen. Mit jedem Mal kam seine Beziehung ein Stück voran. Er erkannte, dass das Verhalten seiner Frau im letzten Jahr seinem eigenen Verhalten in den letzten zehn Jahren entsprach. Er war sehr motiviert, diese Lektion auf dem einfachen Weg zu lernen, denn mittlerweile wollte seine Frau, die ganz gewiss nicht vorschnell handelte, gar keine Zeit mehr mit ihm verbringen, von Sex ganz zu schweigen.

Beim ersten Mal empfand Hans starke Gefühle der Unzulänglichkeit. Ich wies ihn darauf hin, dass genau diese Emotion seine Frau zehn Jahre lang in der Abhängigkeit festgehalten hatte, dass nun aber er derjenige war, der unter diesem Gefühl litt. Ich hatte ihm schon gesagt, dass es nur eine Sache gibt, die schlimmer ist, als einen abhängigen Partner zu haben, und das ist, selbst der abhängige Partner zu sein, der er nun war. Da er die Chance, die Beziehung aufzubauen, nicht ergriffen hatte, als er der unabhängige Teil gewesen war, würde es ihm vielleicht gelingen, nachdem er zum abhängigen Teil geworden war und das Blatt sich gewendet hatte. Ich erklärte ihm, dass seine Frau als unabhängiger Teil der Beziehung ihm eine ebenso gute Partnerin sein würde, wie er ihr ein guter Partner gewesen war, als er die unabhängige Rolle in der Beziehung gespielt hatte. Für Hans waren dies schlechte Nachrichten, weil er in seiner Unabhängigkeit ein sehr schlechter Partner gewesen war.

Wir arbeiteten daran, die unabhängigen und abhängigen Teile seines Bewusstseins zu integrieren, und klärten dann eine ödipale Verschwörung, die seine Eltern bei seiner Geburt getrennt hatte. Sie war Teil eines Ahnenmusters, das mit einer Verschwörung des Verrats einherging. Wir fanden heraus, dass diese Familienmuster seine Angst vor Erfolg und seine Angst vor Führungskraft verbargen. Er benutzte diese Angst, um sein Ego aufzubauen und gegen Gott zu kämpfen. Sein Kampf gegen Gott war eines seiner Lieblingsthemen. Schließlich ließ er diese Muster los, um seine Gaben des Empfangens und des Wegbereiters in der Liebe anzunehmen. Er teilte sie mit seinen Eltern und heilte mit ihrer Hilfe sein Ahnenmuster. Anschließend teilte er diese Energie auch mit seiner Frau. Das brachte ihn seiner Frau vorübergehend zwar einen Schritt näher, aber es gab so viele Dinge, die zu klären waren, dass Hans schon bald wieder in Ungnade gefallen war.

Als Hans zum zweiten Mal als Fokusperson ausgewählt wurde, berichtete er, dass bei seiner Frau eine gewisse Bewegung stattgefunden hatte. Er sagte, sie fühle sich nun offen für die Liebe – aber nicht mit ihm. Er fühlte sich schwach und als „Bösewicht“, weil er so viele Jahre seine Spiele getrieben hatte. Als wir an seiner Schwäche arbeiteten, die mit Sicherheit abstoßend auf seine Frau wirkte, fanden wir heraus, dass er ein Idol der Schwäche hatte. Er glaubte, dass Schwäche ihn aus all den Jahren der Arroganz und des Stolzes retten würde. Sein Ego hatte ihn davon überzeugt, dass die falsche Demut der Schwäche seine Antwort sei. Ich zeigte ihm, wie unattraktiv sie ihn für seine Frau machte. Außerdem führte sie dazu, dass er sich von „Bösewichten“ sowohl im Beruf als auch in den Finanzbehörden drangsaliert fühlte.

Beim zweiten Mal begann meine Arbeit mit Hans damit, dass er seine zehnjährige Arroganz mit seiner einjährigen Abhängigkeit integrierte. Dies rief Gefühle von Frieden und Zufriedenheit bei ihm hervor. Dann integrierte er seine „Bösewichte“ mit seinen Idolen der Schwäche. Dies brachte ihm ein Gefühl der Erleichterung, und er war fähig, seine Seelengabe der Harmlosigkeit – eine Gabe auf Meisterschaftsebene – anzunehmen und mit seiner Frau zu teilen.

Als er am nächsten Tag zum dritten Mal als Fokusperson aufgerufen wurde, sagte er, die Situation mit seiner Frau habe sich zwar verbessert, aber sie wolle noch immer nicht mit ihm schlafen. Als ich ihn weiter befragte, entdeckte ich ein flüchtiges dunkles Glitzern in seinen Augen und einen wütenden Ausdruck in seinem Gesicht, was mich zu der Frage veranlasste, ob er seiner Frau gegenüber ein gewisses Maß an Boshaftigkeit hegte. Hans gab es bereitwillig zu und sagte, dies sei schon immer ein Thema gewesen, und zwar nicht erst seit seiner Heirat, sondern schon in der Kindheit. Ich erklärte ihm, dass er ebenso viel Boshaftigkeit empfangen würde, wie er selbst aussandte. Wir fanden heraus, dass Hans neunundneunzig *Geschichten der Boshaftigkeit* in sich trug, zu denen er sich fröhlich bekannte. Als ihm dieses zerstörerische und selbstzerstörerische Muster bewusst wurde, war er jedoch motiviert, es loszulassen und die Gabe zu finden, die in der Falle verborgen lag. Wir stellten fest, dass eine *Geschichte der Versöhnung* unter all seinen *Geschichten der Boshaftigkeit* verborgen lag. Sobald er sie von ganzem Herzen annahm, war die auf seinem Ego beruhende Abwehr der *Geschichten der Boshaftigkeit* verschwunden. Hans war inzwischen schon viel zuversichtlicher und bereit, nach Hause zurückzukehren und seiner Frau zu begegnen. Tage später erhielten wir eine E-Mail von ihm, in der er um weitere Hilfe bat. Er sagte, die Kommunikation mit seiner Frau habe sich enorm verbessert. Sie hatte zugegeben, dass sie eine Affäre hatte, die seit ungefähr einem Jahr andauerte.

Ich schlug vor, er solle weiterhin seine Verhaftungen und seine Bedürftigkeit in Bezug auf seine Frau loslassen, um seine Attraktivität zurückzugewinnen. Auf dem Weg von der Unabhängigkeit zur wechselseitigen Abhängigkeit entdeckte er in sich nun alle Bedürfnisse, von denen er sich dissoziiert hatte.

Ich schlug außerdem vor, er solle sich dem nächsten Schritt in ihrer Beziehung verpflichten, um das ödipale Gewirr aus Dreiecksbeziehungen zu durchschneiden und neue Entschlossenheit in ihre Beziehung zu bringen. Dies würde entweder dazu führen, dass seine Frau auf einer ganz neuen Stufe in die Beziehung zurückkehrte oder, falls die Beziehung nicht mehr der Wahrheit entsprach, ihn für eine neue, wahre Partnerin frei machen. Wenn es noch mehr gab, das der Heilung bedurfte, dann würde dies bewirken, dass es zutage trat, um geheilt zu werden.

Mein dritter Vorschlag lautete, dass Hans alle Anteile, die seine Frau zurückhaben wollten, mit den Anteilen integrieren sollte, die sie nicht zurückhaben wollten, weil es ganz offenkundig einen verborgenen Teil seines Bewusstseins gab, der nicht sicher war, ob er sie als Partnerin wirklich zurückhaben wollte.

Erkenne heute, was du von deinem Partner zu bekommen versuchst, und lass es los. Mit dem Versuch, etwas zu bekommen, stößt du deinen Partner nur von dir fort. Das Maß, in dem du unabhängig bist, ist auch das Maß, in dem du deine in dir liegenden, verborgenen Bedürfnisse dissoziiert hast. Diese verborgenen Bedürfnisse werden von dir selbst, von deinem Partner oder von deinen Kindern ausgelebt. In dem Maße, in dem du sie loslässt, verbindest du dich auf ganz natürliche Weise. Hab deshalb den Mut, sie zu entdecken, und dann lass sie einfach los. Verpflichte dich dann dem nächsten Stadium der Partnerschaft. Es durchschneidet Verrat, ödipale Muster und Dreiecksbeziehungen und bringt stattdessen Wahrheit, Mühelosigkeit und neue Partnerschaft in die Beziehung hinein.

Kapitel 76

Unterbewusste Kommunikation

Alles im Leben ist Kommunikation. Alles, was wir selbst tun, und alles, was uns geschieht, ist unsere Art, den wichtigen Menschen in unserem Leben etwas mitzuteilen. Meist sind wir uns der Tatsache, dass wir etwas mitgeteilt haben, oder dessen, was wir mitgeteilt haben, noch nicht einmal bewusst. Wenn wir mit Hilfe unserer Intuition raten, können wir aber dennoch erkennen, was wir anderen Menschen durch das, was wir tun oder was uns geschieht, unterbewusst sagen wollten.

Häufig bringen wir ein Bedürfnis zum Ausdruck oder rufen nach Hilfe. Manchmal greifen wir einen anderen Menschen an, versuchen ihn zu besiegen oder wollen uns an ihm rächen. Bisweilen sagen wir anderen Menschen, dass sie nicht so werden sollen wie wir, während wir sie in positiven Situationen darum bitten, unserem Vorbild zu folgen. Manchmal wollen wir Aufmerksamkeit erlangen oder versuchen, andere Menschen aus einer Welt herauszureißen, die sich nur um sie selbst dreht. Es gibt Zeiten, in denen wir versuchen, anderen Menschen die Schuld an dem zu geben, was uns geschieht. Es gibt sogar Zeiten, in denen wir durch die negativen Ereignisse, die uns geschehen, Liebe und Loyalität ausdrücken. Dies sind Fälle von Aufopferung und Märtyrertum, und sie sind unwirksam und unnötig, weil wir alles, was wir erreichen, indem wir uns zum Märtyrer machen, um jemand anderem zu helfen, durch Gnade auch ohne sie hätten erreichen können. Aufgrund tief sitzender Familienrollen haben wir jedoch ein großes Faible für Aufopferung und Märtyrertum. Wir erkennen nicht, dass beide nur psychologische und emotionale Fallen sind.

Betrachte einmal das größte Problem, das du in deiner Beziehung zur Zeit erfährst. Welche Botschaft sendest du den wichtigen Menschen in deinem Leben? Um die Sache einfach zu machen, rate, worin die Mitteilung besteht.

Mutter	Partner	Geschwister und Freunde
Vater	Frühere(r) Partner	Alle anderen an der Situation beteiligten Menschen
Selbst	Gott	

Nimm nun eine negative Situation aus deiner Vergangenheit und frage dich noch einmal, welche Botschaft du den oben genannten Menschen damit gegeben hast. Finde heraus, wo es Bedürfnis, Schuld oder Aufopferung gibt, denn alle diese Dinge arbeiten gegen dich und deinen Erfolg.

Frage dich für die gegenwärtige und die vergangene Situation, welche Probleme und Anhaftungen du loslassen kannst. Stelle dir vor, dass du anstelle dessen, was du in deinem Leben hast geschehen lassen, um so viele verschiedene Dinge mitzuteilen, nun nur noch Liebe kommunizierst. Damit lässt du neue Verbundenheit mit allen Menschen entstehen, an die deine Botschaften gerichtet waren.

Welche Gefühle nimmst du bei dir selbst wahr, während du auf diese Weise offen und großzügig kommunizierst?

Wie reagieren die Menschen auf dich, wenn du Liebe kommunizierst und ihnen Liebe zuteil werden lässt?

Gelingt es dir unabhängig davon, wie sie sich verhalten?

Wenn du vor deinem inneren Auge erkennst, dass sie noch nicht positiv reagieren, dann weißt du, dass die Kommunikation noch nicht abgeschlossen ist, weil es noch eine zweite Ebene der unterbewussten Kommunikation gegeben hat. Wiederhole die Übung einfach und nimm wahr, was dir diesmal in den Sinn kommt. Kommuniziere in deiner Vorstellung deine Liebe verbal und energetisch, bis die Situation erfolgreich wird. Dies löst Probleme und Muster auf, während du gemeinsam mit den anderen Menschen an einen neuen Ort gelangst. Du wirst die Kämpfe aufgeben, die Angst vor dem nächsten Schritt in Erfolg und Nähe verbergen. Du wirst das Versagen und die Schuld aufgeben, die Rollen und Aufopferung erfolglos sein lassen. Du wirst deine Bedürfnisse loslassen, während du anderen Menschen das gibst, was bei dir selbst scheinbar gefehlt hat. Wenn du auf einfühlsame Weise mit ihnen kommunizierst, dann wird ihre Selbstbesessenheit fortfallen. Sie werden sich deiner und der anderen Menschen in ihrer Umgebung gewahr werden, weil dem Mangel an Selbstliebe, der ihre Selbstbezogenheit antreibt, nun durch liebevolle Kommunikation begegnet wird.

Kapitel 77

Wer muss sich ändern?

Wenn wir aufgebracht sind oder wenn etwas uns verletzt oder zornig macht, dann wollen wir immer, dass ein anderer Mensch sich ändern soll, damit er uns nicht länger beleidigt oder kränkt. Wir versuchen ihn zu kontrollieren und wollen ihm unseren Willen aufzwingen, damit er unseren eigenen Wünschen und unserem Frieden nicht länger im Weg stehen kann.

Dies ist der falsche Weg. Er will etwas in uns verteidigen, das der Heilung bedarf. Wenn wir unserem Partner unseren Willen aufzwingen, machen wir ihn zu weniger, als er ist, weil er gezwungen ist, sich unserem Willen in einer Rolle zu beugen. Das stellt uns weder zufrieden, noch transformiert es den Teil in uns, der geheilt werden will. Die Emotionen, die durch das Handeln anderer Menschen in uns ausgelöst werden, können wir jedoch auch nicht unterdrücken. Beide Wege sind Fallen, die, wenn sie lange genug fortgesetzt werden, nur zu noch mehr Schmerz, weiteren Fallen oder sogar Krankheiten führen.

Der einzige Weg, der wirklich funktioniert, wenn wir einen Menschen sehen, der sich ändern muss, liegt darin, dass wir uns nicht zurückziehen oder Zwang anwenden, sondern stattdessen auf eine Weise einschreiten, die bewirkt, dass unser Handeln uns selbst und andere Menschen verändert. Da wir uns geändert haben und nicht länger in Schmerz und Selbstangriff gefangen sind, können wir in einer Weise auf einen anderen Menschen zugehen, die für uns beide hilfreich ist.

Wenn wir einen Menschen sehen, der sich ändern muss, dann weist uns dies auf einen Ort in uns selbst hin, an dem wir uns ändern müssen. Wenn wir einen Menschen sehen, der sich ändern muss, wir selbst uns aber nicht ändern, dann werden wir keinen Erfolg haben, wenn wir auf ihn zugehen, um ihm zu helfen. Früher oder später lassen diese Emotionen außerdem eine Mauer zwischen uns und unserem Partner entstehen. Die Dinge, die uns bei anderen Menschen aufbringen, können wir als Frühwarnsystem benutzen, das uns zeigt, was irgendwann einmal als Konflikt zwischen uns und unserem Partner zutage treten wird, wenn wir uns nicht damit auseinandersetzen, solange es sich außerhalb unserer Beziehung befindet. Wir könnten uns genauso gut jetzt damit auseinandersetzen.

Wenn wir verletzt oder aufgebracht sind, dann stecken wir an einem Ort der Schuld und des Widerstandes fest. Das, was uns aufbringt, zeigt uns, wogegen wir uns wehren und wofür wir uns selbst angreifen.

Nun ist es Zeit, deine Dankbarkeit gegenüber dem Menschen zu spüren, der dich aufgebracht hat. Deine Aufgebrachtheit weist dich auf etwas hin, das in dir verborgen liegt und an dir frisst. Wenn du nicht in Reaktion gegen den betreffenden Menschen gehst, dann kannst du dir selbst, ihm und der Situation helfen, indem *du* dich änderst und dich selbst heilst.

Kannst du das Verhalten dieses Menschen akzeptieren?

Kannst du ihn akzeptieren?

Kannst du dieses Verhalten bei dir selbst akzeptieren, auch wenn du es verdrängt hast?

Kannst du dich selbst akzeptieren, auch wenn du dieses Verhalten ebenfalls in dir trägst?

Kannst du dein Urteil und den Groll loslassen, den du wegen dieser Sache gegen den betreffenden Menschen empfindest?

Kannst du dein Urteil und den Groll loslassen, den du wegen dieser Sache gegen dich selbst empfindest?

Kannst du diesem Menschen vergeben?

Kannst du dir selbst vergeben?

Würdest du dir dieses Verhalten vorhalten?

Kannst du alle negativen Gefühle loslassen und die Situation als Mittel benutzen, um Heilung und Frieden herbeizuführen?

Wann hat die Situation, die diese Falle bei dir ursprünglich in Gang gesetzt hat, angefangen? Wenn du es wüsstest, dann war es wahrscheinlich im Alter von etwa _____ Jahren.

Und wenn du wüsstest, wer bei dir war, dann war es vermutlich …

Und wenn du wüsstest, welches Ereignis die Emotion bei dir in Gang gesetzt hat, dann war es vermutlich …

Was wolltest du aus dieser Situation lernen?

Welche Gabe wolltest du mit allen Menschen teilen, die an der Situation beteiligt waren?

Würdest du diese Gabe öffnen, sie von ganzem Herzen annehmen und sie mit allen Menschen in der damaligen Situation teilen, um dadurch dich selbst und sie von diesem schmerzhaften Muster zu befreien?

Würdest du die Gabe mit dem Menschen teilen, den du ursprünglich kontrollieren wolltest?

Nur die Hilfe, die du ihm durch deine Gabe zuteil werden lässt, kann ihm helfen, sich zu ändern, weil du dich geändert hast. Weil du nicht länger in altem Schmerz und im Urteil über dich selbst und über andere Menschen gefangen bist, wirst du zu einem wirksamen Katalysator, der sowohl die Vergangenheit als auch die Gegenwart zu ändern vermag.

Sei dankbar für deine Aufgebrachtheit. Sie weist dich auf das hin, was dich und deine Beziehung tötet, auch wenn sie außerhalb deiner Beziehung liegt. Benutze sie als deutlichen Hinweis auf die Bereiche, in denen du selbst aufgerufen bist, dich zu ändern. Deine Heilung ist der Anfang einer positiven Veränderung für alle Menschen in deiner Umgebung.

Kapitel 78

Emotionale Chakra-Heilung

Es gibt sieben wichtige Energiezentren oder Energieräder, die vom Kreuzbein aus an der Wirbelsäule entlang nach oben verlaufen. Diese Zentren und ihre energetische Ladung spiegeln wider, wie gut es uns in körperlicher, emotionaler und psychologischer Hinsicht geht. Insgesamt sind viele hundert Energiezentren über den ganzen Körper verteilt, von denen diese sieben aber die größten und wichtigsten Zentren sind. Im Laufe der Jahre habe ich meine Arbeit mit den Chakras, wie diese Zentren genannt werden, verstärkt und benutze dazu die Methode der Energieheilung. Ich möchte dir heute eine emotionale Chakra-Heilung vorstellen. Wähle nun eine Zahl zwischen eins und sieben. Diese Zahl weist auf die Emotion hin, die deinen Beziehungen am stärksten im Weg steht: 1 = Angst, 2 = Verlust, 3 = Herzensbruch, 4 = Rache, 5 = Schuld, 6 = Aufopferung und 7 = Versagen.

Gehe nun zum siebten Chakra. Es liegt am Scheitelpunkt des Kopfes, genau in der Mitte. Fühle dich ein. Nimm die Emotion wahr, die dort anscheinend vorhanden ist und dich zurückhält. Lass die Emotion, die dieses Zentrum blockiert, vollständig los. Es ist das spirituelle Zentrum, das sich öffnet und es dir erlaubt, Gnade zu empfangen. Gehe nun zum sechsten Zentrum, das in der Mitte der Stirn genau zwischen deinen Augen liegt. Stimme dich ein, und lass die Emotion los, die du zuvor ausgewählt hast und die dieses Zentrum blockieren könnte. Es steht für dein Denken, deine kreative Schau und deine medialen Kräfte. Wenn dieser Prozess abgeschlossen ist, gehe weiter zum fünften Chakra, das im Bereich des Halses liegt. Es steht für Führungskraft und unpersönliche Liebe und ist ein sekundäres Kraftzentrum. Lass die Emotion los, die dieses Zentrum behindern könnte. Gehe nun zu deinem Herzchakra, das auf der Höhe des Herzens an der Wirbelsäule liegt. Es ist dein persönliches Liebes- und Beziehungszentrum. Lass die Emotion los, die dieses Zentrum verstopfen könnte. Gehe weiter zum dritten Chakra. Es liegt etwa drei Fingerbreit oberhalb des Nabels und ist dein Kraft- und Erfolgszentrum. Lass die Emotion los, die du dort findest und die möglicherweise deine Kraft und deinen Erfolg in Beziehungen verhindert. Gehe nun zu einer Stelle an der Wirbelsäule etwa drei Fingerbreit unterhalb des Nabels. Hier liegt das zweite Chakra, das dein Selbstbild und deine Sexualität repräsentiert. Dieses Chakra ist in der Regel am stärksten beschädigt. Lass auch hier die Emotion los, die dieses Zentrum blockiert, um es zu befreien, damit seine Energie hell und kraftvoll fließen kann. Gehe nun zum ersten Chakra an der Basis des Kreuzbeins. Dies ist das Zentrum deiner Lebensenergie und deiner Vitalität, und es ist gleichzeitig ein zweites Sexualzentrum. Lass die Emotion los, die dich hier blockiert, um dieses Zentrum zu reinigen.

Nimm nun mit allen Sinnen wahr, dass deine Chakras hell strahlen und sich in harmonischer Ausrichtung drehen.

Falls ein Chakra nicht hell strahlt, kehre noch einmal zu ihm zurück und stimme dich erneut darauf ein. Werde dir der Emotion bewusst, die es blockiert, und lass sie los.

Wiederhole die Übung, indem du die Emotion loslässt, von der du glaubst, dass sie der Beziehung zwischen dir und deinem Partner am stärksten im Weg steht. Gehe dann, wiederum beim siebten Chakra beginnend, zu jedem Chakra deines Partners und hilf ihm, alle Emotionen in seinen sieben Chakras loszulassen, die ihn selbst und eure Partnerschaft zurückhalten. So kannst du euch beide befreien und die Liebe und Nähe für euch verfügbar machen, die euer Herzenswunsch ist.

Kapitel 79
Grenzen

Eine Grenze ist ein psychologisches Prinzip in einer Beziehung, das sehr hilfreich sein kann, wenn es darum geht, das Gleichgewicht wieder herzustellen. Wir können es nutzen, um herauszufinden, wo es uns an Grenzen mangelt und wo wir verschmolzen sind und deshalb nicht „nein“ sagen können, wenn es notwendig ist. Es lässt uns auch erkennen, wann ein bedürftiger, räuberischer oder fordernder Partner erwartet, dass wir uns um ihn und seine Bedürfnisse kümmern, und es hilft uns, wieder echte Grenzen zu ziehen, um nicht in Aufopferung zu verfallen.

Du kannst deine Beziehung (und frühere Beziehungen) auf Bereiche untersuchen, in denen du glaubst, dass dein Partner dich überfällt, ausnutzt, benutzt oder etwas von dir fordert. Du kannst prüfen, ob es dir oder deinem Partner auf eine Weise an Grenzen mangelt, die eure Beziehung stecken bleiben lässt.

Wenn du etwas entdeckst, bei dem einer von euch beiden das Gefühl hat, dass es seine Grenzen verletzt, dann wirst du feststellen, dass dies der Versuch eines Partners ist, den anderen zu besitzen. Es ist wichtig, diesen Aspekt in euch beiden anzunehmen, ihn zu vergeben und ihn loszulassen, sobald du ihn entdeckst, denn Kämpfen verstärkt ihn, und Angriff ist eine weitere Grenzüberschreitung. Ist dein Partner derjenige, der die Grenze überschreitet, dann lebt er alte Verhaltensweisen und/oder Selbstkonzepte aus, die du in Bezug auf dieses Verhalten in dir trägst. Was in einem Partner vorhanden ist, das ist – zumindest unterbewusst – auch im anderen Partner vorhanden, und zwar unabhängig davon, ob es die Form von Aufopferung und Verschmelzung oder die Form einer „Invasion“ annimmt.

Zwei Probleme können auftreten, wenn man „Grenzen“ als Konzept der Heilung benutzt. Das erste Problem besteht darin, dass das Ego versucht, sich des Konzepts zu bemächtigen, wie es dies mit allen Prinzipien der Heilung tut. Wenn unser Ego sich der „Grenzen“ bemächtigt hat, dann benutzt es sie, um unsere dissoziierte Unabhängigkeit zu verstärken. Dies ist schlecht für unsere Beziehung, denn es lässt Angst vor Hingabe entstehen, weil es Hingabe mit Aufopferung und dem Verlust der

Freiheit verwechselt, den wir alle in unseren Familien und frühen Beziehungen erfahren haben. Dissoziierte Unabhängigkeit ist eine ebenso große Falle wie Verschmelzung und Aufopferung. Sie ist ganz einfach nur die andere Seite der Medaille. Das Ausmaß der einen Falle entspricht in der Regel dem Ausmaß der anderen Falle.

„Grenzen" sind ein Prinzip, das auf der bewussten Ebene in der Regel äußerst gut funktioniert. Die unterbewusste Falle jedoch, die Grenzen erst notwendig gemacht hat, wird ausschließlich auf einer symptomatischen Ebene angesprochen. Diese Falle ist auf unsere Familiendynamiken zurückzuführen, und sie ist eines der wichtigen negativen Muster in unserem Leben. Grenzen können die Wurzel eines Problems nicht auflösen. Aufopferung, die ein Aspekt der Verschmelzung ist, lässt sich zum Beispiel nicht durch Unabhängigkeit auflösen. Abhängigkeit, Aufopferung und Unabhängigkeit stellen eine Abwehrstrategie gegen einen Verlust dar, den wir nicht abschließend betrauert haben. Wir gehen von der Abhängigkeit zur Aufopferung zur Unabhängigkeit und zurück, ohne uns jemals wirklich mit dem Verlust auseinanderzusetzen. Würden wir noch tiefer in diese Dynamiken eintauchen, dann würden wir feststellen, dass die Verluste, die wir in unserer Ursprungsfamilie erfahren haben, fast ausschließlich deshalb hervorgerufen wurden, damit wir uns verstecken oder unabhängig sein konnten, weil wir glaubten, es würde uns retten oder glücklich machen. Unsere falschen unterbewussten Absichten in Bezug auf unsere Verluste haben in jedem Fall dazu beigetragen, das Ego zu stärken, und zwar unabhängig davon, worin sie bestanden haben. Unser Ego ist das Prinzip der Konkurrenz und der Trennung in uns, das auf Angst und Schuld aufgebaut ist. Das Ego benutzt Aufopferung in einem Versuch, unsere Schuld zuzudecken, denn es weiß, dass Aufopferung es stärker werden lässt, indem sie eine Abwehr mit einer Abwehr zudeckt. Auf diese Weise wurden Muster der Schuld und der Verschmelzung in Gang gesetzt, die mit dem Verlust der Verbundenheit und dem Versuch einhergingen, unsere Familie durch Aufopferung zu retten. Als unsere Aufopferung schließlich zu groß wurde und wir uns ausgebrannt fühlten, wurden wir unabhängig. Dies ist eine der heimtückischsten Fallen, die das Ego für uns hat, und sie stellt möglicherweise die größte Verschwörung dar, die es gegen uns richtet.

Der ursprüngliche Verlust der Verbundenheit setzt eine Dynamik aus Widerstand, Angst, Verlust und Bedürfnis in Gang, die zunächst zu einem Muster aus Verletzung, Herzensbruch und Rache und dann weiter zu einem Muster aus Schuld, Versagen und Aufopferung führt. Wird der ursprüngliche Verlust nicht geheilt, um die ursprüngliche Verbundenheit wieder herzustellen, müssen wir uns weiterhin mit den verschiedenen Symptomen auseinandersetzen.

Untersuche deine Situation auf Aspekte verlorener Grenzen. Verlorene Grenzen, die du entdeckst, kannst du nutzen, um ein unterbewusstes Muster aufzudecken und vollständig zu transformieren. Prüfe, ob es in deinem Leben, im Leben deines Partners (wenn du keinen Partner hast, kannst du einen früheren Partner nehmen) oder im Leben deiner Kinder (wenn du Kinder hast) Themen von Aufopferung oder Unabhängigkeit oder von Bedürftigkeit und Opferrollen gibt, die Teil eines Musters fehlender Grenzen sind. Wenn du unabhängig statt im Gleichgewicht bist, dann deutet auch dies auf eine Verteidigung deiner verlorenen Grenzen hin. Du versuchst, dich gegen dieses hohe Maß an Verschmelzung und Aufopferung zu schützen, indem du sie schlicht und einfach zudeckst.

Sobald du bei dir selbst oder einem Menschen, der dir nahe steht, ein Symptom für verlorene Grenzen entdeckst, frage dich, welchen Verlust aus deiner Vergangenheit es widerspiegelt.

Wenn du wüsstest, wie alt du warst, als es begonnen hat, dann warst du vermutlich ____ Jahre alt.

Wenn du wüsstest, wer bei dir war, als es begonnen hat, dann war es vermutlich ________.

Wenn du wüsstest, welches Ereignis es in Gang gesetzt hat, dann war es vermutlich ________.

Wenn du wüsstest, wie weit du auf einer Skala von 100 % aus deiner Mitte geraten bist, dann waren es vermutlich _____ %.

Null bis dreißig Prozent stehen für eine Illusion, Angst oder ein Missverständnis in deinem Leben. Dreißig bis achtzig Prozent weisen auf Aufopferung hin. Achtzig bis neunundneunzig Prozent stehen für ein Muster der Selbstzerstörung, der Aufopferung oder des Märtyrertums. Hundert Prozent weisen auf einen Ort hin, an dem Selbstanteile gestorben und verloren gegangen sind.

Was hat das Ego dir unmittelbar vor dem Verlust angeboten, wenn du seinen Weg gehst?

Was hat dein höheres Bewusstsein dir stattdessen angeboten, wenn du dich für seinen Weg entscheidest?

Welche Gaben wurden dir angeboten, wenn du den Weg des höheren Bewusstseins gehst und die Situation transformierst?

Wenn du dich nun dafür entscheidest, den Weg deines kreativen Bewusstseins zu gehen, dann nimm die angebotenen Gaben an und teile sie mit allen Menschen, die an der Situation beteiligt waren. Folge dann dem Weg deines höheren Bewusstseins, bis du in der Gegenwart angekommen bist, und teile deine Gaben mit den Menschen, die an der gegenwärtigen Situation beteiligt sind.

Neben den Methoden der Zentrierung und der Verbindung, die im Modell der *Psychology of Vision* zum Einsatz kommen, haben sich die Methoden der Kreuzung und des Gebens von Gaben als besonders erfolgreich erwiesen, wenn es darum geht, die Muster der Leblosigkeit sowie den Mangel an Partnerschaft zu transformieren, den verlorene Grenzen in unserem Leben, in unserer Arbeit und in unseren Beziehungen entstehen lassen.

Kapitel 80

Das Maß, in dem wir Opfer sind

Es ist wichtig, dass wir uns selbst heilen, wenn wir zum Opfer gemacht wurden, denn sonst bleiben wir emotional stecken und unserer Reaktivität verhaftet. Wenn wir uns als Opfer sehen, dann sind wir an einem Ort der Schwäche, des Bedürfnisses und der Angst gefangen, und es entsteht ein Muster, das nur dazu dient, uns weiter in eine Opferrolle zu drängen. Diese Gefühle zu dissoziieren funktioniert ebenso wenig. Wenn wir Verlust und Opfersein dissoziieren, dann tragen wir sie trotzdem noch immer in uns, was dazu führt, dass das Bedürfnis seine Forderungen sowohl an uns selbst als auch an andere Menschen stellt. Dieses Verhalten erzeugt Stress, und wir treiben nicht nur uns selbst, sondern auch andere Menschen an. Wir können uns so stark unter Druck gesetzt fühlen, dass wir entweder aufgeben oder krank werden und dann aufgeben. Wenn ein Herzensbruch oder eine Niederlage dazu geführt haben, dass wir uns in der Opferrolle wiederfinden und sie dissoziieren, dann wollen wir unbedingt kontrollieren, tragen das Muster des Herzensbruchs aber nach wie vor in uns. Es frisst an unserer Gesundheit und an unserer Zuversicht und macht uns Angst davor, den nächsten Schritt zu mehr Nähe oder mehr Erfolg zu gehen. Aufopferung und Rollen werden zu zwei möglichen Wegen, um zu dissoziieren und Schuldgefühle zu kompensieren. In dem Maße, in dem wir die Rolle des guten oder netten Menschen oder des harten Arbeiters annehmen, um unsere Schuld zuzudecken, entsteht Leblosigkeit nicht nur in unserem Leben, sondern auch in unseren Beziehungen.

In dem Maße, in dem wir nicht bereit sind, uns selbst zu heilen, geben wir einer Schwäche nach.

In dem Maße, in dem wir uns selbst nicht heilen, tragen wir noch immer Angst, Herzensbruch und Schuld in uns, die zu Depression und zum Verlust unserer Zuversicht führen.

In dem Maße, in dem wir uns selbst nicht heilen, tragen wir Illusionen, falsche Wahrnehmungen und Missverständnisse in uns, die uns nur noch tiefer in Konflikte hineinführen.

Das Maß, in dem wir uns nicht geheilt haben, ist auch das Maß, in dem es uns an Bereitschaft mangelt und wir Widerstand leisten. Dies erzeugt

Konflikt, Verletzung und die Unfähigkeit anzunehmen, was zu weiterer Verletzung führt.

Die Bedürftigkeit, die aus einer Opfersituation entsteht, führt zur Abhängigkeit, und Abhängigkeit ist die Voraussetzung für einen Herzensbruch, und zwar unabhängig davon, ob wir sie zudecken oder nicht. Herzensbrüche und Opferrollen sind wiederum die Voraussetzung für Rache. Diese Rache ist unwirksam, aber schmerzhaft, weil du mit einem Leben der Rache entweder noch mehr Menschen zum Opfer machst oder selbst in höherem Maße zum Opfer wirst.

Um eine Opfersituation zu heilen, ist es notwendig, dass du den Schmerz durch Verbundenheit, Liebe und Gaben ersetzt. Das Gefühl des Friedens, das sich auf diese Weise einstellt, kann die Grundlage dafür sein, dass du auch andere Menschen in ihrer Heilung unterstützt.

Heilung kann durch Vergebung oder Loslassen erreicht werden, um nur zwei der vielen Prinzipien der Heilung zu nennen. Würdest du die vollkommene Verantwortung für die Opfersituation übernehmen – was bedeutet, dass du dich weder schuldig fühlst noch anderen Menschen die Schuld zuweist, sondern auf sie eingehst –, dann könntest du sie dem Himmel übergeben, damit er sie für dich heilt und transformiert. Wenn du zuließest, dass du erkennst, auf welche Weise dein Ego unterbewusste und unbewusste Muster benutzt hat, um sich selbst stärker zu machen, dann würdest du deine natürliche Eigenverantwortung und Unschuld annehmen wollen, die eine Aufwärtsspirale der Liebe und des Erfolgs in deinem Leben entstehen lassen.

Ein ganz einfacher Weg, Eigenverantwortung zu übernehmen, besteht darin, dass du erkennst, was du gewinnst, indem du zulässt, dass du dich in dieser Opfersituation befindest. Auf welche Weise dient sie dir? Welchen Zweck hat sie? Wenn du die falschen Entscheidungen, die du getroffen hast, erkennst und anerkennst, dann wird es dir leicht fallen, zu vergeben und im Leben voranzukommen – es sei denn, natürlich, du brauchst diese Situation als Ausrede, um einen anderen Menschen zu kontrollieren oder weil sie dir irgendeine Belohnung ermöglicht. Wenn du eine Situation endlich wirklich verstehst, dann wirst du auch erkennen, dass es in Wahrheit nichts zu vergeben gibt. Alles ist nur ein großes Missverständnis.

Wirf deshalb einmal einen Blick auf dein Leben und auf die Bereiche, in denen du Opfer bist.

Welche Opfersituation aus der Vergangenheit trägst du noch immer in dir, die diese Situation herbeigeführt hat?

Wie wirkt sie sich jetzt auf dich aus?

Auf welche Weise benutzt du diese Opfersituation, um zu jammern und dich zu beklagen?

Wo hast du das Gefühl, ungerecht behandelt worden zu sein?

Dies alles sind Opfersituationen, und eine Opfersituation, die nicht geheilt wird, lässt ihren eigenen Teufelskreis entstehen, der in einer Abwärtsspirale in zunehmende dissoziierte Unabhängigkeit oder in weitere Opfersituationen hineinführt.

Kehre zu einer Situation zurück, in der du das Gefühl hast, zum Opfer gemacht worden zu sein. Erkenne die Angst, die aus der Situation herrührt. Erkenne die Angst, die diese Situation überhaupt erst hat entstehen lassen.

Übergib alle Angst dem Himmel, damit er sie für dich auflöst.

Kehre zu einer früheren Opfersituation zurück, an die du dich erinnern kannst. Welche Angst rührt aus dem Ereignis her? Welche Angst hat dieses Ereignis entstehen lassen?

Übergib alles dem Himmel, damit er es für dich auflöst.

Du hast gar nichts zu verlieren außer einem Teil deines Egos, das die Mauer der Trennung zwischen dir und allen anderen Menschen ist. Neue Liebe wird seine Stelle einnehmen.

Kapitel 81
Torheit

Mirabelle hätte den Workshop am liebsten fluchtartig verlassen. Sie hatte dies, seit sie an Workshops teilnahm, schon so oft ausgelebt, dass es trotz der Ernsthaftigkeit der Sache, um die es ging, eines gewissen Humors nicht entbehrte. Mirabelle hatte offenbar ein gespaltenes Bewusstsein, wenn es darum ging, den Workshop wirklich zu verlassen, denn sonst hätte sie es in all den Jahren sicher einmal getan. Irgendwie ließ sie sich stets überreden, in ihrem eigenen Interesse zu handeln, weiter am Workshop teilzunehmen und sich mit der Sache auseinanderzusetzen, der sie sich nicht stellen wollte. Sie hatte es immer geschafft, die betreffende Angelegenheit erfolgreich zu bewältigen, und hatte deshalb große Fortschritte im Leben erzielt. Nun war sie selbst Trainerin und Lehrerin, hatte aber ungeachtet dessen, dass sie darin äußerst begabt war, noch immer bestimmte Dinge, mit denen sie sich – wie wir alle – befassen musste. In der Zwischenzeit hatte sie jedoch einen Reifegrad erlangt, der sie in die Lage versetzte, über ihren Wunsch nach Flucht zu reden, statt ihn auszuleben, wie sie es früher getan hatte, indem sie sich ganz einfach unter einem der Tische versteckt hatte, die im hinteren Teil des Seminarraums aufgestellt waren.

Als wir anfingen, über ihren Wunsch nach Flucht zu sprechen, erklärte Mirabelle, das alles hänge mit ihrem Kampf gegen Gott zusammen. Dieser Autoritätskonflikt, den *Ein Kurs in Wundern* als „die Wurzel allen Übels" beschreibt, ist ein verborgener – und zugleich der am stärksten verdrängte – Aspekt, der allen Problemen innewohnt. Dieser Autoritätskonflikt hat zum Glauben an und zur Erfahrung der Trennung geführt, die wir „Sündenfall" nennen und die bewirkt hat, dass wir aus der Einheit herausgefallen sind. Mirabelle war auf dem spirituellen Weg schon fortgeschritten und sich dieses Kampfes daher bewusst. Sie besaß große spirituelle Gaben und war eine großartige Lehrerin. Ihre geistigen „Führer" hatten ihr wahre Liebe, Erfolg, Fülle und Ruhm versprochen, aber sie hatte sich auf jedem Schritt des Weges dagegen gewehrt.

Dies war ihre Torheit. Sie glaubte, es besser zu wissen als ihre Führer, obwohl sie niemals Unrecht gehabt hatten. Sie glaubte, dass Dinge wie

Beziehungen, Reichtum und Ruhm sie einsperren und zu einem Leben der Aufopferung zwingen würden. Deshalb war Mirabelle vor ihrer Bestimmung davongerannt. Sie hatte kein Vertrauen in die wahre Liebe, vor allem dann nicht, wenn es in einer Beziehung allmählich ans „Eingemachte“ ging. Sie war vor allem, was ihr versprochen worden war, davongelaufen in ein Leben, das von harter Arbeit und Aufopferung gekennzeichnet war. Sie war also genau in das hineingeraten, wovor sie Angst gehabt hatte, aber zumindest hatte sie das Gefühl, dass sie selbst sich die Aufopferung auferlegt hatte. Die spirituellen Bücher, die sie gelesen hatte und in denen stand, dass man nicht in die Falle spiritueller Gaben oder weltlicher Größe hineintappen soll, hatte sie falsch verstanden und benutzt, um gegen ihre eigene Bestimmung zu kämpfen. Mirabelle erklärte Gott im Grunde genommen nichts anderes, als dass sie selbst ihren spirituellen Weg besser kannte als er. Infolgedessen wies sie das Glück zurück, das ihr angeboten wurde, weil der Weg zu ihrem Glück nicht der Weg war, den sie sich vorgestellt hatte.

Im Hinblick auf ihre geistige Führung war ihr Bewusstsein gespalten. Sie kämpfte ständig dagegen an, fühlte sich aber beraubt und allein gelassen, sobald sie ihre Führung verlor. Immer wenn ihre Führung sie vor ihrem bevorstehenden Tod gewarnt hatte, weil sie in ihrem Widerstand gegen das Leben wieder einmal zu weit gegangen war, kehrte sie schnell und entschlossen in ihre Mitte zurück, um ein tödliches Symptom kurz vor oder in dem Augenblick zu heilen, in dem es anfing. Viele andere Menschen, die nicht erkennen konnten, welches Maß an Führung sie besaß, waren neidisch auf Mirabelle, weil sie diese Gaben hatte und dennoch so starken Widerstand leisten konnte, bis ich sie daran erinnerte, dass ihr eigener Widerstand noch nicht einmal das Maß an Führung zuließ, das Mirabelle sich selbst zugestand.

Als wir der Sache noch tiefer auf den Grund gingen, entdeckte Mirabelle, dass sie die Schattenfigur des Invaliden in sich trug, den gespaltenen Teil ihres Bewusstseins, der glaubte, sie sei nicht gut genug, um ihre Lebensaufgabe oder ihre Bestimmung im Leben erfüllen zu können. Diese Überzeugungen waren ihre Ausrede, sich dem Glück nicht hinzugeben, das ihr versprochen war, und ihren eigenen Glücksplan zu verfolgen, der nur zu harter Arbeit und Aufopferung führte.

Als wir im weiteren Verlauf unseres Gesprächs untersuchten, welche Gaben unter ihrer Torheit, ihrem Kampf mit Gott und ihrer Überzeugung, unfähig zu sein, verborgen lagen, fanden wir Selbstverpflichtung, Weisheit und Es-Gott-Überlassen. Die Falle, die allem zugrunde lag, erwies sich als das Glaubensbekenntnis unabhängiger Menschen: *Ich muss alles aus eigener Kraft tun. Ich muss meine Lebensaufgabe aus eigener Kraft bewältigen, und ich muss aus eigener Kraft dafür sorgen, dass meine Bestimmung sich erfüllt.*

Sobald Mirabelle erkannte, dass ihre Lebensaufgabe und ihre Bestimmung nicht ihre, sondern Gottes Aufgabe waren, konnte sie entspannen, denn sie wusste, dass die Gnade es für sie vollbringen würde und dass ihr eigener Beitrag darin bestand, bereit und bereitwillig zu sein. Sobald sie erkannte, was sie getan hatte, und verstand, was ihr stattdessen angeboten wurde, nahm sie die Gaben von ganzem Herzen an und „rettete" durch Integration die Anteile ihres Bewusstseins, die im Widerstand gefangen waren. Es schien, dass Mirabelle endlich offen und bereit war, den einfachen Weg der Führung und der Gnade zu gehen.

Uns allen werden eine Lebensaufgabe und eine Bestimmung angeboten, die weit besser sind, als wir es uns jemals vorgestellt hätten.

Welche Überzeugungen stehen dir im Weg, die verhindern, dass du diese Dinge haben kannst?

Würdest du sie nun loslassen?

Zu welchem Prozentsatz hast du das Gefühl, deiner Aufgabe nicht gewachsen zu sein?

Würdest du es loslassen, damit du der Gnade erlauben kannst, das zu erreichen, was du aus eigener Kraft erreichen zu müssen glaubtest?

Würdest du die Vorstellung loslassen, dass du deine Lebensaufgabe aus eigener Kraft erfüllen musst, damit du dir erlauben kannst, eine Partnerschaft mit dem Himmel einzugehen, und es der Gnade erlaubst, sie durch dich zu vollbringen?

Würdest du jede Torheit loslassen, die dich dazu gebracht hat, vor der Hilfe und der Gnade des Himmels davonzulaufen?

Kapitel 82

Keine Ausrede

In Kapitel 80 habe ich erklärt, dass wir in einem Opfermuster gefangen bleiben, wenn wir zum Opfer gemacht wurden und es nicht heilen. Das heißt, dass wir entweder weiter zum Opfer gemacht werden oder unsere Opferrolle dissoziieren und versuchen, unseren Willen durchzusetzen. Wir kontrollieren, um zu verhindern, dass die tieferen, schmerzhaften Emotionen unserer Opfererfahrung an den Tag kommen. Natürlich sind sie einer Heilung viel zugänglicher, wenn sie es tun. Wenn wir versuchen, die Kontrolle zu behalten, dann fangen wir trotz bester Absichten irgendwann an, anderen Menschen emotional genau das anzutun, was uns selbst emotional, körperlich oder sexuell angetan wurde. Das Problem ist, dass wir aufgrund unserer Dissoziation und Kontrolle nun für unser eigenes Handeln blind sind. Unser Leugnen verhindert, dass wir erkennen, dass wir die Grenzen anderer Menschen emotional in genau derselben Weise verletzen, wie unsere eigenen Grenzen verletzt worden sind.

Was uns zugestoßen ist und wie wir entschieden haben, darauf zu reagieren, ist der Grund dafür, dass wir so sind, wie wir sind, aber es ist keine Ausrede für unser Verhalten. Es gibt keine Ausrede dafür, die Grenzen anderer Menschen zu verletzen, und das schließt nicht nur unser Opfersein ein, sondern auch unsere Blindheit für das eigene Handeln. Statt die alten Opfermuster zu heilen, geben wir das Problem immer nur weiter. Wir werden erst dann frei sein, wenn wir nicht nur die Vergangenheit losgelassen haben, sondern auch jede Ausrede, die wir benutzen, um in der Gegenwart blind zu sein. Alte Opfermuster sind eine Ausrede, um uns nicht zeigen und nicht erwachsen werden zu müssen. Sie sind eine Ausrede, um nicht erfolgreich sein, keine Partnerschaft eingehen und unsere Lebensaufgabe nicht erfüllen zu müssen. Sie sind eine Ausrede, um weiter allen möglichen körperlichen oder emotionalen Schwächen frönen zu können. Unsere alten Opfermuster geben uns eine Möglichkeit, unsere Bedürfnisse und Forderungen, unsere Kontrolle, unser Rechthabenwollen um jeden Preis sowie unseren Wunsch, dass alles nach unserem eigenen Kopf laufen soll, zu rechtfertigen – zumindest gegenüber uns selbst.

Wir wollen drei Opfersituationen aus der Vergangenheit einmal einer genaueren Prüfung unterziehen. Ist es möglich, dass du jedem, der dir zuhört, immer und immer wieder erzählst, was geschehen ist? Dies ist eine Form emotionalen Schwelgens. Ist es außerdem möglich, dass du die Situation als Ausrede benutzt?

Worin würde diese Ausrede bestehen?

Frage dich nun, zu welchem Zweck du diese alte Opfersituation benutzt hast. Auf welche Weise wirkt sie sich jetzt durch Angriff oder Rückzug auf deine gegenwärtige Beziehung aus?

Nachdem du es erkannt hast, teile deinem Partner mit, auf welche Weise du die Vergangenheit benutzt hast, um ihn zu schikanieren, deinen Willen durchzusetzen, ihn anzugreifen, dich zurückzuziehen, von ihm zu nehmen, bedürftig zu sein oder dich zu beklagen. Du hast ihn betrogen, indem du die Vergangenheit nicht geheilt hast, aber du hast auch dich selbst betrogen. Teile es ihm mit, und bitte um seine Hilfe, wenn du es geleugnet hast, denn wenn du die Vergangenheit nicht überwunden hast, dann trägst du alle gegenwärtigen Fallen alter Opfersituationen in Bezug auf dich selbst und deinen Partner mit dir herum. Sei bereit, das zu erkennen, was du getan hast, entschuldige dich dafür, und vergib dir selbst für die Art und Weise, in der du die Vergangenheit benutzt hast. Was wolltest du bekommen, indem du die Situation überhaupt erst hast entstehen lassen?

Was es auch immer war, es war eine falsche Strategie, und es hat dich und deine Beziehung daran gehindert, auf eine neue Stufe zu gelangen, die dich und deinen Partner glücklicher machen würde. Jetzt ist es an der Zeit, ehrlich zu dir selbst zu sein. Beweise Mut, wenn es um die Rückmeldungen geht, um die du deinen Partner bittest und die du von ihm bekommst. Lass deine Vergangenheit los, und triff eine neue Entscheidung, deinem Partner ein besserer Partner zu sein.

Kapitel 83

Sie hatte alle fortgejagt

Gertrude klagte, sie sei zutiefst unglücklich. Sie hatte keinen Partner und keine Freunde. Viele Leute, mit denen sie befreundet gewesen war, hatten sich anscheinend in Luft aufgelöst. Sogar ihre Schwester war aus ihrem Leben verschwunden. Während ich ihr in unserem Seminar zuhörte, das die Fülle zum Thema hatte, überkamen mich ein intuitives Gefühl und ein schleichender Verdacht. Ich fragte sie aus heiterem Himmel, wie sie es geschafft hatte, sie alle fortzujagen. Ein breites, „ertapptes" Lächeln stahl sich in ihr Gesicht, und dann fing sie an zu lachen. Noch vor einer halben Minute hatte sie elend und niedergedrückt ausgesehen. Als wir den verborgenen Teil ihres Bewusstseins ergründeten, fanden wir heraus, dass ihre Besitzgier und ihre Bedürftigkeit alle Leute zurückgestoßen hatten. Umso größer ihre Besitzgier wurde, umso weniger wollten ihre Freunde und ihre Familie in ihrer Nähe sein.

Ich bat sie, den Teil ihrer selbst, der wollte, dass ihre Familie und ihre Freunde ihr nahe waren, mit dem Teil zu integrieren, der versuchte, sie fortzustoßen. Sie fand heraus, dass diese Spaltung drei Schichten tief in ihr Bewusstsein hinabreichte. Dann erforschten wir, welche Gaben diese Konflikte verbargen, und im Laufe unserer Unterhaltung, die immer spielerischer wurde, zeigte sich bald, dass sie Gaben der Liebenswürdigkeit und der Frechheit verbarg. Ihre spielerische Keckheit trat offen zutage, als sie schlagfertig auf jede meiner witzigen Bemerkungen antwortete und mich ihrerseits auf eine wunderbar unverschämte Weise neckte.

Wir stellten einige Teilnehmer auf, die diese Gaben der Liebenswürdigkeit und der Frechheit verkörpern sollten. Dann teilte sie diese Gaben mit anderen Teilnehmern, die ihre Familie und ihre Freunde darstellten. Einige Tage später sah ich sie während einer Pause, und sie lächelte, als ich vorüberging. Ihr Lächeln hatte den gewinnenden Charme eines offenen Herzens, und ihre Augen funkelten verschmitzt.

Kapitel 84

Mattie war eine Rebellin

Mattie war so erfolgreich, dass sie von ihren Tantiemen lebte. Innerhalb gewisser Grenzen konnte sie praktisch alles tun, was sie wollte. In einem Seminar, in dem es um Fülle ging, war sie die Fokusperson, die für eine Fülle an Glück stand. Mattie war aber nicht glücklich, sondern gelangweilt. Sie brauchte sich die kreativen Projekte, an denen sie arbeiten wollte, nur auszusuchen, aber in letzter Zeit suchte sie gar nichts mehr aus. Sie war auch wütend auf sich selbst, weil sie ignorierte, wie sehr sie eine Familie wollte. Sie hatte Beziehungsprobleme – vor allem mit ihrem letzten Freund – benutzt, um sich jede Lust auf Beziehungen zu nehmen, was aber für jemanden, der eine Familie wollte, natürlich ein größeres Hindernis darstellte.

Im Laufe unserer Unterhaltung wurde deutlich, dass sie aus ihrer Rebellion heraus ihre Bestimmung ablehnte, bei der es ausschließlich um Glücklichsein, Liebe, Abenteuer, Freundschaft und Fülle ging. Was sie davon fernhielt, war einzig ihr Widerspruchsgeist. In letzter Zeit hatte ihre Rebellion sich jedoch gegen sie gerichtet. Ich erklärte ihr, dass sie Partei für ihr Ego ergriffen hatte. Ich sagte, ihr, dass ihr Ego keine Liebe für sie übrig hatte Es war nur daran interessiert, etwas möglichst Besonderes zu sein, möglichst viel für sich selbst zu bekommen und sich selbst zu schützen. Ich sagte Mattie, dass ihr Ego in eben diesem Augenblick dabei war, ihren Untergang zu planen, was zeigte, dass ihre Loyalität zu ihrem Ego nicht der Wahrheit entsprach, vor allem angesichts der Tatsache, dass sie die Parade des Glücklichseins anführen sollte. Den Humor und die Gewagtheit, die sie zum sprühenden Mittelpunkt jeder Party machten, besaß Mattie bereits, aber nun wurden ihr Zärtlichkeit und Nähe angeboten. Sie fürchtete sich ganz einfach davor, so wunderbare Beziehungsgaben zu empfangen. Im Hinblick auf Beziehungen hatte Mattie kein Vertrauen zu sich selbst. Sie war in so hohem Maße unabhängig geworden, dass sie ihre Freunde fortstieß, weil sie anfing, sie eher als Belastung denn als Grund zur Freude zu empfinden.

Als ich mich auf Mattie einstimmte, vermochte ich das Glück und die Abenteuer zu sehen, die sie mit einem Liebespartner auf ihren gemeinsamen Reisen erleben sollte. Ich konnte sehen, wie sie Spaß hatte und den Menschen, denen sie überall auf der Welt begegnete, ihre Hilfe und Weisheit zuteil werden ließ. Mattie sagte, dass das alles sehr gut und einfach klinge, wenn sie mit mir darüber spreche, dass es aber viel schwieriger sei, an ein glückliches Leben zu glauben, wenn sie zu Hause sitze und gegen sich selbst rebelliere. Ich schlug vor, sie solle immer dann, wenn sie anfing, sich anzugreifen, ganz einfach an mich denken, damit sie meine Unterstützung spüren konnte. Dann fragte ich die anderen Teilnehmer, wer von ihnen bereit sei, ihr immer dann seine Unterstützung zu senden, wenn sie an ihn dachte. Alle Teilnehmer des Seminars standen auf. Davon war Mattie so tief berührt, dass sie nun endlich „reif" war, um ihre heilende Integration durchführen zu können.

Sobald Mattie sich bereit fühlte, zögerte sie nicht mehr lange. Deshalb bestimmte sie sofort jemanden, der ihre „Motivation zur Veränderung" verkörpern sollte, die eine ihrer Gaben war, gefolgt von den Gaben der „Offenheit" und der „Fülle des Glücks". Ich bat Mattie, von ganzem Herzen die Gaben anzunehmen, die ihr angeboten wurden, um ihre Situation aufzulösen, und die Energie ihrer Gaben dann zu nutzen, um die Aspekte ihres Bewusstseins zu retten, die sie zurückhielten: Langeweile, Rebellion und das alte Beziehungsproblem. Sobald sie ihre Gaben angenommen hatte, fiel es ihr leicht, zu den Menschen zu gehen, die ihre Fallen verkörperten, und sie zu umarmen, um die Energie zu integrieren und damit eine positive Veränderung zu ermöglichen. Als Mattie fertig war, hatte sie es geschafft, dass alle Teilnehmer des Seminars auf den Füßen waren und vor Freude tanzten. Es war ihre Gabe in Aktion – die Fülle des Glücklichseins.

Kapitel 85
Das Meer der Traurigkeit

Wenn wir die Verbundenheit verloren haben, dann führt die daraus entstehende Trennung zu Angst, Verlust, Traurigkeit, Einsamkeit, falschem Verstehen, Widerstand, Illusion und Bedürfnis. Es gibt aber noch eine andere, tiefere Traurigkeit, die von einem Verlust auf Ahnen- oder Seelenebene herrührt. Sie kann Depression, Unglücklichsein, Entfremdung und Trostlosigkeit hervorrufen und gewaltige Probleme entstehen lassen. Viele Menschen nennen diese unbewusste Traurigkeit das „Meer der Traurigkeit“. Vor Jahren habe ich eine heilende Übung entdeckt, um an diesem Meer der Traurigkeit zu arbeiten, das uns anderenfalls schwächen oder gar lähmen kann. Es kann unser ganzes Leben beherrschen, wenn wir von dieser tiefen Trauer erfüllt sind. Diese Traurigkeit, die sich im Laufe eines Lebens langsam aufbauen, aber auch urplötzlich auftreten kann, ist untrennbar mit Depression, Schuldgefühlen und Selbstbestrafung verbunden, und sie verhindert, dass wir die Neugeburt erfahren können, die unter jedem Verlust verborgen liegt.

Wo wir über einen alten Verlust hinausgehen, dort stellen wir die Verbundenheit wieder her, die Mühelosigkeit, Nähe und Erfolg entstehen lässt. Wenn du also bereit bist, durch deine Verluste hindurch zu einem neuen Anfang in deinem Leben zu gelangen, dann fahre mit der folgenden Übung fort.

Wenn du es möchtest, stelle dir vor, dass du dich gemeinsam mit mir an einem Strand befindest. Sieh dich um und nimm wahr, wie der Strand aussieht. Was befindet sich darauf und was nicht? Deine Vorstellung von diesem Strand steht symbolhaft dafür, wie du das Leben betrachtest. Betrachte nun dein *Meer der Traurigkeit*. Nimm meine Hand, und gehe gemeinsam mit mir zum Rand des Wassers. Ich habe es schon sehr oft getan, aber wenn du möchtest, kannst du deine Engel oder irgendjemand anderen, von dem du gerne willst, dass er mit dir ins Meer der Traurigkeit geht, darum bitten, uns zu begleiten.

Nun wollen wir ins Wasser hineingehen. Nach dem ersten Schritt reicht es bis zu unseren Knöcheln. Wir gehen weiter, und beim nächsten Schritt reicht es bis zu unseren Knien. Wir gehen einen weiteren Schritt, der das

Wasser bis zu unseren Oberschenkeln steigen lässt. Noch ein Schritt, und wir stehen bis zur Taille im Meer der Traurigkeit. Der nächste Schritt lässt das Wasser bis zu unserer Brust steigen. Wir gehen einen weiteren Schritt, und es reicht uns bis zum Hals.

Nun beginnt das Wasser sich in einem Wirbel um uns zu drehen, und wir halten uns ein wenig fester an den Händen. Es wirbelt im Kreis um uns herum wie ein Strudel, und wir rücken ein wenig näher zusammen. Es ist in Ordnung, denn wir wissen, es ist der Weg hindurch. Das Meer hat einen Wasserstrudel erzeugt, der im Sand zu unseren Füßen einen Raum von etwa einem halben Meter freigelegt hat. Wir schauen zu, wie die Wasserwand, die uns umgibt, sich im Kreis um uns dreht. Dann sinken wir allmählich in den Sand ein und halten uns dabei noch immer fest. Es ist in Ordnung. Wir wissen, dies ist der Weg hindurch. Schon bald sind wir bis zur Taille in den Sand eingesunken und sinken weiter. Nach kurzer Zeit reicht der Sand uns bis zum Hals, aber wir haben Mut, weil wir wissen, dass dies der Weg hindurch ist. Dann schließt sich der Sand über unseren Köpfen, aber wir können noch immer atmen und sinken tiefer. Irgendwann auf unserer Reise nach unten „fallen" wir urplötzlich auf einer vollkommen neuen Ebene aus dem Sand heraus.

Wie sieht dieser Ort aus, an dem wir angekommen sind, und wie fühlt er sich an? Stelle dir vor, dass du dein Leben von diesem neuen Ort aus weiterführst. Wie wird es nun sein?

Wenn du – was selten der Fall ist – an einem Ort angekommen bist, der nicht ganz und gar positiv ist, dann könntest du dich fragen, welche Schwäche du behalten willst, um ihr weiterhin nachgeben zu können. Frage dich anschließend, ob es *Geschichten des Wutanfalls* in deinem Leben gibt und – wenn ja – wie viele dieser Geschichten du hast. Deine *Geschichten des Wutanfalls* verhindern einen Neuanfang in deinem Leben und werden von deinem inneren Rebellen genährt. Die Entscheidung liegt jedoch immer bei dir. Du kannst dein Schwelgen und alle deine dunklen Geschichten loslassen zugunsten eines vollkommenen Neubeginns, an dem du erkennst, dass du nun in Sicherheit bist. Ein neues Kapitel in deinem Leben hat nur darauf gewartet, aufgeschlagen zu werden. Sobald du das Meer der Traurigkeit durchquert hast, öffnet sich eine vollkommen neue Ebene in deinem Leben.

Wenn du dich für einen Neuanfang in deinem Leben entscheidest, dann triff ganz einfach die Entscheidung, immer weiter zu sinken, bis du auf der Ebene angekommen bist, die diesen Neuanfang für dich darstellt.

Kapitel 86

Das „ganz große Ding" landen

Mary Anne ließ sich auf den Stuhl der Fokusperson plumpsen und erklärte mir mit einem breiten Lächeln, dass sie sich mit dem „wirklich großen Ding" befassen wolle. Sie kündigte an, dass sie endlich bereit sei, sich von ihren Schuldgefühlen in Bezug auf Sex zu befreien.

Mary Annes Schuldgefühle im Hinblick auf Sex hatten im Alter von zwei Jahren begonnen, als sie in einer Klinik, in die ihre Mutter sie gebracht hatte, von einem Arzt belästigt worden war. Mary Anne sagte, die Kinder dieses Arztes seien später in hohem Maße neurotisch geworden, weil ihr Vater ihnen ständig nachgestellt hatte. Irgendwann war sein Verhalten schließlich aufgeflogen. Er hatte seine Zulassung verloren und war vor Gericht gestellt worden.

Anschließend erzählte Mary Anne, dass einige ältere Jungen in ihrem Dorf mit ihr „Doktorspiele" gespielt hatten, als sie sechs Jahre alt gewesen war. Ich wies sie darauf hin, dass sie ein breites Lächeln im Gesicht hatte, während sie es erzählte. Sie sagte, für sie sei es kein Problem, aber die Jungen hätten sich danach so schuldig gefühlt, dass sie ihr aus dem Weg gegangen wären.

Zum Schluss berichtete sie, dass ihr größtes sexuelles Trauma daher rühre, dass ihre Mutter sie – vor allem im Bereich der Genitalien – gefoltert hatte, als sie neun oder zehn Jahre alt gewesen war, um sie davor zu retten, durch Sex in die Hölle zu kommen. Mary Anne sagte, dass sie deshalb jedes Mal „angetörnt" sei, wenn sie eine Filmszene sehe, in der gefoltert werde.

Als ich mich auf Mary Anne einstimmte, vermochte ich nichts von dem Trauma zu spüren, das sexuell missbrauchte oder gefolterte Menschen normalerweise umgibt. Sie schien sogar mehr oder weniger unbeschadet daraus hervorgegangen zu sein. Ich sagte ihr, dass die Heilung von Situationen, die sie gerade beschrieben hatte, mitunter ebenso heikel war wie eine größere Operation, dass bei ihr jedoch irgendwie nichts von dieser traumatischen Energie zu spüren sei. Sie belohnte meine Worte mit einem strahlenden Lächeln, und so wusste ich, dass ich auf der richtigen Spur war. Dann erzählte sie, dass und wie ihre sexuellen Schuldgefühle alle ihre Beziehungen zerstört hatten. Ich sah sie an, vergewisserte mich, dass die Energie für meine nächsten Worte stimmte, und sagte: „Du wolltest doch, dass diese Beziehungen scheitern.“

Mary Anne schenkte mir das strahlendste Lächeln, dessen sie fähig war. Ich wies sie darauf hin, dass sie mir mit ihrem Lächeln jedes Mal ihre Zustimmung zu meinen Worten signalisierte und mich jedes Mal wissen ließ, dass ich einen Volltreffer gelandet hatte. Sie erzählte, dass sie in ihren Beziehungen gerne mit ihren Partnern konkurrierte. Ich wies sie darauf hin, dass sie Sex als Mittel einsetzte, um in ihren Beziehungen die Kontrolle zu erlangen und im Konkurrenzkampf den Sieg davonzutragen. So gewann sie zwar einzelne Schlachten, verlor aber irgendwann die Beziehung. Mary Anne nickte zustimmend, und ich erklärte ihr, dass körperliche Aspekte wie Krankheit, Verletzung oder Sex in unseren Machtkämpfen zur Waffe werden können, wenn der Körper nicht benutzt wird, um Liebe zu kommunizieren. Ich erklärte ihr, sie habe die Traumata ihrer sexuellen Vergangenheit hinter sich gelassen, müsse sich nun aber damit befassen, wie sie die Vergangenheit und ihre Schuldgefühle benutze, um sich selbst und ihren Partner zu kontrollieren. Als Mary Anne es erkannte, war sie sofort bereit, alles loszulassen und zur nächsten Stufe in ihren Beziehungen voranzugehen. Diese Bereitschaft wurde noch verstärkt, als sie herausfand, dass ihr die Gaben der Unschuld und der Archetypus der Nymphe angeboten wurden. Die Verspieltheit und Unschuld der Nymphe würden es ihr ermöglichen, nicht nur die Menschen zu befreien, die sie zum Opfer gemacht hatten, sondern alle Menschen, mit denen sie in Berührung kam.

Mary Anne war die Fokusperson, die Rückhaltlosigkeit und Selbstverpflichtung repräsentierte. Sie konnte erkennen, dass ihr viel mehr angeboten wurde als das, wofür sie ihre Schuldgefühle einsetzte. Sie nahm ihre Rückhaltlosigkeit, ihren Archetypus der Nymphe und ihre Gabe der Unschuld von ganzem Herzen an. Sie benutzte sie, um die Teile ihres Bewusstseins zu „retten“, die in Konkurrenz, Folter und Folterung gefangen waren. Danach brachte sie diese Gaben den Teilnehmern, die den Arzt, der sie belästigt hatte, und seine Kinder verkörperten. Als sie ihre Gaben dem Teilnehmer brachte, der den Arzt verkörperte, spürte sie plötzlich, dass der Arzt im Alter von drei Jahren selbst sexuell belästigt worden war. Ihr Mitgefühl brachte eine natürliche Befreiung, denn sie erkannte, dass er auf dieselbe Weise gelitten hatte wie sie selbst. Als sie ihm ihre Gaben überreichte, lächelte er befreit auf, und ein Gefühl des Friedens spiegelte sich in seinem Gesicht. Dann überreichte Mary Anne ihre Gaben den

Männern, die für die „schuldigen Jungen“ standen, und befreite sie durch ihr Lachen. Zum Schluss überreichte sie diese Gaben ihrer Mutter und ihrem Vater, brachte beide in Unschuld zusammen und befreite sich selbst nicht nur von der Rolle der Märtyrerin, die sie in dem Versuch benutzt hatte, ihre Mutter zu retten, sondern auch von dem Gift, das sie von ihrer Mutter angenommen hatte.

Als der Prozess vollendet war, führte die ganze Gruppe, die daran teilgenommen hatte, spontan einen Siegestanz auf und zog die anderen Teilnehmer von ihren Stühlen, damit sie sich ihnen anschließen konnten. Wir hatten es geschafft, das „ganz große Ding“ zu landen.

Kapitel 87

Das tiefste Geheimnis des Egos

Das tiefste Geheimnis des Egos ist Feindseligkeit. Sie ist die dunkle Grundlage, auf der das Ego ruht, und schließt Hass auf andere Menschen und Hass auf uns selbst ein. Der Wunsch, andere Menschen und uns selbst anzugreifen, ist sein Eckpfeiler, und alle unsere Opferrollen und Machtkämpfe sind daran gebunden. Unser Ego kämpft um sein Leben und um das Recht zu kämpfen. Im Kampf gewinnt es an Kraft, und im Krieg wird es äußerst stark. Es führt seine bösartigsten Angriffe, wenn es bedroht wird, und es richtet sie gegen uns, wenn wir ihm unsere Loyalität entziehen wollen. Hier hat das Ego in der ursprünglichen Trennung seinen Anfang genommen. Ich habe mich diesem Ort im Geist genähert und nicht nur schreckliche Qual, sondern auch große Feindseligkeit gespürt. Sobald wir diesen Ort aber überwunden haben, gewinnen wir ein höheres Maß an *Sein* und Freude zurück. Es ist immer einfacher, sich diesem Territorium zu nähern, wenn wir daran denken, dass wir ein Kind Gottes sind. Der Todeskampf zumindest eines Teils unseres Egos kommt uns dann nicht ganz so schlimm vor, weil wir unser wahres geistiges Wesen und unsere Ganzheit entdecken.

Sigmund Freud hat beschrieben, auf welche Weise wir unerwünschte sexuelle und aggressive Gefühle geleugnet und vergraben haben und damit das Unbewusste haben entstehen lassen.

Ein Kurs in Wundern sagt, dass wir durch Aggression, den dunklen Eckpfeiler des Egos, die Trennung aufrechterhalten. Er sagt nicht nur, dass wir Christus getötet haben, sondern fragt auch, warum wir Christus noch immer töten. Er beschreibt Christus wie uns alle als Kind Gottes, und Christus ist für uns verloren, weil wir den Wunsch haben, unsere Brüder zu töten.

Unser Hass bringt uns um. Er wird durch den Teufelskreis aus Angriff und Schuld genährt, die sich in einer stetigen Abwärtsspirale gegenseitig am Leben erhalten. Es ist unwahrscheinlich, dass wir uns diesem Urmechanismus des Egos jemals nähern, denn wenn wir unseren Angriff einer Prüfung unterziehen, dann überfällt unser Ego uns mit Schuldgefühlen, die dazu führen, dass wir uns selbst bestrafen wollen. Eine Möglichkeit, einen Teufelskreis aufzulösen, besteht darin, den gesamten Teufelskreis loszulassen, um zu ergründen, was er verbirgt. Könnten wir Schuld und Angriff aufgeben, dann würden wir Unschuld, Freude und Erlösung finden. Unser Ego hat uns jedoch davon überzeugt, dass wir sterben, wenn wir über die Feindseligkeit hinausgehen. Wir würden natürlich nicht sterben, aber unser Ego würde es tun. Es gibt auch Archetypen, die imstande sind, die Ketten eines Teufelskreises zu durchbrechen und das Gegenmittel anzubieten, das Freiheit bringt. Dazu gehören zum Beispiel der Unschuldige oder der Weiße Ritter. Ist der Teufelskreis, der das Fundament des Egos ist, erst einmal beseitigt, zieht die Liebe Gottes uns unwiderstehlich an. Die Gabe der Mystik erwartet uns, weil wir Zeit mit ihm, unserem höchsten Freund und höchsten Geliebten, verbringen wollen. Wir schlagen ganz natürlich die Richtung von Vereinigung und Einheit ein und würden nicht wollen, dass etwas uns von anderen Menschen, die der Weg zu Gott sind, oder von Gott selbst trennt. Deshalb vermeiden wir Aggression, Angriffsgedanken oder den Angriff auf uns selbst. Harmlosigkeit öffnet uns zuerst für eine Welt des Staunens und dann – jenseits davon – für eine Welt zeitloser Freude.

Ich habe entdeckt, dass einer der einfachsten Wege, den dunkelsten Schmerz und die größten Konflikte zu heilen, darin besteht, dass wir herausfinden, was sie verbergen. Wenn etwas in deinem Geist oder in deinen Emotionen dunkel ist, gehe tiefer. Sobald du zu der Schicht gelangst, die Gaben, Licht oder Liebe birgt, und sie von ganzem Herzen annimmst, fällt alles andere fort. Mitunter warten noch weitere, dunklere Fallen auf uns, aber wenn wir unbeirrt weitergehen, dann erreichen wir immer das Licht, das wir unter unseren dunklen Mustern verborgen haben. An diesem Ort erwartet uns immer eine Seelengabe, die ein Aspekt unserer Liebe ist.

Wenn wir die Welt des Angriffs und der Schuld aufgeben könnten, dann würden wir die drei größten Ängste hinter uns lassen, die jenseits des Kreislaufs aus Angst und Anziehung liegen, dem wir im Hinblick auf den Tod unterworfen sind. Es sind die Angst vor Abschmelzung, die Angst davor, alles zu haben, und die Angst vor Gott. Wenn wir in vollem Umfang erkennen würden, dass Gott Liebe ist und dass wir uns selbst Angst vor dem machen, was wir uns am meisten wünschen, dann könnten wir diese schlechte Investition in unser Ego mühelos loslassen, um zum Einssein zurückzukehren. Das Ego sagt uns, dass wir verloren wären, aber in Wirklichkeit ist es das Ego, das verloren wäre. Es sagt uns, dass wir sterben würden, aber in Wirklichkeit ist es das Ego, das sterben würde, während unsere Seele ihre Reise hin zur Erkenntnis ihrer selbst als reiner Geist im Reich des zeitlosen höchsten Geistes vollenden könnte.

Wärest du bereit, alle Aggression, allen Hass, jede Schuld, alle Angriffsgedanken und jede Feindseligkeit heute entschlossen aufzugeben? Es würde dich über das Elend hinausbringen, das du benutzt, um dich gegen die Liebe zu wehren, die dich erwartet. Auf dem Weg sind sanfte Schritte für dich vorgegeben, die dich zu deiner Bestimmung, zu Freude und Liebe hinführen. Endlich gehst du in die richtige Richtung, fort von den dunkelsten Verschwörungen deines Egos – dem Teufelskreis aus Zorn und Schuld. Du brauchst keinen Angriff, um dich zu verteidigen. Deine Schuldlosigkeit ist es, die dich unverwundbar macht.

Kapitel 88

Die Königin der Ernte

Sherry war Fokusperson in einem Workshop, der die Fülle zum Thema hatte, und sie berichtete von ihrem ständigen Mangel. Auf meine Bitte hatte sie eine Zahl zwischen eins und dreihundertsechsundsechzig gewählt, die Zahl der Lektionen in meinem Buch *Wenn es verletzt, ist es keine Liebe*. Sie hatte sich für die zweiundneunzig entschieden, und in dieser Lektion ging es zufälligerweise um Zorn. Wir befassten uns gerade damit, dass emotionale Dinge in Beziehungen ebenso imstande sind, die Fülle zu blockieren, wie Durchbrüche imstande sind, neue Stufen der Fülle zu eröffnen. Es war die perfekte synchronistische Wahl für das, was sie zurückhielt. Daraufhin gestand Sherry, dass sie wütend auf Männer war, und vor allem auf ihren früheren Mann und ihren Sohn. Als wir die Sache ein wenig näher untersuchten, trat allmählich eine ganze Schicht sexueller Phantasievorstellungen und damit verbundener Schuldgefühle zutage, die eine weitere Blockade darstellten und sie von der Fülle fernhielten. Sherry hatte seit vielen Jahren keine Beziehung mehr gehabt, und der Sex, den sie hatte, fand einzig und allein in ihrer Phantasie statt.

Wir hatten im Workshop bereits ziemlich lange über die zerstörerische Illusion der Schuld gesprochen und festgestellt, dass sie ein großes Hindernis für die Fülle darstellt. Es war in diesem Workshop auch nicht das erste Mal, dass eine Fokusperson sich mit sexueller Schuld als Hindernis für ihre Fülle auseinandersetzen musste, aber es war das erste Mal, dass wir es mit Schuld aus sexuellen Phantasievorstellungen als Hindernis für die Fülle zu tun hatten.

Dann versuchten wir herauszufinden, welche Gaben diese Probleme blockierten, und schon bald lachten und scherzten wir über das, was in ihrem Leben vor sich ging. Es zeigte sich deutlich, dass Sherry eine Gabe der Gewagtheit besaß, denn sie reagierte schlagfertig auf jede meiner witzigen Bemerkungen, was dazu führte, dass die anderen Teilnehmer sich vor Lachen nicht mehr halten konnten. Sherry hatte ihren Humor stets zensiert, aber „vor Gott und den Menschen" ließ sie ihm endlich – zur großen Freude aller – freien Lauf.

Sherry entdeckte, dass ihre Verschwörung aus sexuellen Phantasievorstellungen und Schuld einzig und allein dem Zweck diente, die große Angst zu verbergen, die sie vor ihrer Gabe der Ernte hatte. Es war ihr peinlich gewesen, dass ihr eine derart große Gabe der Fülle zuteil werden sollte, dass sie etwas anderes benutzt hatte, um sich selbst anzugreifen und sich dadurch ihrer Gaben zu entledigen. Ihre sexuelle Schuld war eine vollkommene Abwehr, um ihre Bestimmung als „Königin der Ernte" zu blockieren. Die Königin der Ernte war sehr weit davon entfernt, wie sie ihr Leben gelebt hatte. Nun war Sherry nur allzu bereit, die Fallen hinter sich zu lassen, die sie für sich aufgestellt hatte, weil sie erkannte, wie sehr sie ihr Leben und ihre Fülle blockierten.

Wir stellten Teilnehmer auf, die ihren Zorn und ihre Verschwörung aus sexuellen Phantasievorstellungen und Schuld verkörpern sollten. Sherry ging auf sie zu, nahm sie und legte sie in die Hände Gottes, den ein anderer Teilnehmer verkörperte. Sie tat es in fröhlicher Stimmung und sprang dann los, um ihre Gabe der Gewagtheit zu umarmen. Dann wurde sie ernster und nahm ihre Bestimmung als Königin der Ernte von ganzem Herzen an. Als sie es tat, sprangen alle Teilnehmer des Workshops auf und bedachten sie mit stehenden Ovationen. Sherry war zu einer neuen Frau geworden – zu der Frau, die sie ursprünglich hatte sein wollen, und ihre Verwandlung war eine Inspiration für den gesamten Workshop.

Kapitel 89

Wenn du es an deinem Partner auslässt

Wir alle tragen das Potenzial zur Gewalttätigkeit in uns. Das Ego selbst baut auf Angst, Schuld und Aggression auf. Schicht um Schicht heilen wir uns von der Schwäche und der Unsicherheit, die uns zum Angriff treiben, und von der Schuld, dem Versagen und der Wertlosigkeit, die Urteil, Verurteilung, Schuldzuweisungen und Feindseligkeit entstehen lassen. In dem Maße, in dem wir wachsen, transformieren wir auch den in uns verborgenen Selbsthass, der zu Hass und den vereitelten Bedürfnissen führt, die Angriff oder Selbstangriff hervorrufen können.

Angriff ist nicht zielgerichtet. Wenn wir uns also selbst angreifen, dann greifen wir immer auch alle Menschen in unserer Umgebung an. Wenn wir einen anderen Menschen angreifen, dann greifen wir gleichzeitig alle anderen Menschen in unserer Umgebung an – uns selbst eingeschlossen. Wir werden erst dann vor Angriff sicher sein, wenn wir den Zustand der Harmlosigkeit erreicht haben, und wir werden erst dann erkennen, dass wir weder leiden noch andere Menschen leiden lassen müssen, wenn wir unsere Unschuld erkennen. Die Unschuldigen empfinden Mitgefühl, wo die Schuldigen die Unschuldigen verurteilen. Ein offenes Herz lässt uns den Hilferuf der Menschen vernehmen, die uns angreifen. Wir können uns nur dann als geistige Wesen erkennen – vollkommen sicher, harmlos und ganz –, wenn es uns gelingt, die letzten Lektionen des Verrats und des Selbstverrats zu überwinden, denen wir uns auf der Meisterschaftsebene der Evolution stellen müssen.

Die meisten Menschen haben im Alltag nichts gegen ihre eigene Feindseligkeit und Aggression einzuwenden. Wir glauben, dass sie uns stark machen. Wir erkennen nicht, dass sie eine Kompensation für Schwäche sind, und ebenso wenig erkennen wir, dass unsere Angriffsgedanken zu Angst führen. Folglich machen wir die Erfahrung, dass wir angegriffen werden, und benutzen dies, um sowohl unsere Angst als auch den Angriff zu rechtfertigen, der von unserem eigenen Urteil herrührt.

Wenn wir zu unserer Angst vor Liebe und Nähe noch eine Beziehung hinzugeben, dann entsteht daraus ein Rezept für ein potenzielles Schlachtfeld. Dies gilt besonders, wenn wir den Körper benutzen, um unseren Partner zu kontrollieren oder anzugreifen, wie es bei Sex und Krankheit so oft der Fall ist.

In Beziehungen sind wir aufgerufen, Angst zugunsten von Liebe zu überwinden. Die Liebe unseres Partners ist eine wunderbare Hilfe, wenn es darum geht, alle dunklen Emotionen hinter uns zu lassen, die wir in uns tragen und die, wenn sie nicht geheilt werden, zu Angriffen auf uns selbst und auf unseren Partner führen. Jeder Ort, an dem unser Bewusstsein gespalten ist – und davon gibt es unendlich viele –, ist ein Konflikt in uns, der schnell zu einem Konflikt mit unserem Partner führen kann. Wenn wir zum Opfer gemacht wurden und es nicht geheilt haben, dann bleiben wir entweder in einem Opfermuster stecken, das ein Muster der Rache ist, oder wir dissoziieren es und sind uns der Bedürfnisse und Gefühle unseres Partners nicht bewusst, was uns dazu bringt, ihn zum Opfer zu machen. Alle Verluste, Verletzungen und Angriffe der Vergangenheit können sich in der Gegenwart in Angriff verwandeln. Wir tragen sie alle in uns, und der Mensch, der uns am nächsten steht, ist das leichteste Ziel. Wenn Stress aufkommt, ist es völlig normal, dem Menschen die Schuld daran zu geben, der uns am nächsten ist, und ihn anzugreifen, und zwar nicht nur für unsere emotionale Erfahrung, sondern auch für das, was wir aus der Vergangenheit noch immer mit uns herumtragen. Unser Partner ist das leichteste Ziel, weil wir ihn nicht verfehlen können. Eine der ersten Studien, die ich am Graduiertenkolleg gelesen habe, beschrieb ein Experiment, in dem man zwei Ratten zusammen in einen Käfig gesperrt hatte. Jedes Mal, wenn der Käfigboden unter Strom gesetzt wurde, griffen sie sich sofort an. Leider sind auch wir mitunter nicht sehr weit über dieses reaktive Verhalten hinausgelangt.

Ich möchte noch über einen letzten Aspekt unserer Feindseligkeit sprechen, dessen Ursprung tief im Unbewussten verborgen liegt. Es handelt sich hierbei um Aspekte des Unbewussten, die es so aussehen lassen, als ob ein Angriff scheinbar *durch* einen anderen Menschen erfolgt. Dieser Angriff soll unseren Partner, seine Güte und seinen Beitrag blockieren und kann ohne weiteres von Menschen kommen, die unter dem Einfluss von Drogen oder Alkohol stehen oder sehr schnell die Beherrschung verlieren. Die Menschen, durch die dieser Angriff erfolgt, sind sich dessen häufig gar nicht bewusst. Die Ursache liegt in Fragmenten des Egos. Unser dunkles Unbewusstes, Rebellion und Aggression, die das Fundament des Egos ist, sind seine ursprünglichsten Teile. Da wir es geschaffen haben, sind wir unserem Ego stärker verhaftet als der Liebe, die wir nicht geschaffen haben. Dieses ursprüngliche Ego verbirgt die unwiderstehliche Anziehung der Liebe Gottes, die darunter vergraben liegt, und macht uns Angst davor, über sein dunkles Fundament hinauszugehen.

Wir glauben, dass unser Zorn gerechtfertigt ist, und das macht uns selbstgerecht und blind. Zorn ist aber auch dann immer ein Fehler, wenn wir im Hinblick auf das, was geschehen ist, Recht hatten, weil Angriff nur für unser Ego zu rechtfertigen ist. Der Zorn dient nur dem Zweck, einen anderen Menschen zu kontrollieren und unsere Schuld zu projizieren. Wir übernehmen ganz sicher nicht die Verantwortung für unsere Emotionen oder die Situation, und wir nehmen auch die Gleichheit nicht von ganzem Herzen an. *Unsere Wut auf unseren Partner ist ein Versuch, uns von ihm zu distanzieren und uns abzuspalten, damit wir selbst die Rolle des „guten Jungen" oder des „guten Mädchens" einnehmen und ihm die Rolle des „Bösewichts" zuschieben können.* Auf diese Weise können wir alle unsere ungewollten und verdrängten Eigenschaften auf ihn projizieren und müssen keine Verantwortung für unseren Teil der Geheimabsprache übernehmen. Wir benutzen unseren Partner auf eine ziemlich schäbige Weise. Dennoch kommt es in vielen Beziehungen vor, weil den Menschen die Bewusstheit dafür fehlt. Natürlich wird es auch in Familiensituationen und berufliche Situationen hineingetragen. Wir können nur dann wütend sein, wenn wir einer Emotion in uns selbst aus dem Weg gehen und nicht bereit sind, uns zu ändern. *Wir sollten außerdem wissen, dass jeder Kampf, wenn er nicht aufgelöst wird, früher oder später immer in einem Kampf zwischen uns und unserem Partner endet.*

Bewusstheit ist der wichtigste Schlüssel, wenn es darum geht, dich zu heilen und zu einem höheren Maß an Ganzheit, Glücklichsein und Liebe in deiner Partnerschaft zu gelangen. Nimm wahr, wann und dass du zornig bist, angreifst, dich zurückziehst oder passiv aggressiv bist. Achte darauf, ob du Krankheiten oder sexuelle Probleme als eine Form des Angriffs auf deinen Partner benutzt. Sei dir aller Angriffsgedanken und Kämpfe mit anderen Menschen bewusst, und benutze sie als Frühwarnsystem, um Kämpfe zu erkennen, die auf deine Beziehung zukommen.

Ein weiterer Schlüssel liegt darin, dich zu fragen, welchen Egozweck du mit dem Angriff auf deinen Partner verfolgst.

Frage dich, für welchen positiven Zweck du dieses Ereignis stattdessen einsetzen könntest.

Verpflichte dich deinem Partner, und verpflichte dich der Gleichheit mit deinem Partner. Gib dich ihm rückhaltlos. Wenn du es wirklich tust, wird es Erfolg bringen, auch wenn die Zeit gekommen ist, dass die Beziehung in ihrer gegenwärtigen Form endet. Du kannst es freundschaftlich und mit einer mühelosen Verbindung tun, die auch danach Bestand haben wird. Wenn eine Beziehung schlecht endet und nicht geheilt wird, dann wird sie als mehr oder weniger verborgener Anker benutzt, der dich zurückhält, wenn du weitergehen willst.

Dein Partner kann nur so handeln, wie er es tut, weil du ähnliche Selbstkonzepte in dir trägst, die sich in seiner Handlungsweise widerspiegeln. Handelst du genauso wie er, oder wärest du zutiefst gekränkt, wenn jemand andeuten würde, dass du genauso handelst wie er? Je tiefer du gekränkt bist, umso mehr Selbstkonzepte dieser Art hast du in dir vergraben, die du kompensiert und vor dir selbst verborgen hast. Nun hat deine Projektion dich von deinem Partner und damit scheinbar auch von den beunruhigenden Selbstkonzepten getrennt.

Nimm möglichst viele der Selbstkonzepte, die du an dir selbst verurteilt hast, und stelle dir vor, dass sie als Figuren neben deinem Partner stehen. Wenn du willst, kannst du dich jetzt selbst heilen und damit deinem Partner helfen. Stelle dir vor, dass du die Distanz zwischen dir und deinem Partner überwindest und ihm mit deiner Liebe hilfst. Nimm wahr, wie du deinen Partner umarmst. Wenn du es tust, dann verschmelzen alle Figuren, die euch umgeben, zu der reinen Energie, die den wesentlichen Baustein aller Dinge darstellt. Die Energie geht auf dich und deinen Partner über, verbindet euch und stellt in eurem zuvor gespaltenen Bewusstsein die Verbindung wieder her.

Kapitel 90

Sie war krank gewesen

Als Marie mich anrief, war sie seit zehn Tagen krank. Das war jedoch nicht ihre größte Klage. Ihre Krankheit war lediglich der Auslöser, der sie endlich dazu gebracht hatte, nach innerer Hilfe zu suchen, weil Medikamente bislang nur bedingt erfolgreich gewesen waren. Marie war daran gewöhnt zu leiden, und deshalb ging sie mit solchen Unannehmlichkeiten für gewöhnlich um, indem sie ihren Schmerz fortlachte. Sobald sie mir von ihrer Krankheit berichtet hatte, erging sie sich in Klagen über ihre Kolleginnen und sagte, eine „höre nie zu", die zweite sei „verstockt", und die dritte „beharre immer auf ihrer Meinung". Sie sagte, sie wisse nicht, ob sie weiter mit ihrem Geschäftspartner zusammenarbeiten könne, denn manchmal würde sie ihn am liebsten „erdrosseln". In Wahrheit erdrosselte sie sich selbst. Ich half Marie, die Projektion auf ihre Kolleginnen, ihren Geschäftspartner und ihre Liebesbeziehung zu entdecken und zurückzunehmen, denn sie alle wiesen ähnliche Charakteristiken auf.

Wir entdeckten schnell, dass Marie die Eigenschaft des „Nichtzuhörens" mit ihren Kolleginnen gemeinsam hatte. Sie war zwar eine ausgezeichnete Zuhörerin, benutzte dies zum Teil aber als Kompensation, was die Tatsache bewies, dass sie ein Hörproblem hatte. Mit meiner Hilfe integrierte sie den Konflikt zwischen ihrem „Nichtzuhören" und ihrer Kompensation der „tollen Zuhörerin", bei der es sich um eine Abwehr handelte, die sie seit ihrer frühesten Kindheit benutzte. Im Anschluss an diese Integration führte ich sie zu dem Trauma zurück, das der Ursprung für ihre Überzeugung war, keine gute Zuhörerin zu sein. Sie war damals drei Jahre alt gewesen, und ihre Eltern hatten heftig gestritten. Wir fanden heraus, dass auch Maries Eltern einander nicht zuhörten, und ihr Streit war einfach zu schmerzhaft für Marie gewesen, sodass sie ihnen nicht zuhören konnte. Marie integrierte auch hier die Eigenschaften des Nichtzuhörens und der tollen Zuhörerin in ihrem Bewusstsein und half damit ihren Eltern, dasselbe in der Situation zu tun, deren Zeugin Marie im Alter von drei Jahren geworden war.

Dann arbeiteten Marie und ich an ihrer „verstockten" Einstellung. Nach außen hin legte sie ein freundliches und lockeres Wesen an den Tag, war aber auch ehrlich genug zu sich selbst, um ihre „Verstocktheit" zu erkennen. Ich half ihr, ihre Kompensation und Abwehr der Freundlichkeit mit ihrer Verstocktheit zu verschmelzen. Auch das konnte sie in eine Beziehung zu ihrem Vater und zu dem starrköpfigen Verhalten bringen, das er in ihrer Kindheit oft an den Tag gelegt hatte. Zum Schluss half sie auch ihrem Vater durch diese Integration.

Dann befassten wir uns damit, dass Marie „immer auf ihrer Meinung beharrte", und sie erkannte, dass sie auf der einen Seite stur, auf der anderen Seite jedoch „wischi-waschi" war. Wir integrierten auch diese Spaltung. Wir entdeckten, dass die Sturheit und ihre falsche Einstellung auf ein Ahnenmuster zurückzuführen waren. Beide rührten von einem Burnout her, der durch eine Verschwörung der mangelnden Selbsteinbeziehung verursacht worden war. Marie bezog sich selbst niemals in vollem Maße ein und wurde deshalb niemals wirklich erfrischt oder belohnt. Als wir der Sache noch ein wenig tiefer auf den Grund gingen, fanden wir heraus, dass Marie und ihre Familie eine *Geschichte des Schattens* lebten, in der sie glaubten, *Gift* zu sein. Diese Überzeugung wurde durch ihre Liebenswürdigkeit kompensiert, unter der eine neue Stufe reinen Leidens für Marie verborgen lag. Als sie ihre Verschwörungen und ihre dunklen Geschichten losgelassen hatte, war ihr Bewusstsein hinreichend geklärt, um ihr Zugang zu einer Ebene der Qual in ihrem Unbewussten zu ermöglichen, die von einem Ort im Unbewussten herrührte, den ich als „*die Höllen*" bezeichne. Sie erkannte, dass ihre Erfahrung, in der Hölle zu sein, ein sehr starkes Muster war, dessen Ursprung stärker in der Familie ihres Vaters als in der ihrer Mutter zu suchen war. Als wir überlegten, welche Gaben sie mitgebracht hatte, um sowohl ihre Familie als auch ihre Ahnenreihen zu befreien, entdeckte Marie zwei Gaben. Die erste Gabe war „*Es ist nicht meine Aufgabe*". Dies war die Erkenntnis, dass gewisse Aufgaben tatsächlich nicht ihre Sache waren. Sie neigte dazu, jede Aufgabe zu ihrer eigenen Aufgabe zu machen, und befasste sich dadurch oft nicht rechtzeitig mit dem, was wirklich wichtig war. Diese Aufgaben gehörten Gott oder jemand anderem, und sie beschloss, Aufgaben, die ihr nicht gehörten, nicht länger zu benutzen, um sich selbst zurückzuhalten.

Maries zweite Gabe war die Gabe der *Leistungen*. Marie neigte dazu, ihre eigene Leistung herabzusetzen und herunterzuspielen, und sie erkannte, dass dies ein Merkmal ihrer ganzen Familie war. Sie war endlich fähig, die Gaben des *Nicht meine Aufgabe* und der *Leistungen* anzunehmen und zu empfangen, sie mit ihren Eltern zu teilen und dann auf beiden Seiten der Familie an ihre Ahnen weiterzugeben. Marie erkannte, dass die Größe der Fallen ihres Unbewussten, zu denen Ahnenprobleme, Verschwörungen, *Geschichten des Schattens* und die Höllen gehörten, ein Zeichen für die Macht und die Stärke ihrer Seelengaben waren.

Als die Sitzung beendet war, fühlte Marie sich nach all ihrem Stress auf der Arbeit zum ersten Mal seit Monaten wieder stark und glücklich. Bevor sie ging, wurde ihr klar, dass einige Orte, an denen sie und ihr Freund feststeckten, nun auch mühelos verändert werden konnten. Marie zwitscherte wie ein Vogel, als sie sich verabschiedete und sich fröhlich als „neue Frau" bezeichnete.

Kapitel 91

Die Kreuzigung ihrer Kindheit

Bill und June hatten ihre Beziehung und auch sich selbst schon in so hohem Maße geheilt, dass sie oft eine Inspiration für andere Paare waren, wenn es darum ging, was verheiratete Liebe sein konnte. Mitunter war ihre Beziehung aber auch so stürmisch, dass sie die Menschen in ihrer Umgebung ängstigten. Mit jeder Heilung wurden sie jedoch zu besseren Partnern. Beide waren hervorragende Heiler, wenn sie mit anderen Menschen arbeiteten, und sie waren sehr erfolgreich im Umgang mit der Methode der Verbindung (engl.: Joining)[11], die darauf basiert, mit einem anderen Menschen eins zu werden, bis der Schmerz sich in Glückseligkeit auflöst.

Sie riefen mich an, weil sie in einem immens tiefen Konflikt feststeckten. Trotz der vielen Stunden, während derer sie sich miteinander verbunden hatten, waren sie nur an einem Ort angekommen, den June als „Kreuzigung" bezeichnete. Sie hatte ein einziges Mal den Aufstieg zur Freude geschafft, war aber schnell wieder auf der nächsten Stufe der „Kreuzigung" angekommen. Wir waren alte Freunde, und so war es ganz natürlich, dass sie mich anriefen und um meine Hilfe baten. Es war der Morgen des 4. Juli, des amerikanischen Unabhängigkeitstages, und schien deshalb ein günstiger Zeitpunkt für das zu sein, was wir nun tun würden.

Bevor sie anriefen, hatte ich an einem Kapitel geschrieben, in dem es darum ging, dass Angriff der wichtigste Eckpfeiler des Egos ist, und gleichzeitig ein Kapitel bearbeitet, das davon handelte, dass der größte Fehler in Beziehungen darin besteht, vom Partner zu erwarten, dass er uns glücklich macht. So wusste ich, welcher Prozess sich entfalten würde, während Bill und June ihre Probleme schilderten.

Bill hatte von June die Nase voll, und in der Beziehung fühlte er sich ausgebrannt. Er hatte das Gefühl, dass er viel gab, von June aber nur wenig zurückbekam. June hatte zwischenzeitlich fast drei Tage lang in-

11 Anm. der Übersetzerin: Im Glossar am Ende des Buches wird diese Methode näher beschrieben (siehe „Verbindung").

tensiv an ihrer Heilung gearbeitet und in dieser Zeit schmerzhafte Emotionen „verbrannt", indem sie die Emotionen fühlte, bis sie fort waren. Sie hatte sich auch mit Bill verbunden, um ihren Schmerz zu verbrennen, aber mit begrenztem Erfolg. Da beide die Methode des „Joining" sehr gut beherrschten, wies ihr geringer Fortschritt auf tiefe, unbewusste Dinge hin. June sagte, dass die Emotion, die sie gespürt hatte, während sie sich mit Bill verband, sich so angefühlt hatte, als ob sie gekreuzigt würde.

Sowohl Bill als auch June war klar, dass alte Schichten vergangener Konflikte und Bedürfnisse in ihrem jetzigen Prozess zutage getreten waren. Als er anfing, hatten beide erkannt, dass sie versucht hatten, voneinander zu nehmen, um sich besser zu fühlen. Sie hatten versucht, ihr Glück von dem jeweils anderen zu bekommen. Da der Schmerz bei beiden gleichzeitig zur Oberfläche gedrungen war, waren sie nicht imstande gewesen, einander zu helfen, und in einen tiefen Konflikt geraten. *Sie hatten auch erkannt, dass diese Ebene des Konflikts immer dann auftrat, wenn sie kurz davor standen, einen weiteren großen Schritt gemeinsam zu gehen.* Bei June wurde schnell deutlich, dass sie versucht hatte, Bill zu kontrollieren, um ihre Bedürfnisse erfüllt zu bekommen, indem sie ihn dazu gebracht hatte, sich nach ihrem Willen zu richten. Unter diesem Verhalten lag ein Speicher „dunkler", unbewusster Energie verborgen. June erkannte, dass diese „dunkle" Energie dieselbe dunkle Energie war, wie sie auch von ihrer Mutter ausging, die sie sehr oft angegriffen hatte. Die dunkle Energie und der damit verbundene Angriff waren es gewesen, die ihren Vater schließlich vertrieben hatten. Als June erzählte, kam heraus, dass die Angriffe der Mutter darauf abgezielt hatten, sie emotional zum Krüppel zu machen. Diese Geschichte hatte ich im Laufe der letzten fünfunddreißig Jahre schon recht häufig gehört: Ein Elternteil mit dunkler Energie greift mit seinen Ausbrüchen in regelmäßigen Abständen die Menschen in seiner Umgebung an, um sie zu verletzen und zu bremsen – vor allem Menschen, die das Potenzial zur Größe besitzen. Während wir redeten, erkannte Bill, dass er dieselbe Erfahrung mit seinem Vater gemacht hatte, der ihn unablässig und boshaft angegriffen hatte. Die Heilung, die June in den letzten beiden Jahren bei sich selbst bewirkt hatte, hatte auch die Beziehung zu ihrer Mutter in hohem Maße transformiert und sogar ihre Mutter selbst stark verändert. June erkannte, dass sie jedoch weder die tiefe Dunkelheit in sich selbst oder in ihrer Mutter zu heilen vermocht hatte, noch den Angriff, der daraus erwuchs. Ihr wurde klar, dass nicht nur sie sich als Opfer dargeboten hatte, um gekreuzigt zu werden und auf diese Weise den Rest der Familie vor der Dunkelheit ihrer

Mutter zu retten, sondern dass ihre Mutter genau dasselbe getan hatte, als sie ein Kind gewesen war. Um ihre Partner und ihre Familien zu retten, hatten June und ihre Mutter unwissentlich versucht, sie fortzustoßen. June erkannte auch, dass sowohl sie selbst als auch ihre Mutter zwiespältige Gefühle hatten, wenn es um Partnerschaft ging. Ihr wurde bewusst, dass sie beide Unabhängigkeit und Kreuzigung zu falschen Göttern gemacht hatten, als könne dies ihre Familien retten. *Ein Kurs in Wundern* bezeichnet die Kreuzigung als das höchste Symbol des Egos und sagt, dass der Angriff und der Hass auf andere Menschen und auf uns selbst der Eckpfeiler ist, auf dem das Ego ruht.

Bill und June waren am Fundament ihrer Egos angelangt, und ihre Egos kämpften ums Überleben. Beide erkannten, dass sie nun die Chance hatten, dieses große Muster ihrer Kindheit zu heilen, das ihre Partnerschaft in der Gegenwart blockierte. June fand auf der nächsten Ebene den Beweis für etwas, das sogar noch tiefer lag als dieser Aspekt egozentrierter Dunkelheit – Illoyalität. Schuld wegen ihres Verrats in der Partnerschaft und ihres Verrats an Gott durch ihre Entscheidung für die Trennung waren die letzten Puzzleteile, derer sie sich bedient hatte, um die mystische Gabe der *Fixierung auf Gott* zu blockieren. Die Gabe der *Fixierung auf Gott* ist gleichbedeutend damit, dass man ein lebender spiritueller Kompass ist. June nahm die Gabe von ganzem Herzen an, konnte alle zutage getretenen dunklen Schichten des Egos loslassen und erlangte so endlich das Mitgefühl und die Gnade, die es ihr ermöglichten, ihre Mutter und sich selbst von der Dunkelheit und dem Angriff des Egos zu befreien. Bill konnte dasselbe mit seinem Vater tun und damit sowohl seinen Vater als auch sich selbst von einem lebenslangen Muster des Selbstangriffs und des Angriffs befreien.

Ich erklärte Bill und June, dass sie es nicht geschafft hatten, den vollkommenen Durchbruch zu erzielen, als sie sich miteinander verbunden hatten, weil dies das größte Muster war, dem sie sich jemals hatten stellen müssen. Es ging direkt vom Fundament ihres Egos aus. Es war das Idol der Kreuzigung, das sie seit ihrer Kindheit in sich trugen. Es hatte nicht vermocht, ihre Familien oder sie selbst zu retten, sondern hatte nur dazu geführt, dass sie den Angriff, die Schuld und die Dunkelheit ihrer Eltern übernommen hatten. Nachdem sie diesen Teil ihrer Egos losgelassen hatten, blieb nur die Freude des *Seins* übrig.

An diesem Punkt unseres Gesprächs musste June gehen, um pünktlich zu einem anderen Termin zu erscheinen, und so konzentrierte ich meine Aufmerksamkeit nun auf Bill und sein Gefühl, die Nase voll zu haben und ausgebrannt zu sein. Ich erklärte, dass die Tatsache, dass June so viel brauchte, im Gegenzug aber so wenig gab, eine Form von Selbstbestrafung darstellte. Bill war in einem Muster der Kompensation gefangen, um die Schuld wettzumachen, die er empfand, weil er in der Kindheit seiner Familie nicht genug gegeben und sie nicht gerettet hatte. Das Leben und seine gegenwärtige Situation boten ihm nun an, seinen Platz als visionärer Führer und Heiler einzunehmen. Damit würde er seiner Familie sowohl in der Vergangenheit als auch in der Gegenwart wirklich helfen. Als Bill sich beklagte, wie schwer er es als Kind gehabt hatte, sprach ich mit ihm sowohl über seine Gabe der Mystik als auch über seinen Archetypus des *Weißen Ritters*, des geistigen Paladins. Diese Gaben warteten in ihm, um dazu beizutragen, die Dinge, vor denen er stand, mühelos aufzulösen. Ich hatte miterlebt, dass Bill ganz erstaunliche emotionale Heilungen bewirkte, wenn er Menschen half, sich von dunklen unbewussten Energien zu befreien. Seine größte Klage in Bezug auf sich selbst war jedoch, dass er nie fähig gewesen war, June voll und ganz zu befreien. Ich erklärte ihm, dass diejenigen, die sich für den *Weißen Ritter* anmelden, sich meist große Herausforderungen auferlegen. Wenn er seine Gaben der Vision, der archetypischen Energie des *Weißen Ritters* und der Mystik aber von ganzem Herzen annahm und teilte, würde er imstande sein, nicht nur seine Herkunftsfamilie zu befreien, sondern auch seine Frau. Anstelle von Unabhängigkeit, Zwiespältigkeit und seinen Idolen der Kreuzigung wurden ihm Gaben des Mitgefühls und der Hingabe angeboten. Ich sagte Bill, dass er sein Idol der Kreuzigung an seinen kleinen Sohn weitergeben würde, wenn er die Gaben nicht von ganzem Herzen annahm und sie sowohl mit seinem Vater als auch mit seiner Herkunftsfamilie teilte. Das reichte aus, um Bill dazu zu motivieren, sein Ausgebranntsein und seine Klagen zugunsten der Gaben und der Freude an der Partnerschaft loszulassen, die für ihn und June nun verfügbar war. Die Folge war eine Wiedergeburt in ihrer Beziehung, sodass sie einige spielerische Monate erleben konnten, bevor die nächste Schicht zutage trat, um geheilt zu werden.

Denke an eine Zeit, in der du von Menschen deiner Umgebung psychische Angriffe und Dunkelheit erfahren hast. Nimm deine Seelengaben, die du als Gegenmittel mit dir gebracht hast, um die Angelegenheit zu heilen und euch beide zu befreien, von ganzem Herzen an und teile sie mit den Menschen, die dich angegriffen haben. Die Alternative besteht darin, dich entweder weiter solchen Angriffen auszusetzen, wie Bill es bei June getan hatte, oder zuzulassen, dass die dunkle Energie schließlich durch dich hindurchgeht und bewirkt, dass du die Menschen angreifst, die du liebst.

Frage dich, wie viele Idole der Kreuzigung, Idole der Unabhängigkeit und Idole des Egos du hast. Lege sie alle in Gottes Hände. Was wird dir als Gegengabe gegeben? Selbst die dunkelsten unbewussten Aspekte des Egos können mühelos geheilt werden, und zwar durch Bewusstheit für das, was geschieht, und indem wir unsere Seelengaben anrufen, die wir mitgebracht haben, um genau diese Situationen zu heilen. Du kannst deine dunkle Energie und deine Idole gegen die Freude deines *Seins* eintauschen.

Kapitel 92
Hindernisse auf deinem Weg

Wir alle gehen auf dem Weg des Lebens vorwärts, bis wir in hinreichendem Maße geheilt sind, um unser *Sein* zu erreichen und zu verwirklichen. *Sein* ist ein Zustand der Liebe und der Gnade, in dem wir für die Freude und die Führung des Himmels in allen Dingen offen sind. Bis wir diesen hohen Zustand der Meisterschaft erreicht haben, der der Erleuchtung vorangeht, sind wir alle auf einem Weg und wollen vorankommen, und zwar in allen Bereichen unseres Lebens und unserer Beziehungen. *Zu Problemen auf unserem Weg gelangen wir, wenn wir Angst vor dem nächsten Schritt haben.* Diese Hindernisse sollen uns aufhalten, bis wir die Zuversicht erlangt haben, weiterzugehen. Gibt es keine Hindernisse, dann befinden wir uns in einem angenehmen Fluss, der uns voranbringt. Wenn wir den Mut dazu aufbringen, dann springen wir voran zu neuen Geburten und neuen Kapiteln in unserem Leben. So erlangen wir einen neuen Blick, der uns auf eine wahrere Weise definiert als zuvor.

Die Hindernisse, die wir auf unserem Weg vorfinden, sind alte Emotionen, die von unerledigten Geschäften aus der Vergangenheit herrühren. Dies sind Konflikte, die wir nicht vollständig gelöst haben und die von Zeit zu Zeit hochkommen, wenn wir Angst haben, den nächsten Schritt nicht bewältigen zu können. Ein Problem ist ein Versuch, uns selbst und bisweilen auch die Menschen in unserer Umgebung zu kontrollieren. Du kannst entweder zur Wurzel des Problems zurückkehren, um es zu heilen, oder aber die Hindernisse auf deinem Weg durch Integration beiseite räumen. Dies ist eine sehr leichte und machtvolle Methode der Heilung, die einfach so viele Schichten der beiden Seiten eines Konflikts zusammenführt, wie der Konflikt in dein Bewusstsein hinabreicht. Was sich uns scheinbar entgegenstellt, ist in Wirklichkeit nur unser gespaltenes Bewusstsein, wobei sich die Seite als Hindernis zeigt, mit der wir uns am wenigsten identifizieren und die wir am tiefsten vergraben haben. Integration kann einfach dadurch geschehen, dass wir uns dafür entscheiden, dass sie geschehen soll, und sie entweder unserem höheren Bewusstsein überlassen oder aber beide Seiten schmelzen lassen, bis nur noch ihre reine Energie übrig ist, und diese Energien dann vereinigen.

Wir wollen mit Beziehungen beginnen. Stelle dir vor, dass du auf dem Weg deiner Beziehung unterwegs bist. Gibt es Hindernisse? Wenn nicht, möchtest du vielleicht ein wenig schneller gehen, bis du an einer Blockade ankommst, die deinen Weg versperrt. Betrachte sie. Fühle sie. Spüre dich in sie ein.

Woraus besteht sie?

Wie groß ist sie?

Wie dick ist sie?

Welchen Prozentsatz deiner Bereitschaft würde es erfordern, damit du durch diese Wand hindurchgehst?

Wie groß ist deine Bereitschaft?

Füge meine Bereitschaft von hundert Prozent nun zu deiner Bereitschaft hinzu, um zur nächsten Stufe zu gelangen.

Wenn das noch immer nicht reicht, dann füge die Bereitschaft der Menschen, die dich lieben, und die uneingeschränkte Bereitschaft des Himmels hinzu, damit du auf der nächsten Stufe erfolgreich sein kannst.

Wenn alle Menschen ihre Unterstützung und ihre Bereitschaft mit dir teilen, damit du die Falle überwinden kannst, die dich in Beziehungen zurückhält, dann sollte dies mehr als ausreichen, um dich in den Fluss zurückzubringen.

Wende diese Methode nun auf alle Hindernisse an, vor denen du auf dem Weg deines Lebens stehst. Wähle einen Bereich, in dem du feststeckst, und stelle dir vor, dass du vor der Blockade stehst.

Wie hoch ist sie?

Woraus besteht sie?

Wie dick ist sie?

Sie besteht aus alten Emotionen, die auf einer gewissen Stufe die Angst entstehen lassen, die dich vor dem nächsten Schritt zurückhält. Bereitschaft schneidet durch den Widerstand und deine Angst. Nutze die Bereitschaft, die von dir selbst, von mir, vom Himmel und von all den Menschen kommt, die dich lieben und dir wohl wollen. Heute kannst du durch viele Hindernisse hindurchgehen, die dich auf deinem Weg aufhalten. Nutze diese Chance zur Heilung. Der Fluss fordert dich zum Weitergehen auf.

Kapitel 93
Komm doch her

Denise war die siebte Fokusperson des Workshops. Diese Fokusperson steht für Frühling und Glücklichsein, aber Denise fühlte sich alles andere als glücklich. Von einer Freundin hatte sie gerade eine zweiwöchige Reise geschenkt bekommen, konnte jedoch nicht umhin, sich zu wundern, dass jemand so viel Zeit mit ihr verbringen wollte, weil sie selbst sich für vollkommen uninteressant hielt. Sie hatte das Gefühl, die Reise einfach nicht verdient zu haben. Sie glaubte außerdem, auch für ihren Mann unattraktiv und langweilig zu sein. Aus irgendeinem Grund, den sie aber nicht genau benennen konnte, hatte sie das Gefühl, in ihrer Beziehung und auch in ihrem Leben an einem Tiefpunkt angekommen zu sein.

Ich wies Denise darauf hin, dass das Universum ihr als der Fokusperson für diese Wende zum Frühling einen Strauß glücklicher Eigenschaften schickte, die sie auf so großzügige Weise weitergeben sollte, dass sie anderen Menschen damit den Weg wies. Ich erzählte ihr von der Strategie des Egos, das eine Gabe stets mit einer gegensätzlichen Falle zudeckt, sodass wir niemals auf den Gedanken kommen, dass genau der Bereich, in dem wir in der Falle sitzen, auch der Bereich ist, in dem wir die größte Gabe besitzen und vorangehen sollen. Ich vermutete, dass die Energie, die mit ihrer Gabe verbunden war, eine Energie der Verliebtheit in sich trug, wie sie der Frühling symbolisiert, und dass ihr Attraktivität, Reiz und Charisma innewohnten. Als wir der Sache ein wenig auf den Grund gingen, entdeckte Denise bald, dass sie die Gabe des „Komm doch her" besaß, die eine verlockende Gabe der Verliebtheit ist. Denise umarmte den Teilnehmer, der diese Gabe des „Komm doch her" für sie verkörperte. Anschließend teilte sie diese Gabe mit dem Teilnehmer, der ihren Mann darstellte, und ging dann weiter zu einer Gruppe von Teilnehmern, die für alle Menschen in ihrer Umgebung standen. Im Laufe dieser Übung änderte sich ihr Verhalten. Aus Langsamkeit und Lethargie wurden Lebhaftigkeit und Charme. Sie spürte eine vollkommen neue Stufe der Verliebtheit in ihrer Beziehung und in ihrem Leben und hatte nun auch das Gefühl, dass sie genau die richtige Frau war, um es in die Tat umzusetzen.

Untersuche einmal drei Problembereiche in deiner Beziehung. Bediene dich deiner Intuition und deines Verstandes, um zu entdecken, welche Gabe oder welche Gaben du in diesem Bereich besitzt. Nimm die Gaben, die du entdeckst, von ganzem Herzen an. Du wirst wissen, dass du die richtige Gabe herausgefunden hast, wenn sich ein Gefühl der Klärung und der Erneuerung einstellt. Dies bringt neue Zuversicht und neuen Fluss in den Bereich hinein, in dem du das Problem erkannt hast. Teile diese Gabe mit deinem Partner und mit deiner Familie.

Ich habe im Leben, in den Beziehungen und im Beruf vieler Menschen drastische Kehrtwenden erlebt, wenn sie die Gaben, die unter großen oder chronischen Problemen verborgen lagen, von ganzem Herzen annahmen. Dies ist eine der leichtesten Methoden der Heilung, die mir im Laufe der letzten fünfunddreißig Jahre begegnet sind, und sie kann selbst auf extrem chronische Probleme eine langfristig transformierende Wirkung haben.

Kapitel 94

Positive Dissoziation

Franks Frau wollte sich von ihm scheiden lassen, obwohl sie mehrere gemeinsame Kinder hatten. Frank hatte ein ziemlich wildes Leben geführt, zuerst als Produzent im Musikgeschäft und später beim Film. Nun war er Dozent an der Universität und leitete Trainingskurse für Geschäftsleute und Berater. Er war in so hohem Maße unabhängig gewesen, dass Affären für ihn so etwas wie eine Weltanschauung darstellten. Nun war das Pendel in die andere Richtung ausgeschlagen, und seine Frau war der unabhängige Teil der Beziehung. Frank hatte an vielen Trainingskursen teilgenommen und war über die Jahre von vielen Therapeuten begleitet worden. Er war immer von einer Krise in die nächste geraten, und in dieser Sitzung war es nicht anders. Er klagte, dass die Sitzungen nichts brächten, weil die Situation mit seiner Frau sich ständig weiter zu verschlimmern schien. Im Laufe unseres Gesprächs fand ich heraus, dass Frank den größten Teil seiner Heilungsarbeit durch Erwartungen sabotierte und ein Gefühl der Dringlichkeit hatte. Die Heilungsarbeit *musste* doch etwas bewirken. Seine Frau Lilian *musste* sich ändern. Ihre Kinder litten sehr darunter und hatten angefangen, sich gegenseitig die Schuld daran zu geben, dass die Familie auseinanderbrach. Nach diesem ersten Bericht war Frank mit seiner Weisheit vollkommen am Ende, und er wusste nicht mehr, was er noch tun sollte.

Ich riet Frank, dass er die Dringlichkeit und sein ständiges „*muss aber*“, das seine Bedürfnisse und seine Forderungen zum Ausdruck brachte, loslassen solle, weil beide ganz offenkundig das sabotierten, was er scheinbar wollte. Wir kehrten zu jedem „muss aber“ zurück, das Frank benutzt hatte, als er mir berichtete, was vor sich ging, sodass er jedes „muss aber“ und die damit verbundenen Bedürfnisse loslassen konnte. Nachdem wir diese Übung beendet hatten, hatte Frank das Gefühl, viel freier und wieder im Fluss zu sein.

Dann drängte ich Frank, Verantwortung für die Situation zu übernehmen, indem ich ihn fragte, weshalb er die gegenwärtige Krise in seinem Leben herbeigeführt hatte. Ein verlegenes und ertapptes Lächeln stahl sich in sein Gesicht, und er sagte: „Um Gott anzugreifen.“ Diese Aussage führte dazu, dass wir über seine Angst vor Liebe und über seine Überzeugung sprachen, dass er in Gottes Gegenwart zu einem Nichts zerquetscht werden würde und dass sein Trotz ihm Kraft verlieh. Ich wies ihn darauf hin, dass dies die Masche seines Egos war, auf die er sich eingelassen hatte, und ich fragte ihn, ob sein Ego ihm im Hinblick auf irgendetwas, das mit Liebe zu tun hatte, jemals die Wahrheit gesagt hatte. Frank dachte eine Minute darüber nach und gab dann mit einem nervösen Lächeln zu, dass sein Ego ihm im Hinblick auf Liebe niemals die Wahrheit gesagt hatte. Ich fragte ihn, wie er sich fühle, wenn er Liebe spüre. Er erwiderte: „Wunderbar. Dann habe ich das Gefühl, ganz obenauf zu sein."

Ich sagte: „Gott ist Liebe. Stelle dir vor, wie erfolgreich du sein könntest, wenn du auf Gott statt auf dein Ego hören würdest. Statt gegen die höchste Liebe anzukämpfen, könntest du die Liebe hereinlassen."

Er sagte: „Ich bin bereit, meinen Kampf gegen Gott loszulassen – zumindest auf dieser Ebene –, aber was mache ich mit meiner Frau, die mich verlassen will, und mit meinen Kindern, die sich so schuldig fühlen?"

Ich sagte: „Wir sollten ganz genau hinschauen, denn wenn das Ego um sein Leben kämpft, dann nähern wir uns der tiefsten Bewusstseinsebene. Gott als Liebe würde dir in deiner Stunde der Not seine Hilfe nicht verweigern." Nach etwa fünf Minuten hatten wir entdeckt, worin diese Hilfe bestand. Wir stellten fest, dass wir die Dissoziation als Hilfsmittel benutzen konnten, in diesem Fall jedoch nicht als eine Abwehrstrategie des Egos. Positive Dissoziation war ursprünglich eine Abwehr auf Seelenebene – eine Gabe, die das Ego sich irgendwann einmal widerrechtlich angeeignet hat, wie es dies mit sehr vielen frühen Abwehrmechanismen getan hat. Je länger wir über positive Dissoziation sprachen, umso mehr erkannte Frank, dass dies die Antwort war, nach der er gesucht hatte. Aus diesem Grunde gingen wir zu dem Ort in Franks Bewusstsein, an dem seine Gabe der positiven Dissoziation in Form eines Potenzials auf ihn wartete. Er nahm die leuchtende Tür in seinem Bewusstsein wahr und öffnete sie, um die Gabe von ganzem Herzen anzunehmen. Im Flugzeug lernt man, wie man eine Sauerstoffmaske anlegen muss, und genau das tat Frank nun. Er ließ sich von der Energie dieser Gabe erfüllen. Danach wandte er die positive Dissoziation auf das Verhalten seiner Frau an, um den Fluss ihres Schmerzes zum Stillstand zu bringen. Anschließend half er seinen Kindern, „ihre Sauerstoffmasken anzulegen". Er teilte seine Gabe der positiven Dissoziation mit ihnen allen, um sie von ihrer Schuld und von ihrem Schmerz zu befreien. Dann wandte er die Gabe auf sein Leben ganz allgemein an. Infolgedessen fühlte er sich frei von dem Stress und dem Schmerz, der ihn festgenagelt hatte wie einen Schmetterling auf einer Unterlage. Seine Erleichterung war so groß, dass er zuerst zögerlich und dann schallend zu lachen anfing. Frank war freier, als ich es in all den Jahren, seit ich ihn kannte, jemals bei ihm erlebt hatte.

Kapitel 95
Vorsehung

Marnie war eine erfolgreiche Geschäftsfrau, die nebenbei am Community College unterrichtete. Sie war im achten Monat schwanger, als während einer Unterrichtsstunde plötzlich Blutungen einsetzten. Einige ihrer Studenten brachten sie ins Krankenhaus, wo ihr Arzt ihr strenge Bettruhe verordnete. Ihre Firmengeschäfte konnte sie vom Bett aus weiterführen, aber ihre Unterrichtstätigkeit stürzte sie in ein Dilemma. Zum Glück für sie ging das Semester gerade zu Ende, und sie konnte die Abschlussklausuren lesen und bewerten, die eine Kollegin beaufsichtigt hatte. Sie hatte nur noch eine Woche bis zur Entbindung, als sie mich anrief, um eine Coaching-Sitzung zu vereinbaren. Es bedurfte nur eines geringen Aufwandes, um ihre Firma auf ihrem erfolgreichen Weg zu halten, aber sie konnte sich nicht entscheiden, ob sie in sechs Monaten ihre Unterrichtstätigkeit wieder aufnehmen sollte oder nicht. Diese Frage beschäftigte Marnie so sehr, dass sie die Vorbereitungen auf die Geburt ihres Babys beeinträchtigte. Obwohl die Entscheidung erst in mehreren Monaten anstand, hatte Marnie das Gefühl, sich jetzt entscheiden zu müssen. Sie unterrichtete sehr gerne, glaubte aber, dass sie diese Tätigkeit nicht mit der Fürsorge für ein Baby vereinbaren konnte. Ich fragte sie, wie viele Schichten tief dieser Konflikt zwischen der Lehrtätigkeit und der Fürsorge für ihr Kind in ihr Bewusstsein hinabreichte. „Drei", lautete ihre Antwort.

Daraufhin bat ich sie, jede der beiden Seiten ihres Konflikts in jeweils eine Hand zu nehmen und die Farbe, die Form, das Gewicht, die Beschaffenheit, den Klang sowie den Geruch beider Seiten zu beschreiben. Ich bat sie, die beiden gegensätzlichen Formen schmelzen zu lassen, bis nur noch ihre grundlegende Energie und ihr grundlegendes Licht übrig blieben und sie bemerkte, dass zwischen beiden kein Unterschied bestand. Es fiel Marnie nicht schwer, diese Energien und die beiden Seiten ihres Bewusstseins zusammenzubringen. Sie sagte, sie empfinde tiefen Frieden und habe das Gefühl, dass alles gut werden würde, und zwar unabhängig davon, was sie tat. Sie hatte nicht länger das Gefühl, in irgendeinem Bereich ins Hintertreffen zu geraten, und nachdem nun der Stress fort war, hatte sie auch das Gefühl, dass der Himmel für sie Sorge trug. Alle ihre Sorgen, ob es ihrem Baby gut gehen würde, waren verschwunden, und sie fühlte sich bereit für die Geburt.

Im weiteren Verlauf unserer Unterhaltung erkannte Marnie, dass sie die Gabe der Vorsehung besaß. Der Himmel trug Sorge für sie, und alles würde gut sein. Wenn es ein Bedürfnis gab, würde es durch ein glückliches Geschick erfüllt werden. Marnie empfand eine sehr große Erleichterung. Sie hatte immer geglaubt, alles aus eigener Kraft tun zu müssen. Sie hatte das Gefühl gehabt, ihre Firma auf ihren Schultern zu tragen, und war auch in ihrer Beziehung die treibende Kraft gewesen. Sie hatte geglaubt, die Versorgung ihres Babys würde so zeitaufwändig sein, dass sie alles andere stehen und liegen lassen müsse, um sich nur noch um ihr Kind zu kümmern. Als wir redeten, erkannte sie, dass dies eine weitere Rolle war, die anzunehmen sie im Begriff gewesen war. Nun fühlte sie sich frei und hatte das Gefühl, dass die Versorgung ihres Kindes kein Problem werden würde. Marnie war kein besonders religiöser Mensch. Sie glaubte, dass sie das spirituelle Leben und die spirituelle Weltanschauung eines vielbeschäftigten Menschen hatte. Nun erzählte sie jedoch, dass sie nicht mehr eine so tiefe Ruhe empfunden hatte, seit sie ein ganz kleines Mädchen gewesen war. Marnie nahm ihre Gabe der Vorsehung mit großer Begeisterung an, um sich auf die Geburt vorzubereiten, und jedes Mal, wenn sie es tat, hatte sie das Gefühl, dass für sie gesorgt wurde. Wieder fühlte Marnie sich glücklicher und in höherem Maße von Frieden erfüllt, als sie es, soweit sie sich erinnern konnte, je zuvor gewesen war.

Uns allen ist die Gabe der Vorsehung zugedacht. Nachdem wir unser Leben lang alles aus eigener Kraft getan haben, erkennen wir jedoch einfach nicht, dass uns eine Gabe angeboten wird, die es uns erlauben würde, uns zu entspannen und zu wissen, dass alles für uns getan wird.

Könntest du die Gabe der Vorsehung nun für dich annehmen?

Kapitel 96

Die Heilung von Ahnenmustern

Renata war von tiefem Kummer erfüllt. Ihre Eltern waren im Abstand von nur drei Jahren gestorben, als Renata ein junges Mädchen gewesen war. Beide waren an derselben seltenen tödlichen Krankheit gestorben, die Renata sich nun mit Mitte vierzig ebenfalls zugezogen hatte.

Immer wenn ich mit einem Menschen arbeite, der mir berichtet, dass er einen ihm nahestehenden Menschen durch den Tod verloren hat, dann weiß ich, dass ich mit ihm vor allem anderen an der unvollendeten Trauer arbeiten muss. Wenn jemand zu lange an einem geliebten Familienmitglied festhält, dann geht auch er in eine Richtung, die zum Tod führt.

Meine erste Aufgabe bei Renata bestand deshalb darin, dass ich ihr half, in einer Übung des Loslassens ihre Eltern wieder in Gottes Hände zurückzugeben. Ihre Eltern hatten zu den besten Gaben gehört, die Renata im Leben zuteil geworden waren, aber nun war die Zeit gekommen, sie zurückzugeben. Für Renata war dies eine vollkommen neue Vorstellung, und ich erklärte ihr, welche Vorteile es hatte, wenn sie die Menschen, die sie geliebt hatte, auf so tiefgreifende Weise losließ. Dazu gehörten ein Neubeginn in ihrem Leben, gesundheitliche Vorteile und eine stärkere Erfahrung der Gegenwart und der Liebe ihrer Eltern, nachdem sie die Verhaftung losgelassen hatte, die sie blockierte. Als Renata schließlich fähig war, ihre Eltern in Gottes Hände zurückzugeben, empfand sie eine Leichtigkeit und einen inneren Frieden, die das Gegenteil der überwältigenden Angst und der schrecklichen negativen Gedanken darstellten, von denen ihr Kummer begleitet gewesen war. Nachdem dieser Prozess des Loslassens abgeschlossen war, gab Renata zu, dass sie und ihre Eltern bereits in ihrer Kindheit oft an Depressionen und an einer unerklärlichen Traurigkeit gelitten hatten, die ein Teil ihres Lebens zu sein schien. Sie erzählte, dass sie von negativen Gedanken erfüllt sei und ständig an ihren eigenen Tod und ihre Beerdigung denken müsse. Sie erklärte, sie habe immer eine anhaltende Einsamkeit und ein Gefühl des Versagens gespürt. Zum größten Teil war Renata jedoch dissoziiert und fürchtete sich sehr vor den negativen Emotionen der Vergangenheit, die sie tief vergraben hatte. Sie glaubte, dass sie in ihrem Elend zerfließen würde, wenn sie sich gestattete, diese Emotionen zu spüren. Sie hatte sich schließlich entschieden, mich anzurufen, als ihr geliebter Hund starb und sie nicht aufhören konnte zu weinen, ganz egal, was sie tat. Ich bat sie, auch ihren Hund loszulassen und an Gott zurückzugeben, denn der Tod ihres Hundes war ein Symbol für jeden Verlust, den sie im Leben erlitten hatte. Ich sagte ihr, dass weitere Schichten der Trauer über ihre Eltern und ihren Hund auf natürliche Weise hochkommen würden, dass es ihr jedoch, nachdem der wichtigste Teil in diesem Prozess des Loslassens nun geschehen war, viel leichter fallen würde, ihn fortzusetzen.

Renata war eine erfolgreiche Karrierefrau gewesen, die sich zum Erfolg antrieb, bis sie schließlich eine Erfolgsstufe erreicht hatte, die es ihr ermöglichte, sich selbstständig zu machen. Sie hatte gerade angefangen, sich ein eigenes Geschäft aufzubauen, als sie die Diagnose erhielt. Renata war vor Angst gelähmt gewesen, bis der Tod ihres Hundes sie zum Handeln getrieben hatte.

Während unseres Telefonats hatte ich das Gefühl, dass das Ausmaß von Renatas Depression, Verlust und Einsamkeit in keiner Weise dem angemessen war, was sie in ihrer Kindheit erfahren hatte. Ich fragte sie, ob sie diese Emotionen mitgebracht hatte, um sie auf Seelenebene zu heilen oder ob sie innerhalb der Familie von einer Generation zur nächsten weitergegeben wurden. Sie erwiderte sofort, dass sie sowohl auf der Seite ihres Vaters als auch auf der Seite ihrer Mutter von einer Generation der beiden Familien zur nächsten weitergegeben würden.

Ich habe im Laufe der Jahre eine Reihe von Techniken entwickelt, um Ahnenmuster zu heilen. Bereits in den siebziger Jahren des letzten Jahrhunderts hatte ich erkannt, dass alle Menschen in sehr hohem Maße von Ahnenmustern beeinflusst werden. Bei Renata setzte ich meine neueste Methode ein, die aus der Erkenntnis entstanden ist, dass wir alle das Seelenversprechen gegeben haben, unsere Familie und unsere Ahnen von ihrem Karma zu befreien. Zu diesem Zweck bringen wir Seelengaben mit, die wir mit ihnen teilen. Ich bat Renata, sich intuitiv darauf einzustimmen, welche Gaben sie mitgebracht hatte, um die Gefühle des Verlustes und des Unwohlseins zu heilen, die auf den beiden Seiten ihrer Familie weitergegeben wurden. Renata entdeckte, dass sie Gaben der Liebe, der Gnade, der Verbundenheit, des Humors und des Erfolges mitgebracht hatte. Renata öffnete diese Gaben, teilte sie mit ihren Eltern und gab sie dann auf beiden Seiten der Familie weiter, bis sie ein Gefühl der

Freiheit und der Leichtigkeit fühlte. Sie sagte, sie könne sich bildlich vorstellen, wie ihre Ahnen sich freuten, weil sie endlich von ihren karmischen Fesseln befreit waren.

Finde heraus, welche Fallen in der Familie deines Vaters und in der Familie deiner Mutter weitergegeben worden sind. Entdecke mit Hilfe deiner Intuition, welche Gaben du mitgebracht hast, um alle zu befreien. Öffne die Gaben, und gib sie an deine Eltern und durch sie auch an deine Ahnen weiter, und zwar so viele Generationen zurück wie notwendig. Fahre damit fort, bis du das Gefühl hast, dass nur noch Liebe und Frieden von dir ausgehend durch beide Seiten deiner Familie hindurchfließen.

Kapitel 97

Nach innen schauen

Bennett und seine Kinder überlebten das Auseinanderbrechen ihrer Familie, das seine Frau in die Wege geleitet hatte. Bennett berichtete, wie sehr seine Frau ihn in ihrer Beziehung angegriffen hatte. Manchmal spürte er dunkle Energie, die von ihr ausging, wenn sie ihn angriff, und die ihn an den Teufel erinnerte, der auf ihrem Oberschenkel eintätowiert war. Bennett berichtete, dass seine Tochter in der Nacht zuvor mit einer allergischen Reaktion ins Krankenhaus gebracht worden war und die ganze Nacht dort bleiben musste. Er war beruflich viel unterwegs und sagte, dass seine Kinder praktisch vor jeder seiner Reisen irgendeinen Unfall, eine Krankheit oder einen Rückfall erlitten. Bennett selbst war lange in psychiatrischer Behandlung gewesen, hatte aber seit einigen Jahren keinen Schub mehr gehabt und nahm seine Medikamente sehr gewissenhaft ein. Wir konnten dieses Muster in die Zeit zurückverfolgen, als er acht Jahre alt gewesen und seine Familie von Ohio nach New York umgezogen war. Er hatte sehr gelitten, es jedoch nicht gezeigt, damit seine Mutter nicht noch mehr litt, als es wegen des Umzugs ohnehin schon der Fall war. Die großen Schwierigkeiten, die für seine Familie mit dem Umzug verbunden gewesen waren, hatte er unabhängig durchgestanden und seine Emotionen in einem so hohen Maße heruntergeschluckt, dass er schließlich einen Zusammenbruch erlitten hatte.

Als wir der Sache tiefer auf den Grund gingen, stellten wir fest, dass seine Kinder immer dann, wenn er fortging, genau die Abhängigkeit und die schmerzhafte Energie auslebten, die er selbst als Kind dissoziiert hatte. Ich half Bennett, alle seine Rollen der Unabhängigkeit, der Abhängigkeit und der Aufopferung zu integrieren, die begonnen hatten, als er acht Jahre alt gewesen war, sich in der Beziehung zu seiner geschiedenen Frau fortgesetzt hatten und nun zum Ausdruck kamen, indem beide darum wetteiferten, unabhängig zu sein und die Kontrolle zu haben.

Ich fragte Bennett, was er im Alter von acht Jahren anders gemacht hätte, wenn er damals gewusst hätte, was er heute wusste. Er erwiderte, dass er dann mit seiner Familie über seine Gefühle gesprochen hätte. Infolgedessen konnte er sich nun vorstellen, dass auch seine Familie und insbesondere seine Mutter darüber sprach, wie es ihr ging. Dann bat ich ihn, seine Verhaftung an Ohio und an die zerbrochenen Träume loszulassen, die er beim Umzug seiner Familie nach New York erfahren hatte. Dann bat ich ihn, im Alter von acht Jahren den Mitgliedern seiner Familie zu helfen, ihrerseits alle zerbrochenen Träume loszulassen. Bennett sagte, er könne sich nun vorstellen, dass seine Familie in New York zu Erfolg gelangt sei und viel Licht erfahren habe. Als Nächstes bat ich ihn, seine zerbrochenen Träume im Hinblick auf seine gegenwärtige Familie loszulassen und dann seinen Kindern zu helfen, dasselbe zu tun. Als dieser Prozess vollendet war, bat ich ihn, sich vorzustellen, dass er seiner Frau half, ihre zerbrochenen Träume in Bezug auf ihre gescheiterte Ehe ebenfalls loszulassen.

Anschließend machten wir uns daran, die ursprüngliche Bewusstseinsspaltung zu finden, die zu seiner gegenwärtigen manischen Depression geführt hatte. Er stellte sich vor, wie er sich vor achthundert Jahren versteckt hatte, als fremde Soldaten seine Frau verschleppten. In diesem Leben war Bennett ein Bär von Mann, und so bat ich ihn, das vergangene kleine Selbst mit all seiner damaligen Angst und sein gegenwärtiges starkes und mutiges Selbst zu integrieren. Ich fragte, welche Lektion er in diesem vergangenen Leben hatte lernen sollen, und er sagte, sie habe darin bestanden, dass er nicht kämpfen müsse. Als ich ihn fragte, welche Seelengabe er in dieses damalige Leben mitgebracht hatte, um sie zu teilen, antwortete er: „Mitgefühl." Anschließend bat ich ihn, in diesem vergangenen Leben in die Zeit zurückzukehren, in der er ein kleiner Junge gewesen war, diese Gabe des Mitgefühls anzunehmen und sie mit allen Menschen zu teilen, mit denen er in Kontakt kam. Er konnte sich nun vorstellen, dass dieses Leben vollkommen anders verlief und am Ende von Licht erfüllt war. Ich bat ihn, das Licht und die Energie durch alle seine vergangenen Leben mitzubringen, bis er im gegenwärtigen Augenblick angekommen war. Er spürte, dass seine Energie sich wahrnehmbar verändert hatte, und sagte, er könne ein wesentlich höheres Maß an Gnade spüren. Dann bat ich ihn, diese Energie mit seinen Kindern und mit seiner früheren Frau zu teilen. Je weiter wir kamen, umso leichter schien Bennett sich zu fühlen.

Dann fragte ich Bennett, ob seine Geisteskrankheit auch ein Zug war, der auf einer Seite seiner Familie von einer Generation zur nächsten weitergegeben wurde. „Auf der Seite meines Vaters", sagte er. Ich bat ihn daraufhin, seine Gaben der „Innenschau" und des „Lichts", die er aus dem neu verfassten Drehbuch seines früheren Lebens gewonnen hatte, auf der

Seite der Familie seines Vaters bis zur siebenundvierzigsten Generation weiterzugeben, in der dieses Muster begonnen hatte. Er gab die Energie der Gabe und das Licht an die Generationen seiner Familie weiter und berichtete von einem spürbaren Gefühl der Befreiung in seinem Körper.

Nun bat ich ihn, sich auf seine frühere Frau und auf das hohe Maß an Angriff zu konzentrieren, das sie während der gesamten Beziehung auf ihn gerichtet hatte. Seit sie die Familie verlassen hatte, hatte sie ein Herzleiden entwickelt, das ein offensichtliches Zeichen für ein gebrochenes Herz und nach innen gerichtete Feindseligkeit ist. In einer vorherigen Sitzung hatte Bennet bestätigt, dass er ein Seelenversprechen gegeben hatte, seine Frau vor sich selbst zu retten, aber er hatte auch berichtet, dass er keinen wirklich transformierenden Erfolg erzielt hatte. Ich erklärte ihm, dass Feindseligkeit und Hass in Verbindung mit Schuld den tiefsten und dunkelsten Eckpfeiler des Egos darstellen und dass unser Ego es geschafft hat, uns davon zu überzeugen, dass wir sterben, wenn wir über diesen Teufelskreis aus Schuld und Feindseligkeit hinausgehen. In Wirklichkeit ist es so, dass ein Teil unseres Egos schmilzt und durch Freude ersetzt wird, wenn es uns tatsächlich gelingt, über diesen Teufelskreis hinauszugelangen. Ich bat Bennett, seine Gaben der Innenschau und des Lichts zu benutzen, um über diesen dunklen Eckpfeiler hinaus auf die andere Seite zu gelangen und die unwiderstehliche Anziehungskraft der Freude und des Hingezogenseins zu Gott zu erfahren. Sobald Bennett dies getan hatte, fand er den Mut, sich dem dunkelsten und zornigsten Ort in seiner Frau zu stellen und ihr zu helfen, über ihn hinauszugelangen und statt Aggression und Schuld den Frieden und die Freude in sich selbst zu erfahren. Nach dieser Übung spürte Bennett eine große Erleichterung. Er hatte das Gefühl, endlich etwas getan zu haben, das dazu beitrug, das Leben seiner früheren Frau zu verbessern.

Unser Ego hat uns davon überzeugt, dass es besser ist, unser Bewusstsein nicht zu ergründen. Selbstangriff ist seine beste Waffe, die es einsetzt, um uns daran zu hindern, nach innen zu gehen, indem es uns mit Schuldgefühlen überhäuft. Die Gaben des Lichts und der Innenschau sind das perfekte Gegenmittel gegen solche Verschwörungen. Sie versetzen uns in die Lage, unser Bewusstsein und unser Herz wiederzugewinnen und uns von Drohungen des Egos nicht einschüchtern zu lassen.

Wenn du bereit bist, dann nimm diese Gaben der *Innenschau* und des *Lichts* an und setze sie ein, um über heimtückische Angriffe des Egos, Geisteskrankheit, Schuld, Aggression und Todesdrohungen hinauszublicken. Liebe und Licht erwarten uns, wenn wir den Mut aufbringen, weiterzugehen und über das dunkle Fundament unseres Egos hinauszugelangen.

Dein Bewusstsein ist die Gabe des Schöpfers an dich, und du brauchst nicht länger zuzulassen, dass das Ego es sich widerrechtlich aneignet. Es ersehnt die Ganzheit, die in deinem reinen Geist gegenwärtig ist, und deshalb fühlt deine Seele sich unaufhaltsam zum Einssein und zu seinem Frieden, seiner Liebe und seiner Freude hingezogen.

Kapitel 98

Ahnen- und Seelenintrojektion heilen

Ich arbeite bereits seit vielen Jahren mit Introjektion. Introjektion geschieht, wenn jemand – in der Regel ein Kind, das seiner Familie helfen will – anfängt, den Schmerz der Familie zu schlucken. Das ist zwar nicht die klassische Definition von Introjektion, aber mir ist auch erst nach zwanzig Jahren ein Fall von Introjektion begegnet, auf den die klassische Definition zutrifft. Es ist erstaunlich, wie groß die Zahl der Menschen ist, die tatsächlich introjizieren, indem sie Schmerz schlucken. Lange bevor ich etwas über das psychiatrische Konzept der Introjektion lernte, demzufolge wir unverarbeitete oder nicht durchdachte Aspekte elterlicher, religiöser oder kultureller Werte aufnehmen, hatte ich den Mechanismus der Introjektion entdeckt, bei dem wir den Schmerz der Familie auf uns nehmen, um Mitglieder der Familie zu retten. Diese Form von Introjektion, die ich entdeckt habe, lässt ein tiefes und ungesundes Gefühl der Verschmelzung entstehen. Wenn man Familienschmerz geschluckt hat, dann besteht der einzige Weg zur Freiheit darin, alle Emotionen und den Mechanismus der Introjektion selbst loszulassen. Wenn wir die Aufgabe, Schmerz zu schlucken, an Gott zurückgeben und Gnade empfangen, dann können wir in unserer Familie tatsächlich eine Veränderung herbeiführen, statt uns nur selbst zum Märtyrer zu machen. In den Fällen klassischer Introjektion, die mir in den letzten zehn Jahren begegnet sind und in denen Menschen die Glaubenssysteme ihrer Eltern geschluckt hatten, statt eigene Überzeugungen zu entwickeln, führte dies nicht nur bei den Menschen, die introjiziert hatten, zur Leblosigkeit, sondern auch in ihren Beziehungen. Dennoch ist ihr Ausmaß in keiner Weise auch nur annähernd mit der Größe der Falle vergleichbar, zu der Introjektion wird, wenn wir sie benutzen, um die Menschen zu retten, die wir lieben.

In diesem Kapitel meint Introjektion das Schlucken von Schmerz. Wir müssen sowohl den Schmerz, der introjiziert wurde, als auch den Mechanismus der Introjektion loslassen, damit wir nicht länger an der dunklen Emotion oder dem Mechanismus selbst festhalten. Dadurch kann dort, wo wir uns zuvor selbst eingeschränkt haben, ein hohes Maß an Freiheit entstehen.

Introjektion gehört zu den Dingen, die zwischen uns und unserem Partner eine Mauer entstehen lassen können. Wie jede Abwehr schneidet sie uns ab, um den Schmerz zu blockieren, und schließt damit auch unseren Partner aus. Wenn wir die Abwehr der Introjektion und den Schmerz, den wir geschluckt haben, loslassen, dann ist eine neue Stufe der Nähe für uns und unseren Partner verfügbar.

Wir können Schmerz schlucken, bis er uns regelrecht überwältigt, was wiederum dazu führt, dass bestimmte Selbstanteile durch den Schock oder den Schmerz tatsächlich das Bewusstsein verlieren. Die Falle der Introjektion ist so tückisch, dass es uns zwar gelingen kann, uns von dem Schmerz zu befreien, der einem Familienmitglied gehörte, indem wir ihn loslassen, dass der Schmerz aber trotzdem zurückkehren kann wie ein Ballon, den man beliebig oft aufbläst. Der Schlüssel besteht darin, nicht nur den inneren Schmerz loszulassen, sondern den gesamten Mechanismus der Introjektion. Abhängig von unseren psychischen Fähigkeiten können wir einen Teil des alten Schmerzes, den wir geschluckt haben, tatsächlich verbrennen, aber die meisten Menschen sind in einer Lawine des Schmerzes gefangen, wenn sie das Leiden eines anderen Menschen auf sich nehmen.

Unter unserer Introjektion verbergen sich Groll und Konkurrenz mit Gott. „Gott hat meiner Familie nicht geholfen, also muss ich es tun." In Wirklichkeit handelt es sich dabei aber um eine Verschwörung, in der wir Gottes Aufgabe übernehmen, um unserer eigenen Lebensaufgabe aus dem Weg zu gehen und um dafür zu sorgen, dass unser Ego stark bleibt. Dies führt zu einer Geisteshaltung der Aufopferung und einer Vorliebe für Beziehungen, in denen wir den Schmerz unseres Partners schlucken. Introjektion kann so sehr zur Gewohnheit werden, dass uns nicht einmal bewusst ist, dass wir es tun. Sie kann auch bewirken, dass wir in hohem Maße unabhängig werden und in Leblosigkeit und Verschmelzung gefangen bleiben, nachdem wir das Stadium der Verliebtheit hinter uns gelassen haben. Den Schmerz eines anderen Menschen zu schlucken ist eine böse unterbewusste Falle, die echte Partnerschaft blockiert.

Als Abwehr des Egos ist Introjektion davon abhängig, dass sie unbemerkt bleibt. Sobald sie entdeckt wird, kannst du den Schmerz, die Schuld und jede andere Emotion, die du im Laufe deines gesamten Lebens angesammelt und introjiziert hast, sowie alle deine Mechanismen der Introjektion loslassen.

Bei meiner Arbeit mit einem Klienten habe ich kürzlich entdeckt, dass es nicht nur Introjektion gibt, die als Ahnenmuster innerhalb einer Familie von einer Generation zur nächsten weitergegeben wird, sondern auch eine Form der Introjektion, deren Ursprung auf einer Seelenebene liegt. Das heißt, dass du dich zwar von den negativen Emotionen befreien kannst, die du als Kind introjiziert hast, dass auf einer Seelenebene aber immer neuer Schmerz und neue Mechanismen der Introjektion an dich weitergegeben werden, um sie zu ersetzen.

Urs war Geschäftsmann und kürzlich geschieden worden. Bereits Jahre vor seiner Scheidung war ihm aufgefallen, dass eines seiner Kinder sich oft verletzte oder krank wurde, wenn er und seine frühere Frau sich gegenseitig angriffen. Als wir dieser Sache ein wenig auf den Grund gingen, entdeckten wir, dass sowohl er als auch seine Kinder ein tiefes Muster der Introjektion besaßen, das bewirkte, dass sie alle den Schmerz der Menschen in ihrer Umgebung schluckten. Wir stellten fest, dass dieses Muster bei ihm begonnen hatte, als er ein kleiner Junge und seine Familie in Konflikt und in Mangel gefangen gewesen war. Die Schwierigkeiten der Familie hatten seiner Mutter das Herz gebrochen, und obwohl die Familie umgezogen war, um ihre finanzielle Situation zu verbessern, war sie weder finanziell noch emotional je wieder auf die Füße gekommen. Urs hatte nicht nur den Schmerz seiner Mutter und seiner Familie geschluckt, sondern auch ihren finanziellen Mangel aufgesaugt. Jahre später war er noch immer in Mustern des Schmerzes und des Mangels gefangen. Seine Frau, die in ihrer Beziehung extrem unabhängig und aggressiv gewesen war, litt nun an einer kräftezehrenden Depression. Zusammen mit seinen Kindern hatte Urs im Laufe der Jahre erfolglos versucht, all ihren Zorn und ihre Depression aufzusaugen. Urs war erfüllt von emotionalem Schmerz, und dasselbe galt auch für seine Kinder.

Als Urs klar wurde, was vor sich ging, ließ er allen Schmerz, den er in sich finden konnte, und alle seine Mechanismen der Introjektion los. Dann half er seinen Kindern, dasselbe zu tun. Dabei entdeckte er, dass sein Hang zur Introjektion auf beiden Seiten der Familie – auf der Seite seines Vaters und auf der Seite seiner Mutter – weitergegeben worden war. Nachdem dies geklärt war, fanden wir heraus, dass auch auf Seelenebene eine starke Veranlagung zur Introjektion vorhanden war. Wir entdeckten zwei äußerst wichtige frühere „Leben", eines in prähistorischer Zeit und ein weiteres im Mittelalter, in denen die Wurzeln der Introjektion sehr verstärkt geworden waren. Urs heilte diese Seelenmuster der Introjektion, indem er sie losließ und die Seelengaben und Lektionen entdeckte, die diese früheren Leben für ihn bereithielten.

Nun wollen wir alle Muster der Introjektion klären, die du möglicherweise hast. Frage dich, wie viele Pfund oder Kilogramm an Schmerz du von deiner Mutter, deinem Vater, deinen Geschwistern, deinen Freunden, deinem früheren Partner, deinem jetzigen Partner und deinen Kindern angesammelt hast.

Lass diesen Schmerz jetzt los. Bitte um die Hilfe des Himmels, während du es tust.

Frage dich nun, wie viele Mechanismen der Introjektion du hast. Sei bereit, sie alle loszulassen.

Stelle dir dann vor, dass du vor deiner Mutter stehst. Frage dich, wie viele Muster der Introjektion auf ihrer Seite der Familie noch immer von Generation zu Generation weitergegeben werden.

Welche Seelengabe hast du mitgebracht, die du in dir trägst und die darauf wartet, dass du sie öffnest, von ganzem Herzen annimmst, mit deiner Mutter teilst und dann auf ihrer Seite der Familie weitergibst, damit alle von Schmerz und Introjektion befreit werden? Nimm diese Gabe an und befreie dich selbst. Teile sie dann mit deiner Mutter, um auch sie zu befreien, und gib sie anschließend auf ihrer Seite der Familie von einer Generation zur nächsten weiter.

Wiederhole die oben beschriebene Übung nun mit deinem Vater und seiner Seite der Familie.

Nachdem der Prozess abgeschlossen ist, wollen wir uns der Metapher vergangener Leben zuwenden. Es spielt keine Rolle, ob du an „vergangene Leben" glaubst oder nicht, denn unabhängig davon kannst du sie nutzen, um Zugang zu wichtigen unbewussten Mustern zu erlangen, die deine unbewussten Muster der Introjektion nähren. Wie viele Muster der Introjektion bringst du aus früheren Leben oder dem Teil deines Bewusstseins mit, der diese Geschichten erzählt?

Frage dich:

Wenn du wüsstest, in welchem Land du gelebt hast, als das Muster der Introjektion begann, dann war es in dem Land, das heute ________ heißt.

Wenn du wüsstest, ob du ein Mann oder eine Frau gewesen bist, dann warst du vermutlich …

Wenn du wüsstest, was damals geschehen ist, das dieses Muster der Introjektion in Gang gesetzt hat, dann war es vermutlich …

Stelle dir vor, welche Auswirkungen diese Muster der Introjektion seit dieser Zeit in allen „Leben" auf dich gehabt haben …

Stelle dir vor, welche Auswirkungen diese Muster auf dein ganzes jetziges Leben gehabt haben …

Wärest du bereit, nicht nur dieses Muster an seinem Ursprung loszulassen, sondern auch allen Schmerz und alle Mechanismen der Introjektion, die du seit dieser Zeit angenommen hast?

Wärest du bereit, stattdessen die Seelengabe zu öffnen, die du als Hilfe in dieses Leben mitgebracht hast, und sie mit allen Menschen zu teilen, denen du in diesem Leben begegnest? Wie verläuft dieses „Leben" jetzt?

Gib Gott seine Aufgabe zurück, und *empfange stattdessen Gnade und Heilung als Gabe des Himmels*, um den Menschen in deiner Umgebung zu helfen. Bringe nun die Energie dieses geheilten Lebens durch alle deine anderen Leben mit dir zurück, bis du in der Gegenwart angekommen bist.

Dies kann dich von ungewollter Verschmelzung, Aufopferung, Schuld und Mustern des Versagens heilen und dir die Zuversicht, die Nähe und den Erfolg schenken, die du brauchst, um auf höhere Stufen der Partnerschaft zu gelangen. Deine Introjektion lässt Leblosigkeit in deiner Beziehung entstehen und ist eine Falle, die echte Nähe verhindern soll, während deine Gaben und die Gnade des Himmels eine ganz andere Geschichte erzählen.

Kapitel 99

Die Überempfindlichen und die Dissoziierten

Es kommt in Beziehungen sehr oft vor, dass ein Partner überempfindlich und der andere Partner dissoziiert ist. Dieses Ungleichgewicht führt entweder zu einem Kampf oder zu Rückzug und Leblosigkeit zwischen den Partnern. Die Unterschiede können sich in vielen Schichten äußern, wobei ein Partner in seinen Emotionen schwelgt, aber der einen Emotion aus dem Weg geht, der er sich wirklich stellen muss, während der andere Partner in gleichem Maße dissoziiert ist, es aber auf entgegengesetzte Weise auslebt. Der überempfindliche Partner sucht nach Gründen, um sich verletzt fühlen zu können, und der dissoziierte Partner ist unempfindlich, weil er für seine eigenen Gefühle blind ist. Wie bei den meisten Neurosen gilt dies auch hier für beide Partner in gleichem Maße, und sie stecken in diesem Konflikt unter einer Decke.

Dieser Konflikt kann sich im Beziehungsstadium des Machtkampfs als Konflikt zwischen Abhängigkeit und Unabhängigkeit fortsetzen. Dabei ist der abhängige Partner natürlich derjenige, der überempfindlich ist, weil er sich meist mit all den Bedürfnissen und Verletzungen auseinandersetzen muss, die zwischen dem Paar existieren. Dagegen ist der unabhängige Partner derjenige, der sich in der Beziehung unzufriedener fühlt, weil er keine Gefühle spüren und nicht empfangen kann. Wird diese wichtigste Lektion einer Beziehung gelernt, dann entwickelt sie sich zum nächsten Schritt im Machtkampf weiter, in dem der Partner, der stärker dissoziiert ist, zum positiven Pol und der Partner, der überempfindlich ist, zum negativen Pol in der Beziehung wird. Der negative Partner wird mitunter engstirnig und kleinlich, wenn es um Emotionen und Einzelheiten geht, während der positive Partner dazu neigt, in seinem Engagement für das „große Bild" wichtige Aspekte unter den Teppich zu kehren. Der positive Partner idealisiert mitunter alles und wird zum blinden Optimisten, während der negative Partner zum Pessimisten wird, der sich über alles beschwert. Wird dieser Unterschied überbrückt, dann entsteht ein Gleichgewicht aus Optimismus und Realismus, und die Partner gelangen zur toten Zone, dem nächsten Entwicklungsstadium der Beziehung. Der überempfindliche Partner wird hier zum „Sumpf", während der dissoziierte Partner zum „Fels“ wird. Der „Sumpf“ fühlt alles, vor allem seine alten Kindheitsgefühle des Nichtgeliebtwerdens. Der „Fels“ ist weitgehend von seinen Gefühlen abgeschnitten und benutzt Aufopferung als Mittel, um seine Emotionen zu dissoziieren.

Das schlimmstmögliche Szenario in diesem Stadium entsteht dann, wenn ein Fels anfängt, sowohl seinen Partner als auch die eigenen Emotionen abzublocken. An diesem Punkt kann es geschehen, dass sein Partner anfängt, ihn für seine blinde Leugnung zu verachten. Der überempfindliche Partner kann seinerseits zum „Vampir“ werden und versuchen, vom Fels zu nehmen. Der Fels stellt sich natürlich auf den Standpunkt, dass man aus einem Stein kein Blut heraussaugen kann. Ist der Sumpf von seinem eigenen Bedürfnis, etwas Besonderes zu sein, nicht vollkommen geblendet, dann erkennt er, dass der Fels in Wirklichkeit nur eine „Muschel“[12] ist. Dies kann der Beginn von Verstehen und Kommunikation sein. Wenn der Sumpf seine Wutanfälle aber fortsetzt, ist er kurz davor, das Muschelmesser aus der Tasche zu ziehen.

Die Lösung für diese Situation besteht ganz eindeutig darin, die Unterschiede zu überbrücken, damit eine neue Ganzheit entstehen kann, die das Beste beider Seiten in sich vereint. Die Brücke kann durch Kommunikation, Verbindung oder die Integration beider Seiten gebaut werden.

Wenn der Sumpf dem Felsen gibt, statt von ihm nehmen zu wollen, dann hat dies dieselbe machtvolle Wirkung, wie wenn der Fels sich beim Sumpf für seinen Mangel an Verständnis und Einfühlungsvermögen ihm gegenüber entschuldigt. Die Heilung dieses Konflikts der Gegensätze führt auch zur Heilung der gegenseitigen Projektion, in der ein Partner den anderen als überempfindlich und überemotional und der andere Partner ihn wiederum als dissoziiert und verbohrt empfindet. Wenn alle Ebenen des Konflikts zu neuer Ganzheit geführt werden, dann wird die Vergangenheit geheilt, in der wir unser Bewusstsein gespalten und eine Seite des Konflikts ausgelebt, die andere Seite hingegen verdrängt und auf unseren Partner projiziert haben.

Bei einem Paar existiert jeder Konflikt stets in beiden Partnern. Heilt ein Partner den Konflikt, dann ist der andere Partner im selben Maße fähig, den Vorteil daraus zu empfangen und zu dem Ort aufzurücken, an den sein Partner gelangt ist.

---

12 Anm. der Übersetzerin: Der Verfasser benutzt hier den englischen Ausdruck „clam“, in der wörtlichen Übersetzung eine Muschel, im übertragenen Sinne jemand, der „zugeknöpft“ ist.

Eine einfache Methode der Integration besteht darin, dich zu fragen, wo in deinem Körper du die beiden verschiedenen Seiten des Konflikts gespeichert hast. Lege jeweils eine Hand auf diese beiden Teile deines gespaltenen Bewusstseins. Bewege deine Hände nun über deinen Köper, bis eine Hand die andere bedeckt und die gespaltenen Anteile wieder zu einem Ganzen verbunden sind.

Wenn du dich in der Phase von Unabhängigkeit und Abhängigkeit im Stadium des Machtkampfs befindest, dann kann es sein, dass du die Übung mehrmals wiederholen musst, weil dieser Konflikt bis zum Stadium der Partnerschaft in jedem Stadium zutage tritt. Wenn du weißt, dass es einen Ausweg gibt, hast du jedoch auch die Zuversicht, dich diesen Schritten zu stellen und dein Bestes zu geben.

Kapitel 100

Die Maid, der Drache und der Ritter

Zwischen Männern und Frauen gibt es ein Ritual der Werbung, das so alt ist wie die Welt. Es ist ein kleines archetypisches Muster, das von einer holden Maid in Gang gesetzt wird und auf einen Mann – insbesondere einen jungen Mann – bewusst oder unbewusst dieselbe Anziehungskraft ausübt wie Honig auf Bienen. Das Ritual läuft wie folgt ab: Eine junge Frau hat ein Problem. In ihrem Leben gibt es einen Drachen, dessen Bezwingung ihre Fähigkeiten zu übersteigen scheint.

In diesem Augenblick betritt der junge Mann auf seinem weißen Ross die Bühne, um den Drachen zu besiegen. Die Situation hat sein ursprünglichstes Muster aktiviert, das darin besteht, Heldenmut zu zeigen und die holde Maid zu retten – je holder die Maid, desto besser. Wenn der junge Mann die holde Maid durch seinen heldenhaften Einsatz nicht auf der Stelle zu retten vermag, dann kann er vielleicht zumindest seinen zweitwichtigsten Motivationsfaktor zum Einsatz bringen, der darin besteht, die Dinge in Ordnung bringen zu wollen. Der junge Mann versucht also, das vorliegende Problem zu beseitigen. Wenn sein Einsatz ganz besonders heldenhaft war, macht die holde Maid womöglich eine Bemerkung über seine Muskeln oder seine erstklassige Lanze, und die einzige Überlegung, die es anzustellen gilt, besteht darin, auf welche Weise der Held der Geschichte belohnt werden sollte.

„Hmmm…, ich frage mich, wie ich es anfangen soll. Ich frage mich, was ihm wohl ein wirkliches Gefühl der Belohnung geben würde“, überlegt die Maid. Das Muster der holden Maid und des tapferen Ritters kann ein Paar in Rollen verwickeln, die manche Paare schnell überwinden, um authentischer miteinander umzugehen. Wenn es ihnen gelingt, dann rettet jeder Partner den anderen im Laufe der Beziehung unzählige Male, insbesondere dann, wenn die Beziehung von Gleichheit geprägt ist. Wenn ein Paar aber nicht das erforderliche Maß an Bewusstheit besitzt, um irgendwann über diese Rollen hinauszugelangen, dann bleibt es im Wechselspiel von Unabhängigkeit/Abhängigkeit gefangen, dem größten Problem und der wichtigsten Lektion, die es in Beziehungen zu lernen gilt.

Natürlich gibt es, was den Drachen betrifft, einige Variationsmöglichkeiten. Heute übernehmen viele Frauen die Rolle des weißen Ritters, der kommt, um die Situation zu retten. In diesem Fall sind die Rollen umgekehrt, aber die Lektion bleibt dieselbe. Eine weitere Variante der Handlung besteht darin, dass der Ritter vor dem Schloss der holden Maid einen Drachen entdeckt und hinreitet, um ihn zu erschlagen. Nachdem er diese heldenhafte Tat vollbracht hat, klopft er erwartungsfroh ans Tor, um der holden Maid mitzuteilen, dass er den Drachen in einem kühnen Handstreich bezwungen und erlegt hat.

Die holde Maid sieht ihn mit großem Entsetzen und voller Kummer an: „Du hast meinen geliebten Hausdrachen erschlagen! Weshalb musstest du von allen idiotischen Ideen, auf die ein ausgemachter Volltrottel von Mann kommen kann …?“ Der verlegene Ritter tritt hastig den Rückzug an, bevor die Maid vor seinen Augen selbst zum Drachen wird.

Wenn eine Frau selbst die Rolle des Ritters spielt, dann will sie für gewöhnlich von einem Ritter erobert werden, dessen Kraft ihre eigene Kraft noch übertrifft, damit sie sich in ihn verlieben kann.

Manchmal zieht eine Frau die Geschichte der holden Maid mit dem Drachen auf, um zu manipulieren. Sie tut es, weil sie das Gefühl hat, nicht liebenswürdig zu sein, und sie spielt die holde Maid, um bestimmte Bedürfnisse erfüllt zu bekommen, die in Geld, Macht oder Aufmerksamkeit bestehen können. Dies führt zu einem Machtkampf, in dem der Mann schließlich versucht, andere Bedürfnisse erfüllt zu bekommen, was meist zu Niederlagen und Herzensbruch führt. Einer glücklichen Beziehung ist dies alles andere als dienlich.

Das Szenario der holden Maid, des Drachens und des Ritters übt selbst dann eine starke Anziehungskraft auf uns aus, wenn wir uns seiner bewusst sind. Wenn du das Muster kennst, dann kannst du dich mit viel mehr Spiel, Humor und Spaß auf dieses Paarungsritual einlassen. Auch in einer reifen Beziehung kann es dazu dienen, ihr ein wenig mehr „Würze“ zu verleihen. Wenn eine Beziehung von Spiel und Spaß erfüllt ist, dann wechselt in diesem Maskenspiel des Flirtens jeder einmal das Kostüm. Es fordert uns zu Spiel und Spaß auf. Du solltest es in jedem Fall genießen, aber ohne in einer der Rollen stecken zu bleiben, denn sie sind eine Falle, in der wir seit unserer Kindheit in unserer Herkunftsfamilie gefangen sind. Diese Rollen sind die Wesensnatur dessen, was in Beziehungen emotionale Leblosigkeit entstehen lässt, und wo emotionale Leblosigkeit herrscht, sind auch die meisten anderen Dinge leblos. Ein archetypisches Muster kann diese Leblosigkeit durchschneiden, und ein

Paar kann sich an diesem Muster erfreuen, ohne von der Kompensation einer Rolle getrieben zu sein.

In welchem Maß hast du in deiner Beziehung mit diesem archetypischen Muster gespielt?

In deinen früheren Beziehungen?

Wo warst du in diesen Rollen gefangen?

Hast du die Rolle des Ritters, der Maid oder des Drachens gespielt?

Nachdem du dir des Musters nun bewusst geworden bist, kannst du diese Rollen und auch alle dunklen Emotionen loslassen, die sie kompensiert oder – wie im Fall des Drachens – zum Ausdruck gebracht haben.

Wenn du diese Rollen loslässt, wird etwas Tieferes zutage treten, das positiv oder negativ sein kann. Wenn du aufhörst, in das Negative zu investieren, dann fällt es leicht, es loszulassen, bis du das Positive erreichst. Etwas Großartiges erwartet dich. Höre nicht auf, bis du das Positive erreicht hast, und erfreue dich am archetypischen Spiel, in dem du den Ritter, die Maid oder den Drachen verkörperst.

Kapitel 101

Schreckliche Freude

Wir tragen eine süße, wilde Freude in uns, die uns, wäre sie von ihren Fesseln befreit, aus unserem Ego herausschälen würde. Also hat das Ego uns davon überzeugt, dass sie unser Untergang wäre und dass wir als Ausweg den Tod selbst suchen müssen. Wir haben das Ego geschaffen, und deshalb sind wir ihm gegenüber loyal. Wir schätzen sogar unseren Tod, den wir persönlich und mit Nachdruck benutzen, um zu beweisen, dass wir Recht haben im Hinblick darauf, wer wir zu sein glauben. Wir benutzen den Tod als Ausrufezeichen, um zu beweisen, dass wir Recht haben im Hinblick darauf, wie schlecht wir behandelt wurden. Die Freude haben wir nicht geschaffen, und deswegen schätzen wir sie auch nicht in so hohem Maße. Freude lässt das Ego abschmelzen und bringt uns zu unserem wahren Selbst zurück. Gelegentlich genießen wir einen kleinen Vorgeschmack jener Freude, die uns durch Liebe, Heilung, Schöpfung und Vergnügen gewährt wird, aber in unserem Inneren gibt es eine Quelle der Freude, die nur darauf wartet, erschlossen zu werden.

Wir müssen entscheiden, bevor es zu spät ist, ob wir von der Daseinsberechtigung des Egos überzeugt sind und seinen Weg der Angst, des Angriffs und der Schuld gehen wollen, oder ob wir über es hinausgelangen und in der wilden Freude leben wollen, die gegenwärtig und möglich ist. Wilde Freude ist die selige Ekstase, die von Erleuchtung und Erleuchtungserfahrungen herrührt. Sie ist aus Liebe und dem Einssein geboren. Sie ist der Geist Gottes.

Das Ego verwandelt sie in „schreckliche Freude", in etwas, dem wir um jeden Preis aus dem Weg gehen müssen. Der Tod der Freude in unserem Leben zeigt, in welchem Maße wir in unser Ego und nicht in die Wahrheit investiert haben. Das Ego ist Torheit in großem Stil. Wenn Glücklichsein der Maßstab unseres Lebens ist, dann liefert dies den Beweis, dass das Ego mit seiner Konkurrenz, seiner Angst und seinem Angriff wahnsinnig ist. Im Laufe der letzten beiden Jahrhunderte haben wir über 200 Millionen unserer Mitmenschen getötet. Ist das kein Wahnsinn? Es muss einen besseren Weg geben. Der freudvolle Weg, den der Himmel uns anbietet, ist ein Weg, der von Schönheit, Unschuld und Harmlosigkeit erfüllt ist. Er ist mit Sicherheit eine gute Alternative zu der Welt des Todes, die wir geschaffen haben.

Könnten wir nicht diesen von Freude erfüllten Weg hereinbitten?! Könnten wir ihn nicht aus der Tiefe unseres Herzens annehmen?!

Könnten wir nicht die Freude darum bitten, die Schlacke zu schmelzen, sodass nur die schreckliche, wilde Freude der Liebe übrigbleibt, die in unserem Herzen auflodert und unser Bewusstsein mit der süßen, wunderbaren Herrlichkeit des höchsten Geistes erfüllt?

Wäre es nicht der Schatz des Lebens, wenn wir diesen Weg nach Hause finden würden?!

Wärest du nicht bereit, dein Leben der Einsamkeit und des mühsamen Ertragens gegen niemals enden wollende Freude einzutauschen?

Gib dich der Freude und der Kraft des reinen Geistes in dir hin. Seinen Weg wirst du an den Früchten erkennen, die du findest: Liebe, Gleichheit, Kreativität, Hilfe und Segnungen. Ist der Weg zum Himmel nicht besser als der Weg, der in die Hölle und zu Vergessenheit und Tod führt?! Was wäre notwendig, damit wir den schlechten Handel aufgeben, den wir mit dem Ego geschlossen haben, und uns stattdessen in eine neue und wesentlichere Richtung aufmachen, die alles umfasst und deren Ziel es ist, eine schöne Welt zu erschaffen?

Es ist deine Entscheidung, in welche Richtung du dein Bewusstsein und dein Herz lenkst. Es ist deine Entscheidung, wofür du deine Energien aufwendest. Vergiss nicht, dass du deinen Erfolg an den Früchten deiner Arbeit erkennen wirst. Weshalb willst du nicht das Beste säen, dessen du fähig bist, und deine Belohnung ernten? Wilde Freude erwartet dich.

Zusammenfassung

Dieses Buch soll dir die Werkzeuge an die Hand geben, mit deren Hilfe du deine Beziehung zu einem Kunstwerk gestalten kannst. Es enthält die Prinzipien erfolgreicher Beziehungen und Geschichten, die bestimmte Punkte verdeutlichen und deren Heilung eine Inspiration sein soll. Ich hoffe, dass dieses Buch dir unabhängig davon, in welchem Stadium sich deine Beziehung befindet, Gaben gebracht und den Weg hindurch gezeigt hat.

Ich wünsche dir Frieden und Verstehen.

Ich wünsche dir Glück und Heilung in den Zeiten, in denen du nicht glücklich bist.

Ich wünsche dir Liebe und den Segen eines wahren Liebespartners.

Chuck Spezzano

Glossar

und eine kurze Erklärung zu wichtigen Begriffen, die in diesem Buch häufig vorkommen

Abhängigkeit (engl.: dependence)
Wenn wir abhängig sind, dann erleben wir eine so große Bedürftigkeit, dass wir glauben, ein anderer Mensch müsse uns emotional helfen oder tragen. Abhängigkeit ist eine der drei Hauptrollen (neben Unabhängigkeit und Opferhaltung), die sich als Folge verlorener Verbundenheit ergeben. Sie ist eine Strategie, mit der das Ego verlorene Verbundenheit wiederherzustellen versucht – indem wir unsere eigene Kraft aufgeben und versuchen, die Kraft anderer Menschen zu benutzen. Das Ego will unsere Bedürfnisse befriedigen, indem wir von anderen nehmen.

Ablehnung (auch Zurückweisung; engl.: rejection)
Ablehnung ist die Erfahrung, zurückgewiesen zu werden und unerwünscht zu sein, was emotionale Verletzung auslöst. Sie entsteht durch unseren eigenen Widerstand und die Weigerung, die Dinge so zu akzeptieren, wie sie sind. Wenn wir uns abgelehnt fühlen, sind es in Wahrheit wir, die sich weigern, etwas anzunehmen, und dieser Vorgang der Bewertung und Ablehnung erzeugt Verletzung. Meist kommt dieses falsche Gefühl, sich zurückgewiesen zu fühlen, dann auf, wenn wir versuchen, etwas zu bekommen oder zu nehmen. Dies kann schließlich zu Herzensbruch führen.

Ahnenmuster (engl.: ancestral pattern)
Dies ist ein negatives Muster, das durch Generationen unserer Ursprungsfamilie zu uns gelangt ist und mit einem Trauma oder einer negativen Erfahrung begonnen hat. Es wird von den Eltern zum Kind weitergereicht und kann in jeder Generation unterschiedliche Symptome annehmen.

Anerkennung (auch Würdigung; engl.: recognition)
Anerkennung ist das Interesse und die Würdigung, die wir anderen Menschen geben. Wir schenken ihnen unsere Aufmerksamkeit, bewahren sie in unserem Bewusstsein und erschaffen auf diese Weise einen positiven Energiefluss. Das Ego verachtet Würdigung und Anerkennung, sofern sie nicht seinen verborgenen Motiven dienen. Das macht es schwierig, andere anzuerkennen oder selbst anerkannt zu werden, denn dies würde zur Zerstörung des Egos führen. Wir

können uns selbst nur in dem Maße anerkannt fühlen, in dem wir anderen Menschen Achtung, Respekt und Würdigung erweisen.

Angst (auch Furcht; engl.: fear)
Angst ist ein Zustand der Kontraktion (des Zusammenziehens), der durch Trennung und Bewertung entsteht. Da Angst das Ego erschaffen hat und eines seiner Hauptelemente darstellt, produziert das Ego auch Angst. Angst rührt von dem Versuch her, sich mit der Zukunft auseinander zu setzen, statt im gegenwärtigen Augenblick zu sein.

Annehmen (auch von ganzem Herzen annehmen; engl.: embracing)
Embracing (wörtlich: umarmen) ist eine weibliche Gabe, die es uns erlaubt zu halten, zu erfahren und zu schätzen. Sie ist ein Akt des Annehmens und Aufnehmens, der innigen Verbindung und Integration, mit dem wir positive Eigenschaften vollständig empfangen und negative Eigenschaften heilen können.

Aufopferung (auch Opfer, Verzicht; engl.: sacrifice)
Aufopferung ist eine der Schlüsselrollen, die auf Schuld und einem Mangel an Selbstwert beruhen. Sie ist ein Versuch, Dinge dadurch ins Lot zu bringen, dass man sich selber aufgibt. Sie ist eine der drei Schlüsselrollen, um Verlust zu kompensieren, verstärkt aber nur das Gefühl des Versagens, das sie eigentlich kompensieren sollte. Aufopferung stellt uns entweder über oder unter andere. Wenn wir uns anderen überlegen fühlen, tragen wir sie, und wenn wir uns ihnen unterlegen fühlen, opfern wir uns für sie auf, damit wir uns der Beziehung würdig fühlen. Aufopferung ist eine versteckte Form von Konkurrenz und hat deshalb Angst vor Erfolg. Sie ist unwirksam, weil in Wirklichkeit niemand zum Opfer aufgerufen ist, und nicht authentisch, weil Aufopferung heißt, dass man gibt, ohne zu empfangen, was Gefühle von Leblosigkeit und Ausgebranntsein erzeugt.

Autoritätskonflikt (engl.: authority conflict)
Den Autoritätskonflikt könnte man als eine der Wurzeln allen Übels bezeichnen. Es gibt kein Problem, bei dem er nicht einen der wesentlichen dynamischen Prozesse darstellt. Der Autoritätskonflikt ist im Grunde der Wunsch, unseren eigenen Weg zu gehen und auf niemanden zu hören, der anders denkt als wir – ob er nun Recht oder Unrecht hat. Der Autoritätskonflikt ist eine der großen Fallen des menschlichen Geistes, der sich sogar in den tiefsten Tiefen des Unbewussten zeigt.

Bedürfnisse (auch Bedürftigkeit; engl.: needs)
Wir erfahren Bedürftigkeit, wenn Bindungen verloren gegangen sind und infolgedessen ein Mangel auftritt. Bedürfnisse bewirken, dass wir uns leer und

einsam fühlen. Deshalb versuchen wir zu bekommen oder zu nehmen, können aber nicht wahrhaft empfangen, was wir uns genommen haben. Bedürfnisse erzeugen Angst, Festhalten, Gefühle von Unzulänglichkeit und Unwilligkeit. Sie rühren aus Erfahrungen von Trennung, Verlust oder Verlassenwerden her. Bedürftigkeit erschafft Illusionen, Probleme und Muster, die zum Scheitern verurteilt sind. Ein Bedürfnis kann durch Geben oder Vergeben erfüllt werden, durch Verständnis, Loslassen oder andere heilende Methoden.

Begabung (Fähigkeit, die eigenen Gaben zu verwirklichen; engl.: giftedness)
Unsere Lebensaufgabe besteht zum Teil darin, unsere Begabungen aus dem Stadium des Potenzials zum Stadium der Verwirklichung zu entwickeln, um unser eigenes Leben und das unseres Umfeldes zu verbessern. Begabung schafft Energiefluss. Eine Lösung für jede Art von Problem besteht darin, die Gabe zu entdecken, die unter dem Problem verborgen liegt, sie anzunehmen und zu verwirklichen. Jeder Mensch besitzt unendlich viele Talente, Fähigkeiten und Begabungen, die darauf warten, erkannt und verwirklicht zu werden, indem man sie mit anderen teilt.

Bewertung (auch Werturteil, Urteilen; engl.: judgment)
Urteile beruhen auf unseren eigenen Schuldgefühlen. Sie stellen eine Wahrnehmung der Welt auf einem kleinsten gemeinsamen Nenner dar. Eine Bewertung ist eine Form von Aggression, die uns trennt, um so unsere Überlegenheit zu zeigen. Urteile sind eine der Hauptursachen allen Leids. Wenn wir in Bewertungen feststecken, dann blicken wir auf die Welt hinaus und sehen die Notwendigkeit von Bestrafung, statt zu bemerken, dass die Welt Hilfe braucht.

Dissoziation (auch Abspaltung oder Abtrennung; engl.: dissociation)
Dissoziation ist eine Abwehrstrategie des Egos, die uns vor Gefühlen von Bedürftigkeit, Leid, Schuld oder Aufopferung bewahren soll. Dissoziation führt zu einer Spaltung im Bewusstsein. Es sieht so aus, als hätten wir alles unter Kontrolle, aber in uns spüren wir noch immer alles Leid, allen Hunger und alle Einsamkeit. Sie erzeugt eine Unfähigkeit, zu fühlen oder zu empfangen.

Dreiecksbeziehungen (engl.: triangle relationships)
Eine Dreiecksbeziehung ist eine Falle, die von der Ödipus-Verschwörung erzeugt wird. Alle drei beteiligten Menschen haben Angst, die Wahrheit zu erkennen und das Problem zu lösen. Wenn wir in einer Dreiecksbeziehung feststecken, dann ist das ein Ausdruck unseres fehlenden Glaubens, dass wir alle Eigenschaften, die wir uns erhoffen, in einem einzigen Menschen finden und wahre Liebe erfahren können. Die Ödipus-Verschwörung, die von verlorener

Verbundenheit und Schuldgefühlen herrührt, ist eine der schlimmsten Fallen des Egos, die uns von wahrer Liebe und Partnerschaft fernhält. Sie kann aufgelöst werden, wenn wir uns von ganzem Herzen der Wahrheit und dem nächsten Kapitel in unserem Leben verpflichten. Diese Falle mag zwar „idiotensicher" sein, aber vor Gott ist sie ganz gewiss nicht sicher.

Ego (engl.: ego)
Das Ego ist das Prinzip der Trennung. Es ist auf Angst, Leid, Schuld, etwas Besonderes sein wollen und Konkurrenzdenken aufgebaut. Es wird durch Unterwerfung und Kontrolle erzeugt, aber auch durch Schwäche und Opferhaltung (die nur eine versteckte Form der Kontrolle ist). Das Ego ist der Teil von uns, der am Ruder sein will – letzten Endes auch am Ruder der ganzen Welt. Es hungert nach Aufmerksamkeit und Anerkennung, und es will, dass alles nach seinem Willen läuft.

Wir alle brauchen ein Ego, um in der Welt zu funktionieren. Deshalb ist es Teil unseres Wachstumsprozesses, ein starkes Ego zu entwickeln. Um im Hinblick auf Partnerschaft und Spiritualität voranzukommen, müssen wir aber die Aggression und die Selbstangriffe heilen, ebenso wie die Getrenntheit, die Ungleichheit und das Bedürfnis, mehr zu haben als andere, die das Ego alle anstrebt.

Eigenverantwortung (auch Eigenverantwortlichkeit; engl.: accountability)
Dieses Prinzip geht davon aus, dass wir für alles verantwortlich sind, was uns passiert. Das heißt auch, dass wir uns auf einer bestimmten Ebene für alles entschieden haben, was uns geschieht. Eigenverantwortung hilft uns, die schmerzliche Illusion von Schuld zu überwinden, und sie lässt uns erkennen, wo wir Fehler gemacht haben und wie wir sie korrigieren können. Eigenverantwortung soll uns frei machen.

Empfangen (engl.: receiving)
Empfangen ist der weibliche Aspekt der Liebe. Es ist die Gabe der Öffnung dafür, dass wir das annehmen, wertschätzen und integrieren können, was uns angeboten wird. Es ist unauflöslich mit Geben verbunden: Wenn wir mehr empfangen, werden wir auf ganz natürliche Weise mehr geben, und wenn wir mehr geben, dann öffnen wir die Tür, um zu empfangen. Den meisten Menschen fällt das Empfangen sehr schwer, und nur, wenn wir ein Gleichgewicht zwischen unserer männlichen und weiblichen Seite erzielen, können wir lernen, richtig zu empfangen.

Entscheidung (auch Wahl, sich für etwas entscheiden; engl.: choice)
Entscheidung – eine bewusste Wahl – ist eine Gabe der Heilung. Es ist die Kraft unseres Geistes, Schritte in eine bestimmte Richtung zu gehen. Negative Entscheidungen sind Fehler, die wir machen, weil wir auf ungeeignete

Weise versuchen, Glück zu erlangen. Wie wir uns entscheiden, so denken wir. Wie wir denken, so fühlen wir. Was wir fühlen, bestimmt, wie wir handeln und was uns geschieht. Wir treffen die Entscheidung, unsere Lebensaufgabe entweder zu verwirklichen oder uns von ihr abzuwenden – auf das Licht zuzugehen oder auf die Dunkelheit, zum Leben oder zum Tod.

Etwas Besonderes sein wollen (engl.: specialness)
Dies ist die Reaktion des Egos auf Liebe. Sobald es irgendwo ein großartiges Geschenk gibt, stellt das Ego eine Falschgeldausgabe davon her, um uns von der echten Sache fortzulocken. Aufopferung ist zum Beispiel die Falschgeldausgabe von Liebe. Das Ego hat Angst vor unseren Gaben und Begabungen, weil die Liebe, die dem Geben solcher Geschenke entspringt, es schmelzen lässt. Sich als etwas Besonderes zu fühlen oder es sein zu wollen baut darauf auf, die größte Aufmerksamkeit – positiv oder negativ – zu bekommen, um das Ego zu nähren und zu stärken. Dies ist eine der größten Fallen in Beziehungen, denn es verhindert Gleichheit, Gleichwertigkeit, Erfolg und Nähe.

Führungsstärke (auch Führungskraft; engl.: leadership)
Führung dient der Allgemeinheit. Ein Führer ist jemand, der Probleme lösen oder einen Energiefluss schaffen kann, der bewirkt, dass die Gruppe vorankommt. Führungsstärke besteht in der Kunst des Einfühlens, im Hören auf Hilferufe. Ein Führer ist ein Mensch voller Weitblick, dessen Integrität unwiderstehlich ist. Er glaubt stets, dass es wichtiger ist, einem anderen Menschen in einer bestimmten Situation zu helfen, als an sich selbst zu denken oder sich selbst „niederzumachen".

Geben (engl.: giving)
Geben ist ein ganz wesentlicher Aspekt der Liebe. Geben macht es möglich, dass wir uns unserer Umwelt zuwenden und mit ihr teilen. Geben erzeugt Energiefluss und ist eines der grundlegenden Prinzipien der Heilung. Wenn es ein Problem gibt, dann gibt es auch immer etwas, das wir nicht geben.

Geist (auch Bewusstsein; engl.: mind)
Gott als reiner Geist hat uns nach seinem Bilde geschaffen. Die Seele ist die Erfahrung unseres Geistes in der Zeit, nachdem wir einmal eingeschlafen und uns des Zustandes der Einheit und des Einsseins nicht mehr bewusst waren.

Gespaltenes Bewusstsein (auch getrenntes Egobewusstsein; engl.: split mind)
Dies ist der Zustand des Egos. Selbstbewertung, Selbstverurteilung und Selbstangriffe haben unser Bewusstsein so häufig gespalten, dass wir praktisch kaum noch feststellen können, was wir glauben und was wir wollen. Unsere abge-

trennten bzw. abgespaltenen Bewusstseinsanteile führen zu Konflikten, die eine der Wurzeln aller Probleme sind, und zu Ambivalenz (Zwiespältigkeit), Widerstreben und Angst. Spiritualität ist der Weg, der unser gespaltenes Bewusstsein heilt, damit wir nur ein Ziel haben: „Strebt zuerst nach dem Reich Gottes, dann wird euch alles andere dazugegeben.“

Glaubenssätze (auch Überzeugungen; engl.: beliefs)
Entscheidungen, die wir wiederholt getroffen haben, werden zu Glaubenssätzen. Es sind Entscheidungen, die in der Zeit eingefroren sind – statische Gedanken, die auf unsere Emotionen, unsere Lebenseinstellung und unser Verhalten einwirken. Sie rufen unsere Wahrnehmungen und dadurch auch unsere Erfahrungen hervor.

Glücklichsein (auch Glück; engl.: happiness)
Glück und Glücklichsein sind Nebenprodukte von Liebe und Kreativität. Immer wenn wir uns selbst rückhaltlos geben, öffnet dies eine Tür zum Glück. Das Glück kommt jedoch unaufhörlich zu uns. Wir nehmen es nur nicht wahr, wenn das Ego dazwischen funkt. Glücklichsein ist unser wahrer Seinszustand, unser tiefster Kern als geistiges Wesen. Gott als der Inbegriff des höchsten Glücks hat uns glücklich erschaffen, aber unser Ego hat andere Pläne.

Gnade (engl.: grace)
Gnade ist das Geschenk Gottes an uns. Sie ist voller Energie, heilend und gefühlvoll. Sie fließt uns immer zu, auf welche Weise wir sie auch brauchen. Sie ist Gottes eigene Kraft, seine Liebe und sein Licht. Sie existiert, um uns unsere Kraft zurückzugeben und uns zu erleuchten, damit unser Weg leicht und voller Freude ist. Gnade hilft uns dabei, uns als Kinder Gottes zu erfahren.

Herzensbruch (auch gebrochenes Herz; engl.: heartbreak)
Ein Herzensbruch ist ein zerstörter Traum, eine große Enttäuschung. Er rührt daher, dass wir das, was ein anderer tut oder sagt, nicht annehmen oder sogar ablehnen. Wenn wir einen Machtkampf geführt und verloren haben, dann benutzen wir den Herzensbruch, um zurückzuschlagen. Er ist eine Möglichkeit, Rache durch emotionale Erpressung zu üben. Ein Herzensbruch ist der Ausdruck eines unerfüllten Bedürfnisses, das jemanden manipulieren oder sich etwas aneignen will, damit es doch noch erfüllt wird. Er tritt ein, wenn wir uns im Zustand der Abhängigkeit befunden und den Menschen verloren haben, von dem wir abhängig waren.

Höheres Bewusstsein (engl.: higher mind, higher consciousness)
Im höheren Bewusstsein erleben wir alles vom spirituellen Standpunkt aus. Es ist ein Zustand, der nicht nur friedvoll und zentriert, sondern auch humorvoll,

fröhlich, strahlend, transzendent, sicher, geheilt und ganzheitlich ist. Dein höheres Bewusstsein lässt dich andere Menschen so sehen, wie du dich selbst siehst. Du kannst auf eine kreative Weise eingreifen und helfen.

Idole (engl.: idols)
Idole sind falsche Götter, von denen wir glauben, dass sie uns glücklich machen oder uns retten können. Sie verbergen sich unter unseren Bedürfnissen, Schwelgereien und Süchten. Idole gehören zu den größten Fallen, die unser Ego entworfen und aufgestellt hat, denn sie ersetzen den Himmel und Gott durch Dinge, die uns nie glücklich machen können. Es gibt sowohl positiv als auch negativ aussehende Idole. Beispiele für positiv aussehende Idole sind Geld, Macht und Ruhm. Beispiele für negativ aussehende Idole sind Rache, Krankheit, Leiden und Tod. Das Ego verlässt sich bei der Verheimlichung dieser Fallen auf unseren Mangel an Bewusstheit und darauf, dass wir ihre Existenz leugnen.

Integration (engl.: integration)
Integration ist ein zentrales Prinzip der Heilung. Auf einer bestimmten Stufe ist Heilung immer eine Form von Integration, in der wir zwei miteinander in Konflikt stehende Teile unseres Bewusstseins zu einem neuen Ganzen zusammenfügen. Das auf diese Weise integrierte Ganze besitzt ein höheres Maß an Frieden, Vertrauen, Kommunikation und Erfolg.

Introjektion (engl.: introjection)
Introjektion ist eine Verteidigungsstrategie, bei der wir den emotionalen Schmerz eines anderen Menschen „schlucken". Introjektion ist eine äußerst subtile und deshalb um so destruktivere Falle des Egos. Wir tragen emotionale Bürden, die uns gar nicht gehören. Trotz Heilung oder Therapie kann Introjektion immer wieder auftreten. Wir können den Mechanismus der Introjektion erst dann unserem höheren Bewusstsein übergeben, um uns davon zu befreien, wenn wir allen Schmerz loslassen, den wir von unseren Familien, Freunden und Menschen, die uns nahe stehen, geschluckt haben. Wir sollten auch Gott seine Aufgabe zurückgeben, damit wir die Welt nicht länger auf unseren Schultern oder in unserem Bauch tragen müssen.

Klagen (auch Beschwerden; engl.: complaints oder complaining)
Klagen sind eine Form von verbaler Übellaunigkeit, die wir in der Hoffnung einsetzen, dass andere Menschen oder unser Umfeld sich nach unserem Willen verändern. Klagen bergen unsere Angst vor einer Veränderung, die eine Situation zum Besseren wenden würde. Sie sind eine Form von Kontrolle, die wir benutzen, um altes Leid zu verbergen. Auf der tiefsten Ebene sind alle Beschwerden gegen uns selbst gerichtete Klagen bzw. Urteile. Durch Vorwürfe

versuchen wir unsere eigene Verantwortung für das zu leugnen, was geschieht, damit es so aussieht, als ob jemand anderer Schuld hat.

Konkurrenz (auch Wettstreit, Wettbewerb; engl.: competition)
Wenn Verbundenheit verloren geht, dann beginnen Konkurrenzdenken und -verhalten in dem Versuch, die aus dem Verlust der Verbundenheit entstehende Unsicherheit zu kompensieren. Konkurrenz beruht auf Mangel, Vergleichen und Angst vor dem nächsten Schritt. Sie baut das Ego auf – das Prinzip der Getrenntheit. Sie ist ein Versuch, andere Menschen auf eine Weise zu beherrschen, die das Ego in seinem Glauben bestärkt, wir seien etwas Besonderes. Sie ist der vergebliche Versuch, Bedürfnisse zu befriedigen, die in Wahrheit nur durch Liebe und Verbundenheit erfüllt werden können.

Lebensaufgabe (auch Lebenssinn, Aufgabe der Seele; engl.: purpose)
Unsere Lebensaufgabe ist das Versprechen unserer Seele, der Welt zu helfen. Sie ist der Grund, weshalb wir hier sind. Unsere Seelenaufgabe ist oft so groß und so großartig, dass die meisten Menschen ihr Leben damit verbringen, vor ihr davonzulaufen – indem sie Hindernisse und Probleme schaffen, um die Aufgabe oder sich selbst zu verstecken. Probleme sind entweder ein Versuch, vor unserer Lebensaufgabe davonzulaufen, oder es sind wesentliche Lektionen, die wir lernen müssen, damit wir unsere Lebensaufgabe erfüllen können.

Lebensgeschichten (engl.: life stories)
Lebensgeschichten sind unbewusste Drehbücher, die wir uns aussuchen, um danach zu leben. Sie enthalten sowohl dunkle als auch heilende Geschichten. Unsere dunklen Geschichten beruhen immer auf Zielen und Plänen des Egos, die Leid hervorrufen. Sie führen vom Leben fort und auf den Tod zu. Heilende oder glückliche Geschichten lassen das Leben beschwingter werden und bringen uns in eine positive Richtung voran.

Loslassen (engl.: letting go)
Loslassen ist ein Prinzip der Heilung, das uns in jeder Situation voranbringt. Loslassen bedeutet, dass wir uns von einer Verhaftung sowie von Bedürfnissen befreien, die uns festhalten. Loslassen zerschneidet das Seil, das uns an Phantasien, Erwartungen und Perfektionismus bindet, die Stress, Frustration und Enttäuschung erzeugen. Loslassen heilt das Verhaftetsein, das an der Wurzel allen Leidens liegt, und begründet von neuem echte Verbundenheit.

Die Hauptformen des Loslassens sind: die Dinge in Gottes Hände legen; die negativen Gefühle übertreiben und sie spüren, bis sie sich völlig ausgebrannt und aufgelöst haben; vergeben und den nächsten Schritt im Leben tun. Loslassen trägt die Fähigkeit in sich, schlimmes Leid und zerbrochene Träume aus einer völlig neuen Perspektive zu sehen, die uns nicht zurückhält, sondern uns im Leben unterstützt und fördert.

Machtkampf (engl.: power struggle)
Machtkämpfe sind die Projektion innerer Konflikte auf die Außenwelt. Sie entstehen aus unserem Autoritätskonflikt. Ein Machtkampf stellt unsere Bemühung dar, einen anderen Menschen zu besiegen, um eine Situation zu beherrschen. Alle Machtkämpfe beruhen auf Angst vor dem nächsten Schritt. Alle am Machtkampf beteiligten Personen handeln meist gegensätzlich, fühlen jedoch dasselbe. Machtkämpfe sind ein Kampf um Kontrolle, und sie werden meist durch alte Herzensbrüche verursacht.

Meisterschaft (engl.: mastery)
Dies ist ein Bewusstseinszustand, in dem wir uns unseres eigenen Seins bewusst sind. Im Stadium der Meisterschaft sind wir in unserer Mitte so zentriert, dass wir nicht in der Vergangenheit oder der Zukunft, sondern nur im Hier und Jetzt leben. Wir können einen Zustand erreichen, in dem wir große Fröhlichkeit, Liebe, Staunen, Unschuld und Gnade erfahren und erkennen, dass wir ein Kind Gottes sind. Ein Meister ist ein „Kanal" für Gnade und Inspiration zwischen Himmel und Erde.

Nehmen (engl.: taking)
Nehmen ist das Spiegelbild des unwahren Gebens. Es ist eine Strategie des Egos, die unsere Bedürfnisse erfüllen soll. Nehmen erzeugt Angst, und es ist der Stoff, aus dem Zurückweisungen und gebrochene Herzen gemacht sind. Was wir nehmen, wird unsere Bedürfnisse niemals erfüllen, sondern nur verstärken, weil Nehmen unseren Selbstwert in keiner Weise fördern oder steigern kann. Nehmen steckt im Kern aller Machtkämpfe, weil wir uns zurückziehen, damit andere Menschen nicht von uns nehmen können, wir selbst aber nehmen wollen, um erfüllt zu werden. Dabei erkennen wir nicht, dass wahre Erfüllung nur im Geben, in der Liebe und in der Kreativität zu finden ist.

Opferrolle (auch jemanden zum Opfer machen; engl.: victimization)
Opferrolle und Opferhaltung sind Schlüsselanliegen des Egos, die uns schwach halten sollen. Obwohl es anders aussieht, ist unsere Opferrolle ein Akt der Rache, ein Versuch, jemanden zu besiegen, ein fehlgeleiteter Versuch, uns vor Angst zu schützen oder eine Schuld zu bezahlen. Wir benutzen diese Strategie, um etwas tun zu können oder etwas nicht tun zu müssen. Unsere Opferhaltung lässt uns unschuldig erscheinen, während wir einen uns wichtigen Menschen angreifen. Die Opferhaltung ist eine der schwächsten und leidvollsten Positionen im Leben. Würden wir alle Opferrollen aufgeben, dann wären wir erleuchtet.

Persönlichkeiten (auch Aspekte/Anteile der Persönlichkeit; engl.: personalities)
Persönlichkeiten sind Selbstkonzepte, die das Ego benutzt, um sich aufzubauen. Jede einzelne Persönlichkeit hat ihr eigenes Glücksrezept, ihre eigene Logik und ihre eigene Strategie, wie Glück zustande kommt. Persönlichkeiten sind Aspekte des Bewusstseins, die „Handlungen" auslösen, um irgendwohin zu gelangen, etwas zu schaffen oder etwas zu erhalten. Alle unsere zahllosen Persönlichkeiten stehen in einem Wettbewerb um den Vorrang. Sie bringen den Energiefluss und unsere Inspiration, Intuition, Fähigkeiten und Gaben zum Stillstand.

Es gibt fünf Hauptpersönlichkeiten: die abhängige, die unabhängige, die sich opfernde, die schwelgende und die rebellische Persönlichkeit. Jede dieser Persönlichkeiten ist aus einer Form der Getrenntheit oder der verlorenen Verbundenheit heraus entstanden. Wir können diese Persönlichkeiten einfach durchbrechen, und wenn wir es tun, dann fallen Befangenheit, Selbsttortur und Selbstangriff weg. Dann können wir auch die Hilferufe aus unserer Umgebung wieder hören, die durch unsere Persönlichkeiten übertönt werden sollten.

Reiner Geist (engl.: spirit)
Reiner Geist ist der Zustand des Seins. Er ist das Gewebe von Liebe, Licht, Einheit und der Natur Gottes in uns selbst. Reiner Geist ist der Zustand der Ewigkeit.

Schmerz (emotionaler Schmerz, emotionale Not; engl.: pain)
Schmerz ist Widerstand, der entsteht, wenn wir einen Fehler gemacht haben. Durch eine Entscheidung, die wir getroffen haben, oder durch einen negativen Glaubenssatz ist ein Konflikt entstanden. Das Ausmaß unseres Schmerzes in einer Situation hängt davon ab, wie sehr oder wie wenig wir bereit sind, zu lernen, heil zu werden und die Situation so anzunehmen, wie sie ist.

Schuld (auch Schuldgefühle; engl.: guilt)
Schuld ist die Folge einer fehlgeleiteten Selbstbewertung, die das Ego benutzt, um sich aufzubauen. Schuld soll uns lähmen und einem Fehler ein ehernes Denkmal errichten. Wir benutzen Schuldgefühle, um uns zurückzuhalten und uns vor unserer Angst vor dem nächsten Schritt zu schützen. Während man einen Fehler korrigieren kann, behauptet die Schuld, dass Bestrafung gerechtfertigt ist. Wo Schuld ist, da ist auch immer Rückzug und Selbstbestrafung. Schuld erzeugt Getrenntheit, und sie ist der Schlüsselprozess für Bewertung, Aggression und Groll. Letzten Endes ist Schuld ein Racheakt gegen andere Menschen und gegen Gott.

Schuldzuweisung (auch Vorwürfe; engl.: blame)
Schuldzuweisungen sind ein Abwehrmechanismus unseres Egos, den wir benutzen, um unsere eigenen Schuldgefühle zu verbergen und zu kompensieren.

Schuldzuweisungen stoppen die Kommunikation und leiten kämpferische Auseinandersetzungen ein. Wenn wir anderen Menschen die Schuld an etwas zuweisen, dann verlagern wir die gegen uns selbst gerichtete Schuldzuweisung auf andere. Schuldzuweisung ist das Gegenteil von Verantwortlichkeit.

Schwelgen (auch Schwächen nachgeben, Sichgehenlassen; engl.: indulgence)
Schwelgen rührt von Bedürftigkeit her. Es ist ein Versuch, uns dadurch zu befriedigen, dass wir etwas nehmen oder einer Sache frönen. Was wir uns jedoch einfach nehmen, das können wir nicht empfangen, und ohne Empfangen werden wir niemals zufrieden sein. Schwelgen fuhrt zu Exzessen, und Übertreibung führt zu Sorgen oder schlechter Gesundheit. Schwelgen ist eine Lösung des Egos für Bindungsverlust, die einfach nicht funktioniert. Es ruft Schuldgefühle hervor, die durch Aufopferung kompensiert werden, was als Ausgleich wiederum zum erneuten Schwelgen verleitet.

Selbstangriff (engl.: self-attack)
Selbstangriff ist eine Art von Selbstbestrafung, weil man sich selbst hasst. Er rührt von Schuldgefühlen oder Ärger über sich selbst her und ist ein Versuch, sich selbst „an die Kandare zu nehmen". Diese Strategie des Egos funktioniert natürlich nie. In der heutigen Welt ist Selbstangriff wahrscheinlich eines der größten Probleme. Viele unserer Sorgen, Belastungen und auch Aggressionen gegen andere sind darauf zurückzuführen.

Selbstanteile (auch „Selbste", Aspekte des Selbst; engl.: selves)
Das sind die Persönlichkeiten, Selbstkonzepte oder Aspekte unseres Bewusstseins, die ihre eigenen Absichten verfolgen und glauben, sie wüssten, was uns vorwärts bringt und glücklich macht.

Selbstverpflichtung (auch Engagement, Hingabe; engl.: commitment)
Dies ist die bewusste Entscheidung, uns ganz zu geben, damit eine Situation erfolgreich wird. Jede Entscheidung, sich ganz zu geben, kann uns helfen, in unserem Leben einen großen Sprung nach vorne zu machen. Selbsthingabe bringt eine neue Stufe von Erfolg und Nähe mit sich. So verstandene Verbindlichkeit löst Hindernisse und Schwierigkeiten auf und schafft neue Entwicklungsmöglichkeiten.

Skript (auch Drehbuch; engl.: script)
Dies sind die Rezepte oder Geschichten, die wir erfinden und nach denen wir leben. Wir ordnen anderen Drehbücher zu, nach denen sie leben sollen, und ärgern uns, wenn sie es nicht tun. Wir merken nicht, dass wir auf unterbewussten und unbewussten Ebenen die Skripte für jeden schreiben – sogar für

die, die uns vermeintlich frustrieren – in der Hoffnung, bestimmte Vorteile daraus zu erlangen.

Spiritualität (engl.: spirituality)
Spiritualität ist die Erfahrung, das Leben aus einer spirituellen Perspektive zu sehen. Der spirituelle Weg ist ein Weg, der uns zur Liebe, zum Glück und zum Einssein hinführt. Er ist die Sehnsucht nach Wahrheit, die uns weiter voranbringt, um immer freudvoller und wirkungsvoller zu werden, von Gnade erfüllt und unschuldig.

Todesversuchung (auch Todessehnsucht; engl.: death temptation)
Der Tod ist ein Lösungsvorschlag des Egos für ein akutes Problem oder einen Konflikt. Todesversuchung will aufgeben und einschlafen, statt zu erwachen. Sie entsteht, weil wir den Tod für einen Ausweg halten, obwohl er überhaupt nichts löst.

Tote Zone (leblose Zeitphase, NICHT „Todeszone"; engl.: dead zone)
Die „tote Zone" ist das letzte Stadium der Unabhängigkeit, in dem wir uns den Abwehr- und Verteidigungsmechanismen stellen müssen, die unser Ego erzeugt hat, um uns von einer echten Partnerschaft abzuhalten. Wenn wir uns in der toten Zone befinden, dann arbeiten wir hart, kommen aber nicht voran, weil wir zwar geben, aber nicht empfangen. Wir leben nach Rollen und Regeln und aus einem Pflichtgefühl heraus, das authentisches Geben nur nachahmt.

In der toten Zone sind wir mit ödipalen Verschwörungen, Konkurrenz und Angst vor dem nächsten Schritt beschäftigt, die wir überwinden können durch Bindungsbereitschaft, Partnerschaft, echte Freundschaft, Führungsstärke, Begabung, Vision und Bereitschaft, uns den Ängsten des Unbewussten zu stellen.

Die tote Zone bringt Gefühle der Leblosigkeit hervor, die wir auf emotionaler, sexueller und spiritueller Ebene erfahren. Diese Zeit gibt uns die Chance, viele Kompensationen und Verschmelzungen zu heilen, deren Ursprung in unserer Ursprungsfamilie liegt. Sie ist das letzte Stadium, bevor wir das Stadium echter Partnerschaft erreichen.

Trennung (auch Getrenntheit; engl.: separation)
Trennung liegt an der Wurzel aller Probleme. Sie bringt die selbstzerstörerischen und zerstörerischen Elemente hervor, die es in unserem Leben gibt. Sie ist das Gegenteil von Liebe. Sie erzeugt Angst, Schuldgefühle, Bewertungen und einen Autoritätskonflikt. Letztlich beruht sie auf der Illusion, die dazu geführt hat, dass wir unser Gewahrsein für den Himmel, die Einheit und das Einssein verloren haben.

Unabhängigkeit (engl.: independence)
Unabhängigkeit ist eine der drei Hauptrollen (neben Abhängigkeit und Opferhaltung), die wir annehmen, wenn wir unsere Verbundenheit verloren haben. In dieser Rolle spalten wir uns selbst von Bedürftigkeit, Angst, Gefühlen der Ablehnung, Herzensbruch, Schuld, Verletzung, Versagen und Gefühlen der Wertlosigkeit ab. Die Kompensationen, die wir als Schutz vor negativen Gefühlen stattdessen entwickeln, sollen uns vor dem Schmerz retten, was ihnen natürlich nicht gelingt.

Unabhängigkeit ist ein Bewusstseinsstadium, das wir erfahren, sobald wir das Stadium der Abhängigkeit hinter uns gelassen haben. Jetzt müssen wir integrieren oder heilen, was vergraben oder abgespalten wurde, bevor wir zu einer wechselseitigen Abhängigkeit gelangen können, die erfolgreichere Beziehungen und größeren Erfolg ermöglicht.

Unglücklichsein (engl.: unhappiness)
Unglücklichsein ist ein Zustand des Rückzugs, in dem wir unsere Mitte und das Gefühl für unser Selbst verloren haben. Wir haben aufgehört, uns selbst zu geben, und sind nicht offen dafür, wirklich zu empfangen. Wir halten an einem Verlust fest, statt loszulassen und damit den Weg für eine Wiedergeburt auf einer viel besseren Ebene freizumachen. Unglücklichsein entspringt aus unseren Fehlern und falschen Schöpfungen und daraus, dass wir auf die Stimme des Egos statt auf die Stimme unseres höheren Bewusstseins hören. Die Stimme Gottes in uns flüstert uns immer die Antwort zu. Würden wir auf sie hören, dann würde sie uns nicht nur die Antwort selbst, sondern auch die Gnade der Antwort zutragen.

Unschuld (engl.: innocence)
Gott, der die Unschuld selbst ist, hat uns als unschuldige Wesen geschaffen. Nun aber, da wir in der Illusion der Zeit gefangen sind, haben wir alle Fehler gemacht, uns schuldig gefühlt und uns selber bestraft. Die Erkenntnis unserer Unschuld ist eines der größten Geschenke, das wir der Welt geben können. Unschuld lässt uns einfühlsam, verbunden, offen, bereitwillig, lernwillig, großzügig und empfänglich sein. Wenn wir wissen, dass wir unschuldig sind, dann wissen wir, dass wir ein Kind Gottes sind.

Gott, der die Unschuld selbst ist, kann nur unsere Unschuld erfahren. Wir, die wir uns schuldig fühlen, projizieren unsere (Selbst-)Bewertung auf Gott. Damit haben wir Angst vor ihm. Unsere Unschuld segnet die Welt und erlaubt uns, auch andere als unschuldig zu sehen. Wo Fehler gemacht wurden, da erkennt der Unschuldige sie als einen Hilferuf und antwortet mit Mitgefühl, wohingegen der Schuldige an Verurteilung, Bestrafung und Selbstbestrafung glaubt.

Verantwortung (auch Verantwortlichkeit; engl.: responsibility)
Verantwortung ist die Fähigkeit zu antworten (englisches Wortspiel: „responsibility" und „response-ability"). Sie ist die Kunst, auf andere Menschen einzugehen, und bedeutet, dass wir die Hilferufe aus unserem Umfeld hören und denen helfen, die uns brauchen. Verantwortung heißt, vorzutreten und unsere Führungsstärke zu nutzen, um Bindung, Teamarbeit und Erfolg zu manifestieren. Das Ego verwechselt Verantwortung mit Bürde und Aufopferung.

Verbindung (auch sich verbinden; engl.: joining)
Joining ist eine einzigartige Heilmethode, sich mit einem anderen Menschen in Liebe zu verbinden, bis wir erkennen, dass Gott uns aus seinen Augen anschaut. Es ist der Weg, sich einem anderen Menschen auf gleicher Basis zuzuwenden mit der Bereitschaft, ihn so zu sehen, als sei er wir selbst. So werden Leid, Trennung, Bedürftigkeit, Einsamkeit, Angst und andere negative Emotionen geheilt. Joining öffnet das Tor, um göttliche Liebe durch die Verbindung mit dem göttlichen Geist zu erfahren.

Verbundenheit (auch Bindung; engl.: bonding)
Im hier gebrauchten Sinne bedeutet Bonding die psychologischen Bande und die sich miteinander verknüpfende Verbundenheit, die mühelos Liebe und Erfolg mit sich bringt. Je mehr Verbundenheit dieser Art in einer Situation besteht, desto mehr Kreativität und Lebensfreude gibt es. Sie heilt alle Probleme, denn sie hebt die Illusion der Getrenntheit auf, die Leid, Einsamkeit und Gefühle von Mangel hervorbringt. Sie heilt die Gefühle von Bedürftigkeit, Angst, Verlust, Willenlosigkeit und Getrenntheit, die an der Wurzel jedes Problems liegen.

Vergebung (engl.: forgiveness)
Vergebung ist das grundlegendste Prinzip der Heilung. Sie heilt Angst, macht glücklich und bewirkt Transformation. Vergebung erzeugt immer ein „Vorwärtsgehen", das es uns erlaubt, über Rückzug, Schuld, Bewertung und Angst hinauszugehen. Vergebung bringt uns voran und aus den Problemen heraus, die durch Ärger bestimmt werden. Sie führt uns zum nächsten Schritt des Erfolgs hin.

Verliebtheit (auch Verliebtsein; engl.: romance)
Verliebtheit ist das erste Stadium von Beziehungen, in dem wir unser idealisiertes Selbst auf den Partner projizieren. In dieser Phase werden wir vom Partner angezogen, weil er zu allen unseren fehlenden Teilen zu passen scheint. Obwohl Verliebtheit auf Bedürfnis und Illusion beruht, kann sie dir zeigen, welche Möglichkeiten die Beziehung birgt und was sie werden kann, wenn sie geheilt und ganzheitlich ist.

Verlust (engl.: loss)
Verlust ist eine archetypische Erfahrung der Trennung bzw. der Abspaltung aus einem bisherigen Zustand. Jeder Verlust erzeugt Angst, Bedürftigkeit, zerbrochene Bindungen und Einsamkeit. Es gibt jedoch keinen Verlust ohne eine Entscheidung dafür. Auf der irdischen Ebene zeigt Verlust an, dass das, worauf wir uns verlassen haben (wovon wir abhängig waren), uns nicht tragen konnte und dass es Zeit ist für eine neue Geburt, die zu größerem oder echterem Erfolg führt.

Verschmelzung (engl.: fusion)
Verschmelzung ist ein Zustand, in dem wir scheinbar unsere Grenzen verloren haben und in gegenseitiger Abhängigkeit mit einem anderen Menschen verschmelzen, ohne jedoch echte Nähe zu erschaffen. Verschmelzung führt zu Aufopferung. Sie versucht, Gefühle des Versagens zu kompensieren. Verschmelzung ist unechte Nähe, die einem Ziel des Egos dient und unser Vorankommen verhindern soll. Sie ruft Leblosigkeit und Groll hervor und verhindert, dass wir empfangen können.

Verschwörungen (auch geheime Abmachungen; engl.: conspiracies)
Eine Verschwörung ist eine psychologische Falle in unserem Bewusstsein, die so gut aufgestellt ist, dass es so aussieht, als ob es keinen Ausweg gäbe. Diese chronischen Probleme hindern uns daran, unsere Seelengaben zu nutzen, und sind so aufgebaut, dass sie als eine Verschwörung gegen unsere Lebensaufgabe dienen. Aber auch dann, wenn es so aussieht, als ob es keinen Ausweg gäbe, sind sie vor Gott nicht sicher – also können sie geheilt werden.

Versuchung (auch Verführung; engl.: temptation)
Versuchung ist eine Falle des Egos, die uns dann stoppen soll, wenn wir kurz davor sind, unser Ziel zu erreichen. Meist verlockt es uns mit einer Eigenschaft, die ohnehin verwirklicht würde, wenn wir den nächsten Schritt gingen. Das Ego weiß genau, was wir zu brauchen glauben, und benutzt es als Mittel, um uns abzulenken, aufzuhalten oder zu stoppen. Versuchung funktioniert nur aufgrund unserer Bedürftigkeit und unserer Schuldgefühle. Sie ist stets ein Zeichen dafür, dass wir uns unserem Ziel oder unserem Partner verpflichten und unsere Energie in etwas investieren sollten, das unser Leben aufbaut, statt nur eine flüchtige Leidenschaft zu befriedigen.

Verteidigungsstrategie (auch Abwehrmechanismus; engl.: defense)
Dies sind Strategien, die unser Geist ursprünglich entwickelt hat, um uns zu helfen, die das Ego aber an sich gerissen hat. Obwohl sie ursprünglich geschaffen wurden, um uns vor Leid zu schützen, halten sie uns jetzt darin fest, anstatt es aufzulösen, und sie laden zum Angriff ein. Eine Verteidigungsstra-

tegie ist eine Reaktion, die nicht nur eine Lösung für unser Problem anbietet, sondern ein neues, zusätzliches Problem schafft, das dann wieder gelöst werden muss.

Wahrnehmung (engl.: perception)
Wahrnehmung ist unsere visuelle Erfahrung der Welt. Unsere Wahrnehmung wird von der Projektion unserer Glaubenssätze und Überzeugungen gebildet, von unseren Werten und Selbstkonzepten. Anders gesagt ist die Welt, wie wir sie sehen und erfahren, das, was wir von uns selbst glauben. Indem wir unser Bewusstsein heilen, wird sich die Welt – und wie wir sie wahrnehmen – transformieren.

Wechselseitige Abhängigkeit (engl.: interdependence)
Wechselseitige Abhängigkeit entsteht, wenn es uns gelingt, unsere Abhängigkeit und unsere Unabhängigkeit zu integrieren. Sie beginnt mit dem Stadium der Partnerschaft und entwickelt sich über die Freundschaft, die Führungsstärke und die Vision weiter zur Meisterschaft. Wechselseitige Abhängigkeit bewirkt, dass wir empfangen können, und sie lässt Freude zu. Sie ist das Gleichgewicht zwischen unserer männlichen und unserer weiblichen Seite, das zu Gleichheit in unseren Beziehungen führt und Erfolg in unserer Welt hervorbringt.

Weitblick (auch Vision; engl.: vision)
Vision ist eine Verbindung von Herz und Geist, in der wir uns so vollständig öffnen und so umfassend geben, dass sich ein neuer, positiver Weg öffnet und uns mit Inspiration vorwärts trägt. Vision ist die schöpferische Zukunft, die uns einen besseren Weg zeigt, der über die Wiederholungen der Vergangenheit hinausgeht, die sich sonst wieder und wieder in unserem Leben abspielen.

Wir haben Angst vor der Zukunft und glauben, dass sie genauso wie die Vergangenheit sein wird. Somit sind die Hindernisse, vor denen wir jetzt stehen, in Wahrheit unerledigte Dinge aus der Vergangenheit und unsere Angst vor der Zukunft. Vision schlägt diesen gordischen Knoten entzwei, um uns einen besseren Weg zu zeigen. Sie weist uns den nächsten Schritt in unserer Lebensaufgabe und erlaubt uns, das loszulassen, was nicht gebraucht wird, damit wir unser Leben auf einen echteren Sinn konzentrieren können. Vision ist der Sprung der Liebe über den Abgrund, der anderen eine Brücke hinterlässt, damit sie folgen können. Wenn wir alles einsetzen, alles wagen und nichts zurückhalten, dann kann die Geburt der neuen Vision stattfinden.

Wertschätzung (auch Anerkennung; engl.: appreciation)
Dies ist eine heilende Gabe, die uns erlaubt, die Qualitäten der Menschen in unserem Umfeld zu erkennen und uns daran zu erfreuen. Unsere Achtung an-

derer Menschen ist auch ein Geschenk, das wir uns selber machen, da sie auf ganz natürliche Weise dazu führt, dass wir das schätzen, was wir haben.

Widerstand (engl.: resistance)
Widerstand ist ein Belastungszustand, der durch Widerwilligkeit erzeugt wird. Er ist das Gefühl, dass wir etwas nicht annehmen wollen und deshalb meinen, es wegstoßen zu müssen. Je größer der Widerstand, desto langsamer kommen wir voran. Je größer der Schmerz, desto größer ist das Problem. Widerstand entsteht, wenn sich etwas anderes ereignet, als unser Ego geplant hat. Der Widerstand wird von der Angst hervorgerufen, die ihrerseits von den verschiedenen Aspekten unserer Persönlichkeit erzeugt wird, die alle ein anderes Ziel verfolgen.

Wunder (engl.: miracles)
Wunder sind die Antwort Gottes auf unsere Probleme und Schmerzen. Sie gründen auf Liebe und gehen über die Gesetze von Raum und Zeit hinaus. Wunder lösen Karma und Muster auf, die uns bremsen und behindern. Ein Wunder bietet uns einen Sprung nach vorne an, der uns zu einer höheren Stufe der Wahrheit führt.

Zentrierung (engl.: centering)
Dies ist eine Technik, die Verbundenheit wiederherstellt und Menschen und Situationen zum vertieften Erleben von Frieden, Unschuld, Liebe und Gnade bringt.

Kontaktmöglichkeiten

Dr. Chuck Spezzano und seine Frau Lency halten weltweit Vorträge und Seminare. Bitte setze dich mit uns in Verbindung, wenn du Informationen über die nationalen und internationalen Veranstaltungen und die Produkte der **Psychology of Vision** erhalten möchtest.

Internationale Website:
www.psychologyofvision.com

Hier erhältst du Informationen über Veranstaltungen, Produkte und Kontaktadressen der **Psychology of Vision**.

Die Kontaktadresse für Deutschland, Österreich und die Schweiz lautet:
Psychology of Vision DACH
Telefon: +41 (0)78 638 27 70
Fax: +41 (0)32 622 89 49
E-Mail: DACH@psychologyofvision.com
www.psychologyofvision.com/DACH

Informationen zu internationalen Workshops und Vorträgen der Psychology of Vision erhältst du über:
Psychology of Vision, Kanada
Telefon: +1 604-298-4011
E-Mail: promotions@psychologyofvision.com
www.psychologyofvision.com

Weitere Bücher von Chuck Spezzano

Die tieferen Dimensionen des Erfolgs (Verlag Via Nova)

Erfolg kommt von innen (Verlag Via Nova)

Es muss einen besseren Weg geben – Ein Handbuch zur Psychologie der Vision (Verlag Via Nova)

Wenn es verletzt, ist es keine Liebe – Wege zu erfüllenden Beziehungen (Verlag Via Nova)

Heilung des Körpers durch den Geist – Krankheit als körperlicher Ausdruck psychischer Störungen (Verlag Via Nova)

50 Wege loszulassen und glücklich zu sein – Wegweiser, Vergangenes loszulassen und glücklich in der Gegenwart zu leben (Verlag Via Nova)

50 Wege die wahre Liebe zu finden – Wegweiser zu einer erfüllten Partnerschaft (Verlag Via Nova)

50 Wege das Leben positiv zu gestalten – Wie Sie jedes Problem lösen und Ihr Leben verbessern können (Verlag Via Nova)

50 Wege sich mit jedem zu verstehen – Wie Sie das Beste aus allen Beziehungen machen können (Verlag Via Nova)

Die Geschichte vom kleinen Häschen Liebe – Ein Märchen für Kinder und Erwachsene (Verlag Via Nova)

Der Tao-Index – Persönliche Entwicklung und Partnerschaft werden in Zukunft über geschäftlichen Erfolg oder Misserfolg entscheiden (Goldmann Verlag)

Beziehungskunst – Führungskunst – Spiritualität – Die überraschenden Prinzipien von Psychologie der Vision (Integral Verlag)

Von ganzem Herzen lieben – Die innerste Kraft des Lebens geben und empfangen (Integral Verlag)

100 Geheimnisse der Liebe – Geschenke zur Heilung der Herzen und zur Vermehrung des Glücks (Integral Verlag)

Folge dem Ruf deines Herzens – Die besten Wege zu einer starken, tiefen Liebe (Integral Verlag)

Die Karten-Sets

Wenn es verletzt, ist es keine Liebe – 52 farbige Beziehungskarten für jede Woche mit Begleitbüchlein (Verlag Via Nova)

Karten des Lebens (Verlag Via Nova)

Karten der Erkenntnis (Verlag Via Nova)

Karten der Liebe (Verlag Via Nova)

Karten der Heilung (Urania Verlag)

Videos mit Chuck Spezzano

Beziehungsstadien I – Romantik und Machtkampf (Verlag Via Nova)

Beziehungsstadien II – Romantik und Machtkampf (Verlag Via Nova)

Verbundenheit – Nähe ohne Fusion (Verlag Via Nova)

Vorträge auf CD von Chuck Spezzano

Wenn es verletzt, ist es keine Liebe (Hörbuch; Sprecher: Werner Vogel) Die Essenz des Bestsellers (Verlag Via Nova)

Was tun, wenn nichts mehr geht (Verlag Via Nova)

Erfülle deine Lebensaufgabe (Verlag Via Nova)

Der Weg nach Hause (Verlag Via Nova)

Weitere Bücher aus dem Verlag Via Nova:

Wenn es verletzt ist es keine Liebe

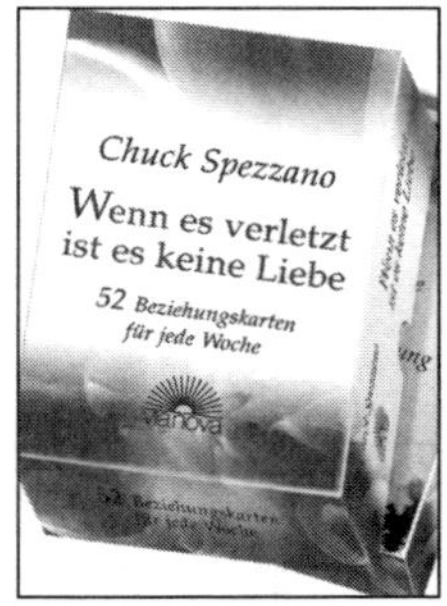

52 Beziehungskarten für jede Woche mit Begleitbüchlein

Chuck Spezzano

ISBN 978-3-86616-057-6

Die Beziehungskarten können helfen, die wichtigsten Prinzipien und Lebensweisheiten über glückliche Beziehungen aus dem Bestseller „Wenn es verletzt, ist es keine Liebe" so zu verinnerlichen, dass sie im Alltag als konkrete Lebenshilfe angewandt und verwirklicht werden können.
Es kann eine Karte intuitiv gezogen oder auch bewusst ausgewählt werden, auf der dann ein wichtiges Prinzip der Beziehungskunst steht, das einen eine ganze Woche lang begleiten kann.
Die Karte kann man sichtbar an einem Ort aufstellen, der ständig im Gesichtsfeld ist – Schreibtisch, Küchenschrank, Spiegel im Bad, so dass diese Beziehungsweisheit immer wieder bewusst wird, bis sie als Herzenserkenntnis zu Eigen geworden ist.

Wenn es verletzt, ist es keine Liebe

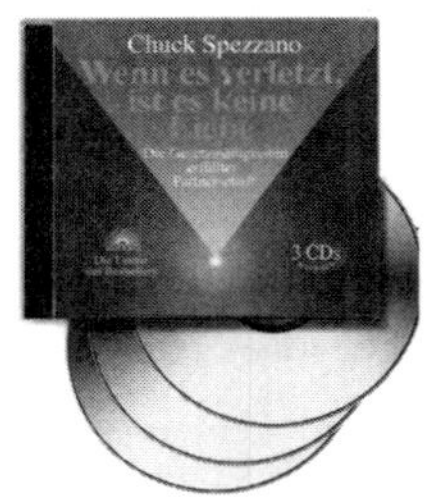

Die Essenz des Bestsellers
Hörbuch mit 3 CDs – gelesen von Werner Vogel

Chuck Spezzano

Hörbuch mit 3 CDs, ISBN 978-3-86616-066-8

Die Weisheit der Liebe, die der Verfasser des Bestsellers in jahrzehntelanger Forschungsarbeit als Psychotherapeut, als weltweit bekannter Seminarleiter, als visionärer Lebenslehrer und als Begründer der „Psychology of Vision" entdeckt und in klare Weisungen umgesetzt hat, verwandelt den Menschen und berührt sein wahres Wesen, das Liebe ist. Die wichtigsten Aussagen des Buches sind in dem Hörbuch zusammengestellt. Durch die nach jedem Abschnitt angebotenen Übungen kann das theoretisch Erkannte auch in den praktischen Alltag umgesetzt werden, dann wird das Hörbuch zu einem Wegbegleiter und Ratgeber in bedrängenden Beziehungsnöten. Eine begleitende spirituelle Musik führt noch stärker in die Tiefe und verstärkt die Wirkung der Übungen. So werden Sie Schritt für Schritt in die wichtigsten Grundprinzipien der Liebe eingeführt, reifen in Ihrer Selbsterkenntnis und können Ihre Beziehungen in Partnerschaft und Freundschaft neu ordnen, vertiefen und intensivieren.

Karten der Erkenntnis auf dem Weg nach innen

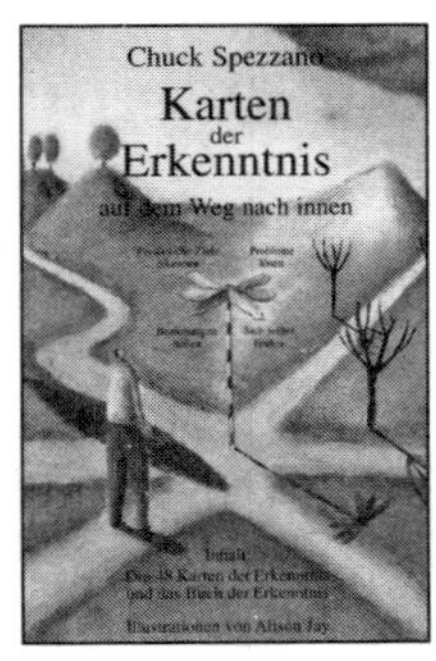

Das Buch der Erkenntnis

9. Auflage

Chuck Spezzano

48 künstlerisch gestaltete Karten, Buch: 144 Seiten –
ISBN 978-3-928632-32-4

Wollen Sie mehr Selbsterkenntnis gewinnen, persönliche Ziele und verborgene Wünsche erkennen, die Beziehungen im Privat- und Berufsleben verbessern, Ursachen für Probleme herausfinden und auflösen, Hindernisse auf dem Weg nach innen beseitigen? Dann sind die Karten der Erkenntnis und deren Erklärung eine große Hilfe. Sie sind einfach zu benutzen, hilfreich und inspirierend. Ganz gleich, ob Sie „sofortige Antworten" auf alltägliche Fragen oder langfristige Lösungen für die großen Herausforderungen des Lebens suchen, es wird Ihnen und Ihren Freunden helfen, positive Entscheidungen zu fällen und Veränderungen für eine bessere Zukunft herbeizuführen. Im beiliegenden Buch der Erkenntnis findet der Leser den Schlüssel zum Verständnis und zur Verwendung der Erkenntnis-Karten. Chuck Spezzano erläutert im Einzelnen die Bedeutung aller 48 Karten und erklärt eine Vielzahl von Möglichkeiten, mit ihnen zu arbeiten und sie zu deuten. Außerdem werden über zehn verschiedene Legesysteme beschrieben.

Die tieferen Dimensionen des Erfolgs

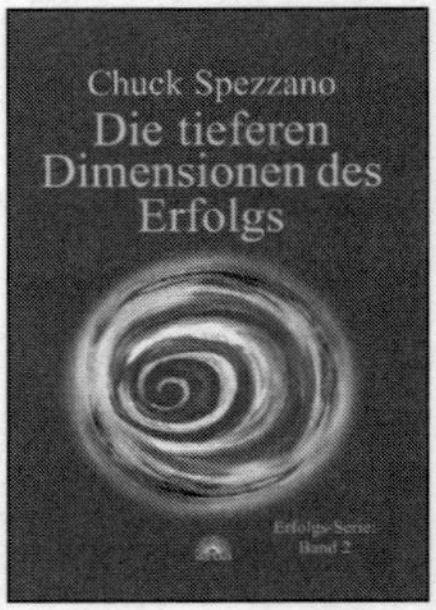

Erfolgs-Serie Band 2

Chuck Spezzano

Hardcover, 280 Seiten – ISBN 978-3-86616-034-7

„Die tieferen Dimensionen des Erfolgs“ ist der zweite Band und ein wichtiger Bestandteil der Reihe „Erfolg kommt von innen“. Das Buch zeigt auf, dass die Erfahrung von Erfolg nicht nur ein äußeres Phänomen ist, sondern vielmehr im Herzen und im Bewusstsein stattfindet. Es untersucht noch eingehender und tiefgreifender, auf welche Weise das Herz und das Bewusstsein sich miteinander verbinden, um Erfolg herbeizuführen. Es enthält weitergehende Erfolgsprinzipien und offenbart weitere Fallen und mögliche Wege zu deren Lösung. Es zeigt den Weg auf, der mit Hilfe innerer Erfolgsprinzipien voranführt, und taucht zu diesem Zweck auch in die unterbewussten und unbewussten Bereiche des Bewusstseins ein, um das aufzulösen, was uns an der Zuversicht hindert, ein immer höheres Maß an Erfolg in allen Bereichen unseres Lebens haben zu können. Es enthält neue Geschichten, Beispiele, Prinzipien und Methoden.

50 Wege sich mit jedem zu verstehen

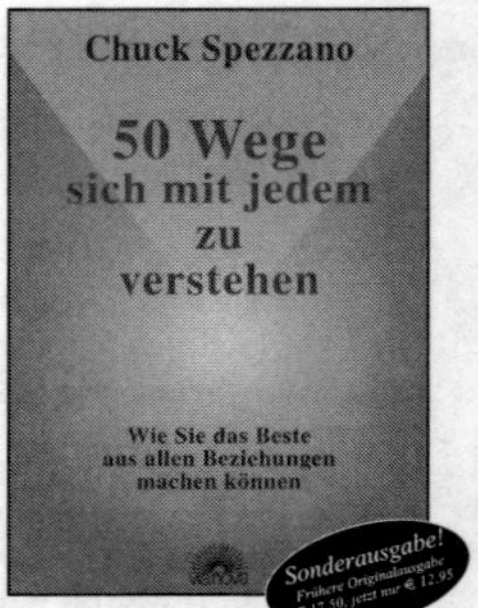

Wie Sie das Beste aus allen Beziehungen machen können

3. Auflage

Chuck Spezzano

Paperback, 192 Seiten, ISBN 978-3-86616-068-2

In diesem Buch geht es nicht nur darum, die Grundgesetze für den richtigen, liebevollen Umgang mit dem Mitmenschen zu erlernen, sondern diese Prinzipien als verwandelnde Kraft für eine neue, von Liebe und Verstehen geprägte Lebensweise zu erfahren, die alle Lebensbereiche erfasst. Ihre Kenntnisse und Anwendung heben die Beziehung zu jedermann auf eine höhere Ebene der Liebe, so dass sie von größerer Intensität, tieferen Gefühlen und beglückender Nähe bestimmt werden. Die Absicht dieses Buches besteht darin, den Menschen ein Mittel zur Verfügung zu stellen, damit sie das Höchste in ihren Beziehungen erreichen können, wobei beide Parteien gleichermaßen gewinnen, sowohl jetzt als auch in Zukunft. Dieses Buch vermittelt tatsächlich einen neuen Lebensstil. Die Wurzel jedes Problems ist ein Beziehungsproblem. Durch Heilung des zugrunde liegenden Beziehungsproblems fallen die äußeren Symptome vieler anderer Lebensprobleme einfach weg. Ein ausführliches Übungsprogramm gibt Weisung, vermittelt Einsichten und konkrete Hilfen.

Heilung des Körpers durch den Geist

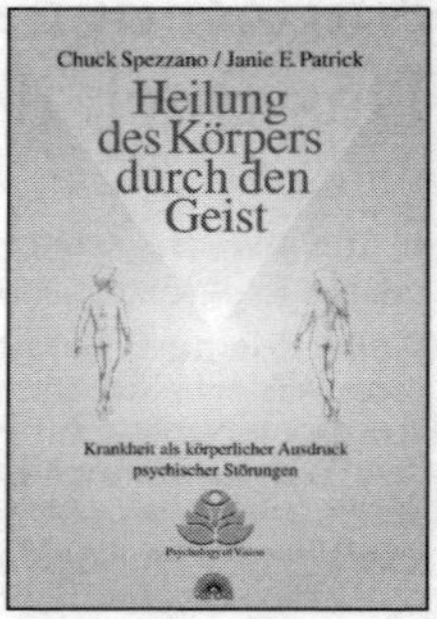

Krankheit als körperlicher Ausdruck psychischer Störungen

Chuck Spezzano / Janie E. Patrick

3. Auflage

Hardcover, 192 Seiten, 3 farbige Poster
ISBN 978-3-936486-01-8

Das Buch geht von der engen Verbindung und Wechselwirkung Körper – Geist/Seele aus und versteht den Körper als Spiegel der Seele. Wir projizieren unsere inneren Konflikte auf ihn und in ihn und verkörpern sie auf diese Art und Weise. Der Körper antwortet mit Symptomen, die wir als bildhaften Ausdruck und Sinn-Bild dessen verstehen können, was wir als Konflikte in unserem Innern vor uns selbst verleugnen, verbergen und verdrängen. Diesen Ansatz greifen die Autoren auf. Sie nehmen die körperlichen Symptome als Signale unseres Inneren, entschlüsseln und lesen sie. Sie nutzen dazu mehrere Ausgangspunkte wie die Funktion des betroffenen Körperteils oder Organs, seine Bezeichnung, Sprichwörter und Redewendungen usw. und fragen: Was will uns der Körper mit diesem Symptom, mit der Störung gerade an diesem Teil oder Organ sagen? Ist in diesem Punkt Klarheit gewonnen, so ist der Zeitpunkt gekommen, das seelische Problem zu lösen und wieder gesund zu werden.

Räum dein Leben auf!

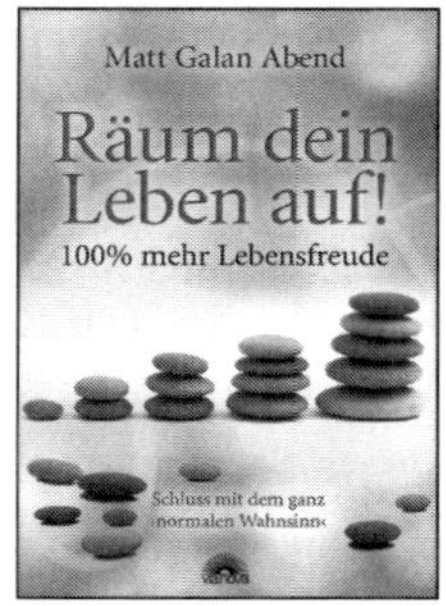

100% mehr Lebensfreude

Matt Galan Abend

Hardcover, 144 Seiten, 56 z.T. ganzseitige Zeichnungen,
ISBN 978-3-86616-060-6

Der Mensch ist eingeschlossen in ein Gefängnis aus Konditionierungen, wie „man" zu sein hat, was „man" tut, was „man" von ihm erwartet, was „man" von ihm denkt usw. Der Mensch „kämpft" um alles und jedes, um sein Ansehen, um sein Geld, um seine Gesundheit, seine Sicherheit, seinen Arbeitsplatz oder was auch immer. Leichtigkeit, Lebenslust und Lebensfreude bleiben dabei meist auf der Strecke. Wenn wir gründlich Hausputz halten, wenn wir uns aus dem Dickicht unserer Konditionierungen befreien, wenn wir endlich aufräumen und das berühmte „man" aus unserem Leben verbannen, wenn wir die Sorge darum verlieren, wie andere über uns denken, wenn wir die Angst überwinden, unseren Partner, unseren Job oder gar unser Geld zu verlieren, wenn wir den Maßstab in uns selbst und nicht im Außen finden, kann dies so etwas wie unsere zweite Geburt sein. Aber diese Änderung kann immer nur von innen nach außen, und niemals von außen nach innen erfolgen. Die vielen künstlerischen Zeichnungen von Annette Kramer unterstützen die eindringlichen Aussagen des Buches.

Dein Seelenhaus

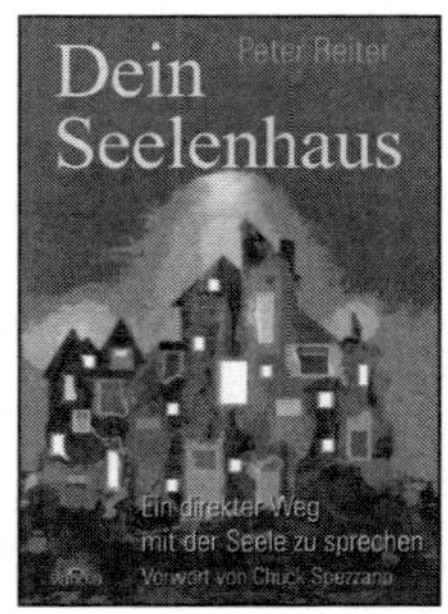

Ein direkter Weg mit der Seele zu sprechen

Peter Reiter

Hardcover, 200 Seiten, ISBN 978-3-86616-062-0

Spielerisch die eigene Seele erkunden, Vorzüge und Defizite seiner Persönlichkeit in wenigen Minuten erkennen lernen und dabei auch noch Spaß und Entdeckerfreude haben – geht das? Ja, mit der hier vorgestellten und neu entwickelten Methode von Dr. Peter Reiter ist dies einfach.
Nicht nur, dass Sie endlich wissen werden, welche Talente und Fähigkeiten in Ihnen schlummern, Sie erkennen in diesem Bild des Seelenhauses sofort, schnell und sicher ihre Defizite oder Bereiche, die der Zuwendung, Entwicklung und Heilung bedürfen. Sie verändern mit dem Umbau des Seelenhauses auch Ihre Seelenmuster und von da ausgehend auch Ihre äußere Erscheinung und Ihr Verhalten zur Mitwelt. Dies funktioniert bei Ihnen selbst wie auch bei Ihren Freunden, Kindern, Partnern oder Klienten und Patienten – eine kurze Bildmeditation genügt, um das Innere zu erfassen. Es geschieht mühelos, nur über eine entsprechende Visualisation und Absicht, denn die Lebensenergie folgt den Gedanken oder Bildern.

Psychologie

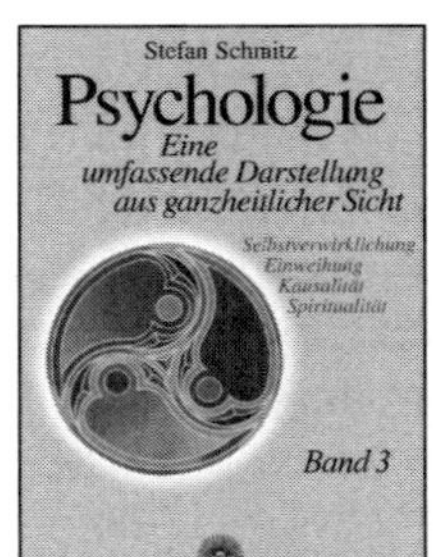

Eine umfassende Darstellung aus ganzheitlicher Sicht

Stefan Schmitz

Band 1: Paperback, 240 Seiten – ISBN 978-3-928632-56-0
Band 2: Paperback, 392 Seiten – ISBN 978-3-928632-64-5
Band 3: Paperback, 344 Seiten – ISBN 978-3-928632-75-1

Band 1 erläutert die Grundlagen des menschlichen Seelenlebens, das Wechselgeschehen zwischen Psyche und Körper, die Funktionsweise der Archetypen, den Aufbau der Persönlichkeit, die Vielfalt der menschlichen Bedürfnisse und die Entwicklung des Menschen in Kindheit und Jugend.
Band 2 gibt einen anschaulichen Einblick in die unterschiedlichen Verfahren der Psychotherapie, angefangen von der Psychoanalyse und der Verhaltenstherapie über Gesprächstherapie und Gestalttherapie sowie Bioenergetik und Familientherapie, bis hin zu den verschiedenen Formen einer Transpersonalen Psychotherapie.
Band 3 beschäftigt sich mit der Selbstverwirklichung des Menschen. Hierbei geht es zunächst einmal um die Entfaltung des eigenen Ichs im gewöhnlichen Alltag sowie um die Verwirklichung des wahren Selbst durch tiefenpsychologische Prozesse hindurch. Er handelt vom Astralleib und von den Chakras, vom spirituellen Selbst und von spirituellen Krisen, von den Gesetzen des Karmas sowie vom Tod des Egos und von der Erfahrung des Kosmischen Bewusstseins.

Im Einklang mit der universalen Ordnung

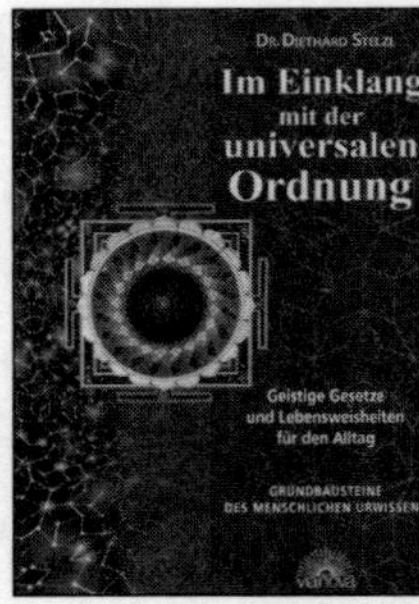

Geistige Gesetze und Lebensweisheiten für den Alltag

Dr. Diethard Stelzl

Hardcover, 332 Seiten, 90 Graphiken – ISBN 978-3-86616-021-7

Der bekannte Bestseller-Autor Dr. Diethard Stelzl legt mit diesem Buch ein weiteres Resultat seiner tiefgründigen Überlegungen und Erkenntnisse vor. Dieses Buch gibt einen Überblick über Entstehung, Entwicklung und Aufbau der Schöpfung, die Entfaltung der menschlichen Kultur und des menschlichen Bewusstseins sowie die kosmischen Kommunikationssysteme und leitet daraus wichtige geistige Gesetze und kosmische Prinzipien ab, die nach einem „göttlichen Plan" das Sein bestimmen, dem Menschen aber auch die Freiheit geben, im Einklang mit dieser universalen Ordnung seine einzigartige, unverwechselbare Identität zu finden. Dem Leser werden sowohl Einsichten in dieses menschliche Urwissen, die „kosmischen Verkehrsregeln", vermittelt als auch Lebensweisheiten für den Alltag empfohlen, mit deren Hilfe er sein Leben jederzeit ändern, in innerem Gleichgewicht und Harmonie zu anhaltender Gesundheit, Erfolg, Glück und Zufriedenheit aufbauen und gestalten kann. Einleuchtend, in logisch-wissenschaftlicher und verständlicher Weise erklärt dieses Buch die großen kosmischen Zusammenhänge.

Chakra Vokal-Training

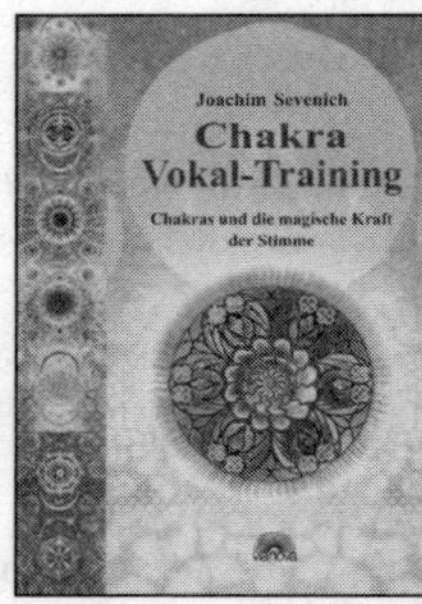

Chakras und die magische Kraft der Stimme

Joachim Sevenich

Paperback, 176 Seiten, 36 Grafiken und Tabellen – ISBN 978-3-86616-015-6

Das Buch *Chakra Vokal-Training* zeigt in eindrucksvoller Weise, wie die Töne und Vokale unserer Stimme eingebettet sind in ein machtvolles Wirken von Klang und Schwingung. Der Autor hat ein richtungsweisendes Werk geschrieben, in dem er anschaulich darstellt, wie aus den Vokalen in Verbindung mit den Hauptenergiezentren, den Chakras, schöpferisches Wirken entsteht. Egal, ob Sie sich meditativ versenken, Ihre Selbstheilung anregen oder Wünsche realisieren möchten, der praktischen Anwendung des Vokal-Trainings im Alltag sind keine Grenzen gesetzt. Selbst bei der Partnersuche, Prüfungsvorbereitung oder Erkenntnisgewinnung kann die zauberhafte Kraft der Stimme kreativ angewendet werden. Durch Anleitungen, speziell zur Kommunikation mit Herz und Seele, wird zudem der Kontakt zu Ebenen ermöglicht, die im Alltag allzu leicht verschüttet sind und die doch eine absolute, persönlich erfahrbare Wahrheit beinhalten. Damit Sie selbst die ganz neuen Seiten Ihrer eigenen Stimme erfahren können, laden viele Übungen dazu ein, die faszinierenden Möglichkeiten des Vokal-Trainings leicht und mit Spaß zu erproben.

Die Heilkraft der Mudras

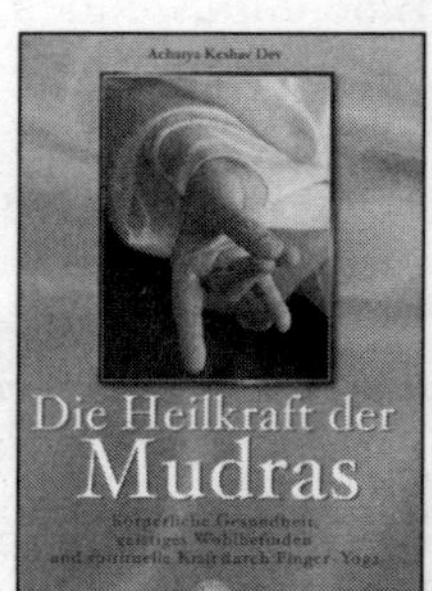

Körperliche Gesundheit, geistiges Wohlbefinden und spirituelle Kraft durch Finger-Yoga

Acharya Keshav Dev

Hardcover, 148 Seiten, 84 Fotos – ISBN 978-3-936486-78-0

Mudras sind Yoga-Haltungen, die mit den Fingern ausgeführt werden. Archarya Keshav Dev hat diese alte indische Wissenschaft als Schlüssel zu Gesundheit und Wohlbefinden für die moderne Welt von heute wieder neu entdeckt und durch eigene Mudras zusätzlich bereichert. In einer einfachen und leicht verständlichen Sprache beschreibt dieses Buch die wichtigsten Fingerhaltungen und erklärt ausführlich, welche erstaunlichen positiven Wirkungen Mudras auf die körperliche Gesundheit, das geistige Wohlbefinden und die spirituelle Tiefe des Übenden haben können. Auch die Rolle, die Mudras in der Meditation spielen, wird eingehend erläutert. Zahlreiche Fotos veranschaulichen die beschriebenen Mudras und machen es dem Leser leicht, sie eigenständig zu erlernen und zu üben.